ちくま新書

医学全史

——西洋から東洋・日本まで

坂井建雄
Sakai Tatsuo

1536

医学全史——西洋から東洋・日本まで【目次】

はじめに　011

I　古代から中世まで——医学の誕生　019

第1章　古代文明とさまざまな伝統医学　022

メソポタミア文明における医療／エジプト文明における医療／インド文明における医療／中国文明における医療

第2章　古代ギリシャの医学　036

古代ギリシャの文明／ヒポクラテスと『ヒポクラテス集典』／ヒポクラテスの医療／ヒポクラテスの医学理論／ヘレニズム期の文明と医学

第3章　古代ローマの医学　055

古代ローマと共和政期の医学／帝政期の医学／ガレノスの生涯と業績／ガレノスの医学／ローマ帝国の衰退からヨーロッパの中世へ

第4章 ビザンチンとアラビアの医学 076
ビザンツ帝国とその医学／中東地域とアラビア医学／アンダルスと北アフリカのアラビア医学／ユナニ医学

第5章 中世ヨーロッパの医学 088
サレルノ医学校／アラビア語とギリシャ語の医学書のラテン語への翻訳／中世の大学医学部

II 一六世紀以後——西洋伝統医学の成熟 105

第6章 一六世紀——情報革命の時代 108
医学書の翻訳・出版／ヴェサリウス以前の解剖学／ヴェサリウスの解剖学／ヴェサリウス以後一六世紀の解剖学／一六世紀の医学教育／医学における変化の兆し

第7章 一七世紀——変貌する自然観と人体観 127
古代からの自然観・人体観の克服／人体構造の探究／一七世紀の医学教育／多様化する医学

の理論／医学における臨床観察

第8章 一八世紀——拡大する世界と知識 146
ブールハーフェの医学／拡散する医学の理論／人体機能の探究／医学実地と医療技術／解剖学・外科学・病理解剖／医療施設としての病院

第9章 西洋伝統医学の特徴と構造 167
医学教育の方法／西洋伝統医学教育の四教科／西洋伝統医学の三つの要素／西洋伝統医学における医学教育の実情

III 一九世紀以後——西洋近代医学への発展 185

第10章 基礎医学諸分野の成立 188
人体を探究する解剖学／伝統と近代——二つの生理学／薬剤学から薬理学へ／病気の原因を探求する病理学／医学と化学が交わる生化学／健康を保持するための衛生学／病原菌を研究

する細菌学／西洋伝統医学から西洋近代医学への道のり

第11章　外科手術の発展　206
近代以前の外科の著作と外科医／近代以前の外科手術／麻酔法がもたらした痛みのない手術／消毒法がもたらした安全な手術／麻酔法と消毒法以後の外科手術／二〇世紀以後の外科技術の進歩

第12章　体内を可視化する診断技術　226
病理解剖の始まり／病理解剖による診断／細胞病理学説と病理組織学／X線撮影とその応用／内視鏡で人体内部をのぞき見る／画像診断が医療を大きく変えた

第13章　感染症との闘い　242
歴史上の流行病／流行病の原因についての考え方／病原菌の発見／免疫による生体防御／抗生剤による細菌感染症の克服／抗ウイルス剤の登場

第14章　循環器疾患との闘い　260
血液循環が発見されるまで／心臓の構造と心拍動の自律性／循環系の病気の歴史／循環系の

機能検査／心疾患の治療に向けて／現代の循環器系医療技術

第15章 癌との闘い 275
医学史上の癌／癌の原因は何か／癌の治療法／癌患者のケア

第16章 脳と心の病 289
古代からルネサンス期までの脳のイメージ／一六～一八世紀における脳の構造と機能／精神医学の始まり／神経学の始まり／ニューロンの生物学／脳の科学／二〇世紀の精神医学／二〇世紀の神経学

第17章 安全な出産と生殖の病 309
生殖と発生の理論／助産と産科学／帝王切開と婦人科外科手術／避妊／不妊症治療

第18章 慢性炎症性疾患との闘い 330
医学史における慢性炎症病／炎症とは何か／慢性肝炎／慢性糸球体腎炎／慢性閉塞性肺疾患

／メタボリックシンドローム／リウマチと膠原病

第19章　病気を癒やすための薬　346
古代から中世までの医薬／ルネサンス期以後の薬草書と植物学／薬草園から植物園へ／植物から分離された医薬／化学合成された医薬／抗生剤による感染症の克服／さまざまな病気を治療する新薬

Ⅳ　日本医学史――起源と発展　365

第20章　中国伝統医学の展開――古代から近世まで　368
中国伝統医学の古典／六朝と隋唐の医学書／宋金元の医学／明清の医学

第21章　江戸時代以前――漢方医学と西洋医学の交錯　380
古代・中世の日本の医学／近世・江戸期における漢方医学／近世・江戸期における西洋医学の受容／『解体新書』と蘭学の興隆／シーボルトがもたらした西洋医学、種痘／江戸期の医学教育

第22章　明治時代――西洋医学の移植と展開　404
ポンペの医学教育／幕末から明治初頭にかけての医療／東京大学医学部の始まり／明治一〇年代までの公立医学校／明治一〇年代までの私立医学校／明治二〇年以後の医学教育／明治期の疾患と医療／明治期の医師の動向
第23章　二〇世紀以後――医学教育と医療の諸相　433
明治末から終戦まで／終戦から一九八〇年頃まで／一九八〇年代以降／医学史から見た日本の医学・医療
あとがき　457
医学史を学ぶための参考文献　460
人名索引　i

はじめに

今から五〇年ほど前、つまり一九六四年の東京オリンピックの頃の医療は、どのようなものであったか。その時代を経験した人ならご存じだと思うが、現在とは大きく違っていて、当てにならない、頼りにできないものであった。

一例を挙げてみると、五〇年前に患者への癌の告知は一般的なものではなかった。かつて癌は早期診断が困難で治療の手段が限られ、たとえ告知されても目の前の死を待つしかない例が多かったのである。現在では癌の告知をして、患者とともに治療方針を決定するのが原則だ。早期に的確な診断がされ、さらに手術以外の治療手段も増えて、癌と共存することも視野に入ってくるので当然のことである。

癌だけでなく他の多くの病気についても、新たな診断・治療技術が開発されて、状況が大きく変わってきた。ＣＴやＭＲＩのような画像診断技術は、一九八〇年代以降に本格的に用いられるようになり、病変の部位や形状が精確に診断される。重症の不整脈に対しては、植え込み型の心臓ペースメーカーが開発され一九七〇年代から急速に普及した。冠状動脈の閉塞による虚血性心疾患に対しては、一九八〇年代からステントを用いた冠状動脈形成術が行われ、多くの生命を救っている。腎不全は死に直結する病であったが、一九七〇年代あたりから普及した人工透析《とうせき》を使って、多くの人たちが生き続けている。二〇二〇年の新型コロナ感染症という新しい脅威に対しても、医学はワクチンや治療薬を開発して対処しようとしている。

医師と患者の関係も大きく変わってきた。かつての医療においては、医師が病気についてすべての情報を把握し、最善と思われる治療方針を決定し、患者はそれを当然のように受け入れていた。しかし現在では、医師は病気についての情報を患者によく説明し、患者が治療方針を選択できるようにすることが求められる。すなわち医療における医療者と患者の関係は、決定の権利と責任を医師が持つ「父権主義的な関係」から、インフォームド・コンセントに基づいて患者の自己決定権を尊重する関係へと、あるいは医師と患者が協力して決定をする「平等な関係」へと変化してきた。暗黙の信頼に基づく関係から、明示的な契約に基づく関係へと変化したと言えよう。

現代の医学・医療は急速に進化し続け、社会と深く関わりを結んでいる。こういった時代に、過去の医学を研究する医史学は何を目指し、何をもたらすことができるのだろうか。

「医史学（history of medicine）」は、過去の医学を研究対象として歴史の物語を描く。しかし著者の生きる時代によって、描かれる物語は異なる色合いを持つ。かつて医学史は、医師や医療者が医学の先人たちの来歴を知り業績を顕彰することを目標として書かれていた。またある時期には、社会の側から医学・医療の独善的な面に対する批判が目的とされた。しかし、そのような一方の視点に偏るような医学史は、現代においては不毛であると思われる。

本書で描く医学史の物語の最も重要なテーマは、西洋医学から生まれた現代医学はなぜこのように進歩し続けることができるのか、である。その問題を解き明かすための手がかりは、これまでの医史学者の研究によって得られている。

アーウィン・アッカークネヒトは、『医学小史』で、それ以前の病宅医学から一九世紀以後の病院医学、実験室医学が区別されると述べた。また、ミシェル・フーコーは『臨床医学の誕生』で、一九世紀に入って病理解剖学を通して臨床医学が生まれ、医学への眼差《まなざ》しが変わったと論じた。

このように、一八世紀以前の医学が現在の医学とはまったく異質なもので、それが一九世紀になって大きく変貌したことは、漠然とではあるが知られていた。しかし残念ながら、一八世紀以前の西洋医学がどのような内容と構造をもっていたか、現在の医学と何がどのように違っているのかを明らかにしようとする医史学者は現れず、数多くの医学史書からも有用な情報を得ることができない。

私はかねてから解剖学書の古今の原典を蒐集し、それをもとに『人体観の歴史』(二〇〇八年)を上梓し、その頃から一八世紀以前の西洋医学についての研究を始めた。さらに古今の医学書についての世界中の書誌情報や画像データを蒐集し調査して、いくつもの論文を発表し、それらを通して一八世紀以前の西洋医学の内容と構造、現代医学との違いがようやく明らかになってきた。その要点を以下に挙げてみよう(坂井建雄編『医学教育の歴史』)。

第一に、一八世紀以前の西洋医学は、一三世紀から大学の医学部で教育され、主に医学理論、医学実地、解剖学/外科学、植物学/薬剤学の四教科が教えられていた。当初はアヴィケンナの『医学典範』や古代の医学書の講読が学習の中心で、討論を用いるスコラ的な学習方法がとられたが、一六世紀中葉から新たな医学書が書かれるようになり、講義を中心とした学習が行われるようになった。医学理論書は生理学、病理学、徴候学、健康学、治療学の五部門からなり、古代のガレノスに由来する体液説や病理説を中心として書かれていた。

第二に、一八世紀以前の西洋医学の内容は、三つの要素に分類することができる。四教科の内容の大部分は、「経験的医療(経験に基づく診断・治療)」と「推論的考察(科学的根拠のない理論)」であり、他の伝統医学と同様のものであった。これに対して解剖学だけは西洋医学に独特のもので、人体の構造についての「科学的探究(観察・実験による事実の探究)」である。解剖学は古代のガレノスから本格的に始まり、一六世紀のアンドレアス・ヴェサリウス以後に多数の新発見をもたらした。解剖学の知見は内科的疾患の診断・治療にはほとんど役立たなかったものの、外科手術の技術向上には少なからず貢献した。

第三に、一九世紀に入って、医学における科学的探究の対象が広がり、生理学、薬理学、病理学、生化学、衛生学、細菌学など、人体と病気を科学的に探究する基礎医学の諸学科が成立した。これに対して、病気の診療を行う諸学科は臨床医学を形成し、内科と外科に加えて眼科、産婦人科、整形外科、小児科、精神科などいくつもの診療科が新たに生まれた。新たな診断・治療技術の登場、基礎医学の研究からもたらされた人体と病気についての科学的な理解に基づいて、臨床医学の水準は次第に向上していった。

このように内容と構造の違いが明らかになったことから、一八世紀以前の医学を「西洋伝統医学」と呼ぶことにし、一九世紀から現代に至る「西洋近代医学」から区別した。

西洋近代医学を特徴づけるものは科学的探究であり、これが基礎医学の諸学科を形成し、次第に臨床医学の諸学科にも浸透していった。科学的探究においては、観察や実験によって事実が検証・記録され、新たな理論を裏付ける証拠となり、論文・著作として発表される。発表された知見は他の研究者にも共有され、さらなる研究の基礎として利用される。西洋近代医学が発展してきたのは、このように知見を蓄積して継続的に進歩し続ける科学的探究の特性によるものである。

西洋近代医学のもう一つの特性は、科学的探究を通して病気の原因を特定し、それを取り除くことによって治癒を図ることである。感染症では病原体を取り除くことによって、循環器系の疾患では心臓や血管の異常を修復することによって、癌では異常な細胞集団を取り除くことによって治療を行う。しかし人間の病気には原因を特定できないものも少なくなく、それは「不定愁訴《ふていしゅうそ》」と呼ばれる。そのような原因のよくわからない病態に対して現代医学はしばしば無力であり、むしろ漢方などの代替医療が有効な場合もある。

本書の第Ⅳ部では、日本の医学の由来と歴史について述べる。日本の医学は中世以来、中国から輸入した漢方を中心としており、さらに江戸時代になってから積極的にオランダ医学を取り入れて、漢蘭折衷の医学が広く行われた。幕末および明治以後に西洋医学を積極的に取り入れたが、この時期はまさに西洋近代医学が成長を始めた時期に重なっていた。日本は医学の後進国であり、はるかに進歩した西洋医学を取り入れたとしばしば誤解される。しかし実際には、日本の医学は発展途上の西洋医学からやや遅れながら同時代的に成長してきたのである。このことも、西洋医学の歴史の研究を通して明らかになった新しい知見である。

私は『図説 医学の歴史』(二〇一九年)を医学書院から上梓した。この本では本書とかなり重なるところの多い医学の歴史の物語を、多数の図版や歴史上の医学書からの引用や表を交え、出典となる文献の書誌も含めながら述べた。本書『医学全史』では、その内容を一般の読者向けに精選・簡略化し、また再編成して執筆した。学術的なより詳しい内容や典拠については、本書の親本にあたる『図説　医学の歴史』を参照していただきたい。

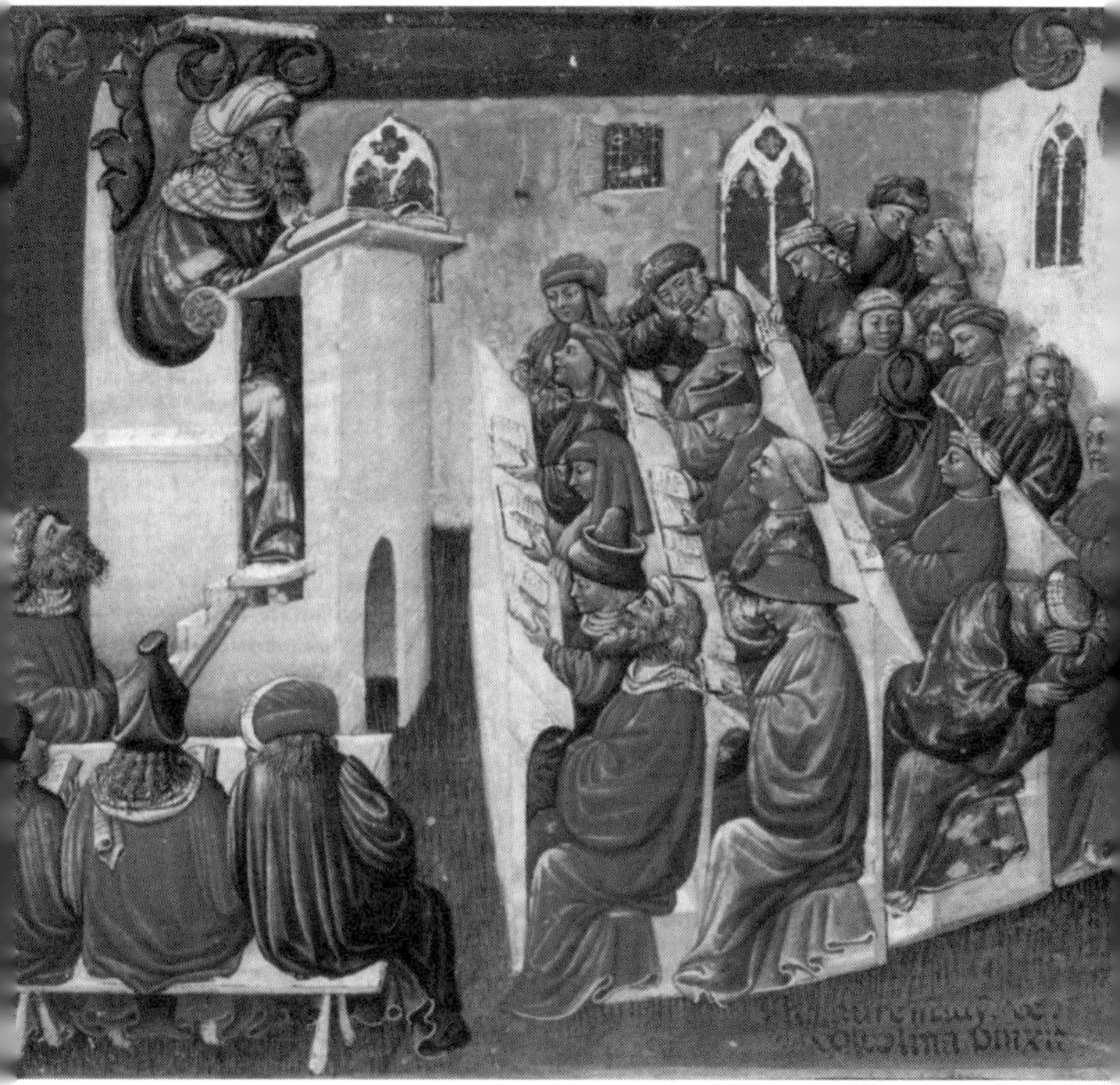

I 古代から中世まで
——医学の誕生

中世のボローニャ大学での授業風景(14世紀後半の細密画。ベルリン銅版画博物館蔵)

人類は古代から世界のいくつかの地域に文明を生み出し、文明とともに医学を生み出した。これらの一部は、現在まで伝統医学として継承されている。アーユル・ヴェーダ（インド伝統医学）、中国伝統医学、そして古代ギリシャ医学を継承したユナニ医学（ギリシャ・アラビア医学）は、独自の理論体系をもち、植物薬を中心とする経験に基づく治療を行うという共通性がある。これらは各文化圏で補完・代替医療として広く認知され、国による支援を受けて体系的な医学教育が行われている。

近代医学の源流となる西洋医学は、古代ギリシャから始まった。古代ギリシャの文明は科学・哲学を生み出したことでもよく知られる。「医学の祖」と目されるヒポクラテスは紀元前四〇〇年前後に活躍し、同時代の人たちから偉大な医師として尊敬され、多くの弟子を育てた。ヒポクラテスとその周辺の人物が書き残した七〇編ほどの文書は『ヒポクラテス集典』として現在まで伝存している。病気の原因については、熱／冷、湿／乾という四種類の基本性質の不均衡が重視された。

古代ローマは地中海世界を中心として巨大な帝国と文化圏を形成し、ギリシャの医学を継承した。二世紀のガレノスは、古代ギリシャ・ローマにおける最も偉大な医師であり、解剖学と医学を中心に膨大な著作を執筆し、古代の医学を集大成して理論的な整理を行った。その著作は中世・ルネサンス期に権威あるものとして尊敬を集め、一八世紀に至るまで影響を及ぼし続けた。解剖学の知見をもとに三大内臓と脈管の説を作り上げ、肝臓を根源とする静脈が栄養に富む静脈血を、心臓を根源とする動脈が生命精気に富む動脈血を、脳を根源とする神経が動物精気に富む神経液を全身に運ぶと考えた。

ローマ帝国の滅亡とともに古代ギリシャ・ローマの医学は一時見失われたが、中東に伝えられ、アラビア語に訳されて再編成されて、数々の著作を生み出した。とくにアヴィケンナの『医学典範』はヨーロッパでラテン語に訳されて医学教育の教材として幅広く用いられ、またユナニ医学の聖典として現在でもよく読まれている。

ヨーロッパでは、一〇世紀末頃から南イタリアのサレルノ医学校で医学教育が始まり、医学教材が編まれ、アラビア語とギリシャ語の医学書がラテン語に翻訳されて教材として使われるようになった。そして一三世紀頃から大学が成立し、モンペリエ、パリ、ボローニャ、パドヴァなどの医学部では、古典の医学書を解説し討論を行う、スコラ的な方法で医学教育が行われるようになった。医学は理論と実地との二教科に分かれ、理論ではガレノスの著作に基づく医学理論が主に教えられ、実地では部位別の疾患を頭から足までと全身性の熱病について診断・治療・予後が教えられた。

第1章

古代文明とさまざまな伝統医学

人類ホモ・サピエンスは五〇～二五万年前に出現した。旧人（ネアンデルタール人）はしばらく新人と混在したがやがて絶滅し、新人が世界中に広がって現生の人類となる。人類は石器や土器を用いて狩猟や農耕を行い、長い時間をかけて次第に複雑な社会を作り上げた。こうして紀元前四〇〇〇～三〇〇〇年頃から、世界のいくつかの地域で文明が出現し文字が発明され、書き残された記録が歴史を形作っていった。

古代に登場した重要な文明は、メソポタミア（紀元前三五〇〇年頃）、エジプト（紀元前三二〇〇年頃）、インド（紀元前二五〇〇年頃）、中国（紀元前一七〇〇年頃）の四カ所に生まれた。そして、やや遅れてギリシャ（紀元前八〇〇年頃）にも文明が登場した。文明のあるところでは必ず医療が行われ、医学に関わる記録が残されるようになった。

これら古代の文明で書かれた医療の記録で現在に伝わるものを見ていくと、内科的な疾患に対しては食事療法などの養生法と植物薬を用いた薬物療法、また外傷に対する外科的な治療など、経験を通じて見出された治療法が、いずれの文明でも共通して行われていた。それに加えて文明ごとにさまざまな形で、祭祀《さいし》的ないし宗教的な要素が加わったり、また人体と病気についての理論が編み出されたりしたが、それは医療に対する信頼を醸成し、医療者の立場を高めるのに役立っていたようだ。

†メソポタミア文明における医療

メソポタミアはギリシャ語で「複数の川の間」を意味する。現在のイラクの一部で、チグリス川とユーフラテス川の間の平原地帯である。紀元前三五〇〇年頃、ここに世界最古の文明が生まれ、約三〇〇〇年間の間にシュメール、バビロニア、アッシリアの三つの民族・国家が興亡した。

シュメールは、メソポタミア南部を指す古代のアッカド語で、紀元前四〇〇〇年頃からこの地に定住した人びとがシュメール語を話していた。そして紀元前三五〇〇年頃に都市国家ウルクが建設された。イラク南部にはウルクの遺跡があり、巨大な聖塔ジグラトが残されている。ウルク文化の後期（紀元前三二〇〇年頃）には青銅器が使われ始め、粘土板に刻む絵文字から楔《くさび》形《がた》文字が誕生したが、粘土板文書の大部分は行政・経済の記録であった。シュメールに由来する『ギルガメッシュ叙事詩』は、紀元前二六〇〇年頃に実在したウルクの王を主題としたものである。

粘土板文書によると、メソポタミアの医療者には三つの種類があった。第一は卜占師《ぼくせんし》で「バールー」と呼ばれ、さまざまな前兆を解釈して病気の診断と予後を決めた。第二は祈禱師《きとうし》で「アーシプ」と呼ばれ、病気を引き起こした神や悪魔を判断し、魔術や呪文によって悪霊を追い出し、儀式を行って患者と神を和解させた。

第三の「アースー」は真の医師で、経験に基づいて植物薬を処方し、外傷に対して洗浄、包帯、膏薬《こうやく》などで治療を行った。シュメール人の医療は宗教と密接に結びついており、神官の一部が医療を担ったと考えられる。シュメール人の社会では複雑な宗教儀式が行われ、擬人化された多数の神々が信仰され、次第に神官が政治的な権力と経済的な特権を持つようになった。

メソポタミアにはさまざまな民族が侵入したが、紀元前一七九二年にバビロン（現在のバグダード南方約九〇キロ）を首都として古バビロニア王国が誕生した。初代の王ハムラビが発布した「ハムラビ法典」は石柱に刻まれたもので、一九〇一年にイランのスサで発見され、現在はルーブル美術館に所蔵されている。アッカド語で書かれた二八二条の中で第二一五〜二二三条に医療費についての規定がある。ここでは外科治療の料金が定められ、かなり高額の報酬が設定されていることから、外科の仕事が高く評価されていたことがわかる。なお、内科治療については述べられていない。

紀元前一六〇〇年頃までに古バビロニア王国は没落し、メソポタミア北部のアッシリアは混乱してさまざまな民族が勃興した。そして紀元前八世紀にアッシリアがペルシャ湾からエジプトまで広がる大帝国を建設したが、紀元前六一二年に滅亡した。そこから二〇〇年近くを経た紀元前五世紀頃のメソポタミアの医療事情を、ギリシャ人のヘロドトスの『歴史』が伝えている。

「この国には医者というものがいないので、病人は家に置かず広場へ連れてゆく。通行人は自分がその病人と同じような病気を患ったことがあるか、または他人の患ったのを見たことがあるかすると、病人の傍へ行って病気について知恵を授ける。そして自分が同じ病気を直した時試みた療法、あるいは自分の知っている他の恢復者の試みた療法を、病人に教え、試みることをすすめるのである。そして誰でも病人にどういう病気か訊ねずに、知らぬ顔をして通り過ぎてはならぬことになっている。」（ヘロドトス『歴史』巻一、岩波文庫、松平千秋訳）

これは伝聞・伝承を書き記したものであり、医師がいなかったというのはおそらく事実ではない。

†エジプト文明における医療

ナイル川はヴィクトリア湖に発するアフリカで最長の河川である。その下流域のエジプトで紀元前三二〇〇年頃に文明が生まれ、三〇〇〇年以上にわたって存続して高度な文明を作りあげた。エジプト文明では、ピラミッドなどの壮大な遺跡と数多くの芸術作品、ヒエログリフという芸術的な絵文字文書などの独自の文化を創り上げげた。またナイル川の河口近くのアレクサンドリアは、プトレマイオス朝時代から古代ギリシャ・ローマの学術研究の中心として大きく発展し、キリスト教の重要な拠点となり、さらにギリシャ・ローマ文明を継承してアラビア科学が生まれる揺籃《ようらん》の地となった。

古代エジプトの文明では紀元前三〇〇〇年頃に始まっていくつもの王朝が生起し、プトレマイオス朝が紀元前三〇年に滅亡するまで、三〇あまりの王朝が数えられる。最初の初期王朝時代（紀元前三〇〇〇〜二六〇〇年頃）に続いてエジプトが繁栄した三つの王国時代（古・中・新王国時代）とその中間期（第一〜第三中間期）、およびその後の末期王朝時代（紀元前六六四年〜）とヘレニズム時代（紀元前三三二〜三〇年）が区別される。

古代エジプトの医療の記録は、いくつかのパピルス文書として残されている。パピルスはカヤツリグサの一種で、その茎の髄を削いで薄片を作り、縦横交互に重ねて圧搾・乾燥させたものが筆記の用紙として利用された。パピルス紙はエジプトの特産で、古代のエジプト、ギリシャ、ローマで文書の記録用に広く用いられた。

エーベルス・パピルスはドイツのライプツィヒ大学に所蔵されており、全長二〇メートルほどで一一〇頁（内二頁欠）からなり、八七九項目を含んでいる。内容は主に内科的なもので、第一八王朝（紀元前一五世紀）に書かれている。薬剤の処方（八一五項目）を中心に、医療用の呪術（二〇項目）、予後（四項目）および理論的な記述（四四項目）を含んでいる。

薬剤処方では、植物薬を中心に何種類もの材料を組み合わせて薬を作っていた。材料としては蜂蜜や油が多く用いられ、薬効がなくても無害のものが多かった。一部には薬効の認められるものも含まれていたが、中には不潔なものも用いられていた。内用薬としては水薬《すいやく》、糖剤、丸薬《がんやく》、その他に嗅ぎ薬、うがい薬、座薬、浣腸などさまざまな形状の薬剤が作られ、外用薬としては軟膏、膏薬、湿布が用いられた。また対象となる疾患が列挙されているが、たとえば頭痛、便秘、下痢、疝痛、動悸、虚弱、脱毛症、膿瘍《のうよう》など、その多くは今日では身体症状と見なされるものである。

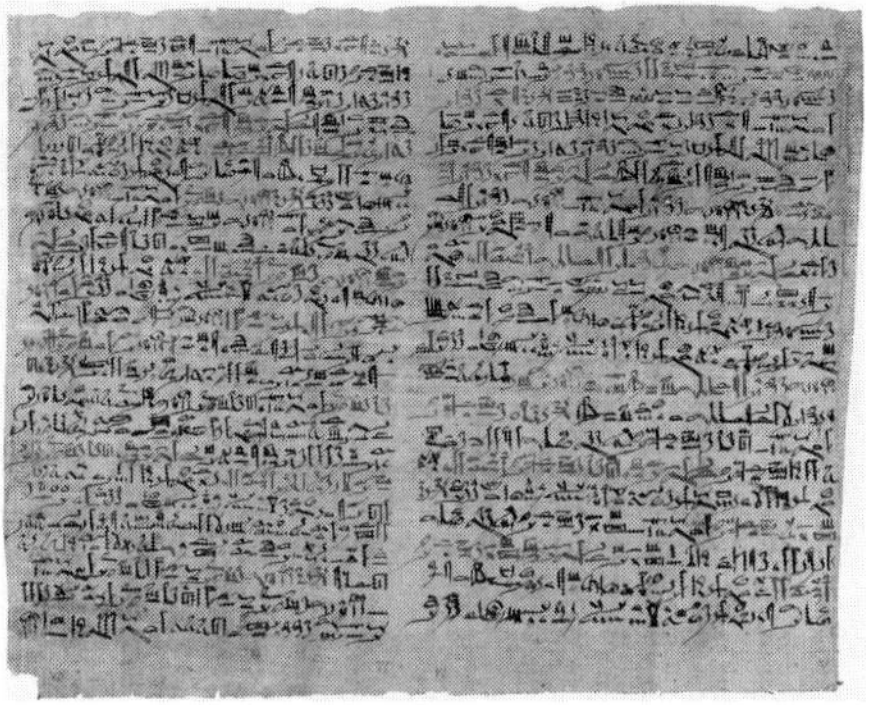
図 1-1　スミス・パピルス（ニューヨーク医学会蔵）

　スミス・パピルスはアメリカのニューヨーク医学会に所蔵されており、長さ四・七メートルほどで一七頁からなる。内容は主に外科的なもので、第一六・一七王朝時代（紀元前一五〇〇年）頃に書かれている。外科的な四八の症例について、病状、予後、治療を説明するものである。頭頸部の外傷を中心に、上腕と胸部の外傷が扱われているが、これ以外の失われたパピルスの部分で他の体部の外傷も扱っていたと思われる。

ヘロドトスは『歴史』の中でエジプトの医療について次のように述べている。

「エジプトでは医術が次のように専門別に分化している。それぞれの医者は一種類の病気のみを扱い、いくつもの病気を扱うことはない。従って、至るところ医者だらけという有様で、眼の医者、頭の医者、歯の医者、腹部の医者、患部不明の病気の医者、等々がある。」（ヘロドトス『歴史』巻二、岩波文庫、松平千秋訳）

エジプトには大きく分けて二種類の医師がいた。一つは神官医師で、患者にとり憑いているものを見出して、魔法・呪文・護符などを用いて、追い出したり破壊したりする。また外科も担当したと考えられている。もう一つは真の医師で主に内科疾患を扱い、ヘロドトスが述べているようにさまざまな専門に分かれており、眼科医、胃腸医、肛門医、歯科医などがいた。

エジプトにおいて医療と多少関わりのあることとして、古くからミイラの作成が行われていた。ミイラの作成にあたっては、死体の腹壁を切り開いて胸腹部内臓を摘出したり、鼻から鉤状の器具を差し込んで脳を掻き出したりする。死体を扱うエジプトの文化的伝統は、アレクサンドリアで解剖学が発展する背景にあったのかもしれない。プトレマイオス朝の時代にヘロフィロスとエラシストラトスはアレクサンドリアで初めて人体解剖を行った。その後もアレクサンドリアには解剖学の伝統が残り、二世紀のガレノスもここで解剖学を学び、人体の骨格標本を利用できた貴重な体験について述べている。

†インド文明における医療

インド亜大陸では紀元前二二五〇年頃からインダス川流域に広大な文明が形成され、モヘンジョダロ、ハラッパーに都市遺跡が残されている。行政組織が発達していたこと、遠方の地域と交易をして高度な経済活動を営んでいたことが推測されるが、象形文字の内容がまだ解読されておらず、医療の状況については不明である。紀元前一七五〇年頃にインダス文明は衰退した。

それに代わってインド亜大陸にアーリア人が登場した。アーリア人は半農半牧の生活を集団で営みながらインドに移住し、インダス川とガンジス川流域に広がっていった。やがてガンジス川流域に人口が密集し、新たな都市文化が形成され、紀元前七世紀の終わりにはインド北部に一六の王国が成立した。

アーリア人によるインド文明の中核は、バラモンという司祭を中心としたバラモン教であり、その聖典の「ヴェーダ」はインド社会の歴史を知るための最重要の情報源になっている。ヴェーダはアーリア人がインドに定住する過程で次第に形成され、口承によって伝えられ、やがて文字に書き留められ、紀元前一〇〇〇年頃にできあがったと考えられる。ヴェーダには四つの根本聖典があるが、そのうちの『アタルヴァ・ヴェーダ』は呪術的な儀式・典礼を記したもので、さまざまな病気を鎮静するための呪術や護符について、また薬草についても述べられている。

根本聖典の他に副ヴェーダと言われるものがいくつかあるが、「寿命の学」を意味するアーユル・ヴェーダはそのうちの一つとされ、インド伝統医学の名称になっている。アーユル・ヴェーダには二つの重要な文献がある。一つはチャラカによる二世紀頃の『チャラカ・サンヒター』で内科を中心としており、もう一つはスシュルタによる四世紀頃の『スシュルタ・サンヒター』で外科を中心としている。

現存する『チャラカ・サンヒター』は八巻一二〇章からなり、内容の多くは紀元前八世紀頃にまで遡るが、第六巻第一四章以後の部分は六世紀以後に付け加えられたと考えられている。第一巻では医学の一般原理と哲学、第四巻では人体の解剖学と発生学、第二・三・五巻では病気そのものについて、第六・七・八巻では治療と薬に関することを扱っている。

第六巻は三〇章からなり、病気ごとに処置の方法が述べられている。病気の種類としては、全身性の熱病の他に、腹部腫瘤《しゆりゆう》、尿異常、慢性皮膚病、肺労咳《ろうがい》、癲癇《てんかん》などといった局所的な疾患が挙げられているが、いずれも今日では身体症状と見なされるものである。アーユル・ヴェーダに特有の疾患概念として、第二八章のヴァタヴャディは精気の異常を意味し、顔面麻痺、片頭痛、筋萎縮、骨粗鬆症《こつそしょうしょう》などを含んでおり、第二九章のヴァタラタは精気と血液の異常を意味し、リウマチや動脈硬化性阻血《そけつ》など四肢の疼痛《とうつう》を含んでいる。

一方で、現存する『スシュルタ・サンヒター』は第一部が五巻一二〇章からなり、内容は紀元前六世紀頃に遡る。第一巻は総論、第二巻は病理、第三巻は身体、第四巻は治療、第五巻は毒物を扱っている。第二部は後から加えられた部分で六六章からなる。第一部の第四巻は四〇章からなり、第一〜二三章では体表から外科的に処置できるさまざまな疾患を扱い、外傷・骨折・脱臼や、尿路と肛門の疾患、皮膚の疾患などが治療の対象になっている。第二四章以後は病気の予防法や健康法を扱っている。

アーユル・ヴェーダの医学で重視されるのは、「ドーシャ」と呼ばれる三種類の根本要素で、自然界を形作るとともに身体を支える働きをしている。①「ヴァータ」は風の元素から生じ、あらゆる運動を引き起こし制御する。②「ピッタ」は火の元素から生じ、消化・代謝・熱産生などの活動を行う。③「カパ」は水の元素から生じ、防御・保持・抵抗などの機能を営む。

これら三要素は身体を維持するもので、そのバランスが保たれていると身体は健康であるが、バランスが崩れてどれかが過剰になると害をもたらし病気になる。健康な生活を営むためには、正しい食事をして三要素のバランスが保たれるように心がけるのが大切である。また病気の時には吐剤、下剤、浣腸剤、瀉血《しゃけつ》などを用いて、汚染された過剰なドーシャを排出させて身体を浄化する。

またアーユル・ヴェーダでは、人体は「ダートゥ」と呼ばれる七種類の組織からなると教えている。①「ラサ」はリンパなどの体液、②「ラクタ」は血液、③「マーンサ」は筋肉と間質、④「メーダ」は脂肪組織、⑤「アスティ」は骨などの支持組織、⑥「マッジャー」は骨髄と神経組織、⑦「シュクラ」は生殖組織に相当すると考えられる。また、排泄物は「マラ」と呼ばれる。

アーユル・ヴェーダに基づく医学はバングラデシュとインドを中心に、東南アジアのさまざまな国で実践され、現代医学とともに医学校で教えられている。

†中国文明における医療

中国文明は紀元前一六世紀頃に黄河の流域に生まれ、漢民族による国家が全土を統一したり分裂したり、また異民族に支配されたりしながら、現在に至るまで三七〇〇年にわたって高度な文明を維持し続けている。中国文明の確実な始まりとされる殷王朝（紀元前一六世紀〜）から始まり、西周王朝（紀元前一〇二七年頃〜）の後、春秋時代（紀元前七七〇年〜）、戦国時代（紀元前四七九年〜）の混乱を収集して始皇帝が秦王朝（紀元前二二一年〜）を樹立した。始皇帝の死後に秦を滅ぼした漢が、短い新王朝を挟んで四〇〇年間にわたって中国を統治した（前漢は紀元前二〇六〜後八年、後漢は二五〜二二〇年）。

中国文明の医療に関する最古の記録は、前漢の時代に司馬遷の書いた歴史書『史記』の中にある。その「列伝」の扁鵲倉公列伝《へんじゃくそうこうれつでん》に伝説上の名医の扁鵲の伝記と、その医書を前漢の倉公《そうこう》（淳于意《じゅんうい》）が受け継いだことが述べられ、そこに医案という形で二五の症例が報告されている。その多くは内科的な疾患で、診断にあたっては外貌や脈の性質が重視され、原因としては生活上の不摂生が想定され、治療には薬剤の他に鍼《はり》と灸《きゅう》が用いられた。ここで疾患として扱われているものは、今日から見ればいずれも身体症状にあたるものである。

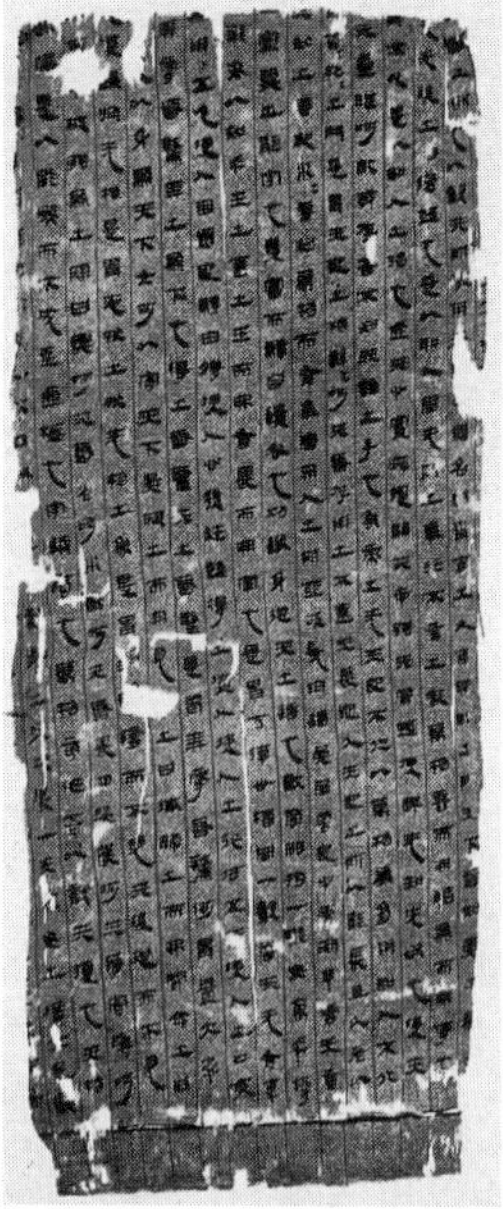
図1-2　馬王堆帛書（湖南省博物館蔵）

現存する『史記』の完本で最古のものは南宋の時代の一一九六年に印刷されたもので、司馬遷による原作より後の誤写や補筆が少なからず含まれているに違いない。これに対して前漢時代の遺跡から当時の医書が多数発掘され、当時の医療内容について直接的な情報源として注目されている。馬王《まおう》堆漢墓医書《たいかんぼいしょ》と呼ばれ、湖南省長沙市漢墓から出土したもので、被葬者は紀元前一六八年に埋葬されている。

医書は絹に書かれた帛書《はくしょ》一〇篇、竹簡三篇、木簡一篇からなり、内容的には後の時代に知られる四つの種類、すなわち「医経《いけい》」「経方《けいほう》」「房中《ぼうちゅう》」「神仙《しんせん》」のすべてが揃っていた。とくに『五十二病方』は、五二種類の病気について治療法を記したもので、前漢時代の医学がどのような疾患を認識していたかを知る重要な情報源である。扱われている疾患は、外傷や皮膚のできものなど、体表から見える疾患が大部分であった。

＊

メソポタミア、エジプト、インド、中国、いずれの伝統医学においても、経験に基づいて内科的治療と外科的治療が行われていた。内科的疾患に対しては主に植物薬が用いられたが、食事などを工夫した養生法も重視された。骨折・脱臼などの外傷や、体表に見える腫瘤に対しては外科的処置が行われた。こういった経験的な医療については、さまざまな伝統医学の間で驚くほどの共通点がある。

またこれらの伝統医学が単に経験的な治療に留まらず、宗教的な要素や哲学的な理論が加わることによって医療に信頼や権威が与えられるということも共通して認められることである。

しかしその宗教的要素や哲学的理論のあり方は、それぞれの伝統医学によって異なっている。

このように伝統医学では、経験的医療だけでなく、推論的考察というべきさまざまな宗教的・哲学的要素が組み合わさっている。現代の医療を生み出していく古代ギリシャ・ローマに由来する西洋医学でも同様に経験的医療と推論的考察が中心であった。しかし西洋医学においては解剖学、すなわち人体の構造についての科学的探究という第三の要素を含んでいた。第二章以降では、その西洋伝統医学の歩みをたどることにする。

第2章　古代ギリシャの医学

エーゲ海のクレタ島ではクレタ文明が紀元前二二〇〇〜一五〇〇年頃に、ギリシャ本土のペロポネソス半島ではミケーネ文明が紀元前一六〇〇〜一二〇〇年頃に栄えた。ミケーネ文明の都市が一三世紀末に地震で破壊されてしばらく混乱が続いた後、紀元前八世紀後半からギリシャの各地にポリス（都市国家）が成立し、古代ギリシャ文明を育《はぐく》んだ。この文明では合理的な思考と知識の探究に大きな価値を認め、その後のヨーロッパに引き継がれて西洋文明が発展する礎《いしずえ》となった。

†古代ギリシャの文明

ギリシャのポリスの多くは谷間に位置しており、互いに山で隔てられて交流が少なく、各地の方言とポリスの独自性を強く残していた。ギリシャには方言を異にするドーリア人、イオニア人、アイオリス人がいたが、共通の言語を土台にして一つの文化を共有するという意識が、紀元前七七六年に始まったオリンピア祭という競技大会によって育まれ、この年がギリシャ暦の元年とされている。

オリンピア祭は四年に一度オリンピアで開催され、たとえ戦争があったとしても大会の期間と前後の移動のために三カ月ほどの休戦期間が設けられ、ギリシャ世界各地から選手が参加するのが通例であった。紀元前八世紀から七世紀にかけて各ポリスの人口が増えて生活難となり、ギリシャから外に流出する人々が現れ、南イタリアやシチリア島にいくつもの植民都市を建設した。これらは「大ギリシャ（マグナ・グラエキア）」と呼ばれ、これに対してギリシャ本土は「小ギリシャ」と呼ばれた。

ギリシャのポリスの中で有力で傑出した地位にあったのは、イオニア人のアテナイとドーリス人のスパルタであった。アテナイでは紀元前六世紀末にクレイステネスの政治改革により民主政が始まり、平民の参加による強力な海軍力を有し、海上交易により経済を活性化させた。

一方のスパルタは重装歩兵を中心とした軍国主義のポリスで、戦士である少数の貴族が多数の農奴を支配し、商業を認めず農業に依存していた。小アジアに進出してきたアケメネス朝ペルシャとの間でペルシャ戦争（紀元前五〇〇〜四七九年）が始まり、ギリシャのポリスは同盟軍を結成し、スパルタを中心とする陸軍とアテナイを中心とする海軍の働きによりペルシャを撃退した。その後ペルシャの脅威に対抗するために、アテナイを盟主とするデロス同盟が結成されて安定期を迎えたが、やがてポリス間での衝突が激しくなってペロポネソス戦争（紀元前四三一〜四〇四年）が起こり、アテナイは敗北して衰退していった。

古代ギリシャには、あらゆる事物について言葉によって合理的な説明ができるのではないかという哲学的な問題を考究する人たちが現れた。彼らが行った自然哲学は科学と哲学を一緒にしたようなもので、今日でいう形而上学、論理学、数学といった抽象的な思考を通じて、世界や自然の本質に到達しようと考えていたのである。

その知的活動はまず小アジアのミレトスで始まり、紀元前六世紀のタレスは世界の根源は何かという問題を考え出し、それが水であるという説を唱えた。同様の知的活動は南イタリアやシチリアなどのギリシャ植民都市にも広がり、たとえばシチリアのアクラガスでは紀元前五世紀にエンペドクレスが、土・水・空気・火が物質の根源であると主張した。この四元素の考え方はギリシャの科学者・哲学者に受け継がれて広まり、さらにルネサンス期に至り西洋の科学と医学の支配的な思想になるまで発展した。

こういった自然哲学から始まって、数学の分野ではピュタゴラスやエウクレイデス、天文学の分野ではメトンやエウドクソスらによって大きな成果が上げられた。古代ギリシャの哲学者で後世の思想に大きな影響を与えたのは、プラトンとアリストテレスである。

プラトンは真・善・美といった「イデア」こそが永遠で不変なもので、世界における真の実体であると主張した。そしてイデアは感性によって知覚できるものではなく、魂によってのみ近づけると考えた。プラトンはアテナイでアカデメイアに学園を設立し、多数の弟子を育てるとともに、対話篇を中心とする三六編ほどの著作を残している。『国家』は理想の国家を描いた代表作で、人間は理性、激情、欲望の三種類の魂を有しており、そのどれが優勢になるかによって、個人のあり方や国家のあり方が左右されると述べている。

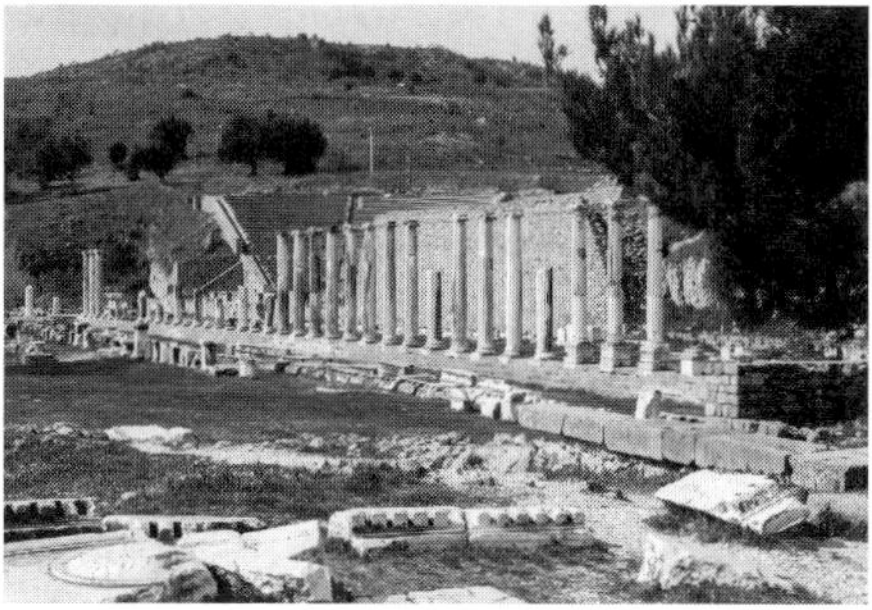
図 2-1　ペルガモンのアスクレペイオン（著者撮影）

アリストテレスはプラトンの学園で学んだ後、マケドニア王に招かれて王子アレクサンドロスの家庭教師となり、アテナイに戻って郊外のリュケイオンに学園を設立した。自然の探究に強い関心を持ち、『動物誌』一〇巻、『動物部分論』四巻、『動物運動論』『動物進行論』『動物発生論』を著し、弟子のテオフラストゥスは『植物誌』九巻を著している。アリストテレスの動物学の著作は、動物の構造と機能に注目して多くの重要な問題に光を当て、その後の医学にも大きな影響を与えた。

古代ギリシャでは個性あるさまざまな神が崇拝されたが、

医学の守護神となったのはアスクレピオスである。その神殿のアスクレペイオンは病者の治療施設でもあり、とくに紀元前五世紀頃にギリシャのエピダウロスに建てられたものは最古かつ有名で、よく保存されている。その他にアテナイ、コス島、パロス島、イタリアのローマのティベリーナ島、トルコのペルガモンのものが有名である。紀元前三五〇年頃からアスクレペイオンには病気の治癒を願う多くの巡礼者が集まるようになった。祈願者は聖域内の至聖所に宿泊し、翌日に夢の内容を神官に話して治療の処方を受け、温泉や運動施設などでの治療が行われた。

†ヒポクラテスと『ヒポクラテス集典』

古代ギリシャにおいて当代最高の医師と見なされ、後世からも「医聖」ないし「医学の祖」として尊ばれた医師に、コス島生まれのヒポクラテスがいる。ヒポクラテスと弟子たちの著作を集めた『ヒポクラテス集典』は、一八世紀以前の西洋伝統医学に大きな影響を与えた。

ヒポクラテスは同時代から医師としてすでに著名な人物で、プラトンの『プロタゴラス』では医師の代表者としてヒポクラテスの名が挙げられており、アリストテレスの『政治学』ではヒポクラテスは身体の大きさではなく医師として大きな人物だと紹介されている。二世紀のソラノスがヒポクラテスについての最初期の伝記を書いており、これと『ヒポクラテス集典』の文書の記述が、ヒポクラテスの生涯についての重要な情報源となっている。

ヒポクラテスの生まれたコス島は、エーゲ海の東南部でトルコの海岸に近いギリシャの島で、医学の神であるアスクレピオスの子孫でコス島に定住したとされる貴族の家系である。父親のヒポロコスはペルシャ戦争に参加した。妻の名前は不明であるが、二人の息子のテッサロスとドラコンはどちらも医師で、娘は弟子のポリュポスの妻になった。

ヒポクラテスは人生の前半を生地のコス島で過ごし、医師として有名になった。その後トラキアのアブデラに呼ばれて哲学者のデモクリトスを治療し、またペルシャのアルタクセルクセス一世から手紙で招かれたが断っている。後半生は祖先の故地であるテッサリア地方で過ごし、息子や弟子たちとともに各地で患者を治療し、ラリッサで亡くなった。

コス島は東西が四〇キロ、南北が八キロほどで、トルコに近い北東の端に中心都市のコスがある。コスの街中にはプラタナスの古木があり、この木の下でヒポクラテスが弟子に医学を教え、また郊外の山麓にはアスクレペイオンの遺跡があり、ヒポクラテスはここで医学の知識を授けられたと言い伝えられる。しかし考古学的な知見から、コスもアスクレペイオンもヒポクラテスの時代以後に建設されたことがわかっている。ヒポクラテスの時代のコス島の町は島の南西端の山上（現在のケファロス）の場所にあり、むしろこちらがヒポクラテスの生地ではないかと考えられる。

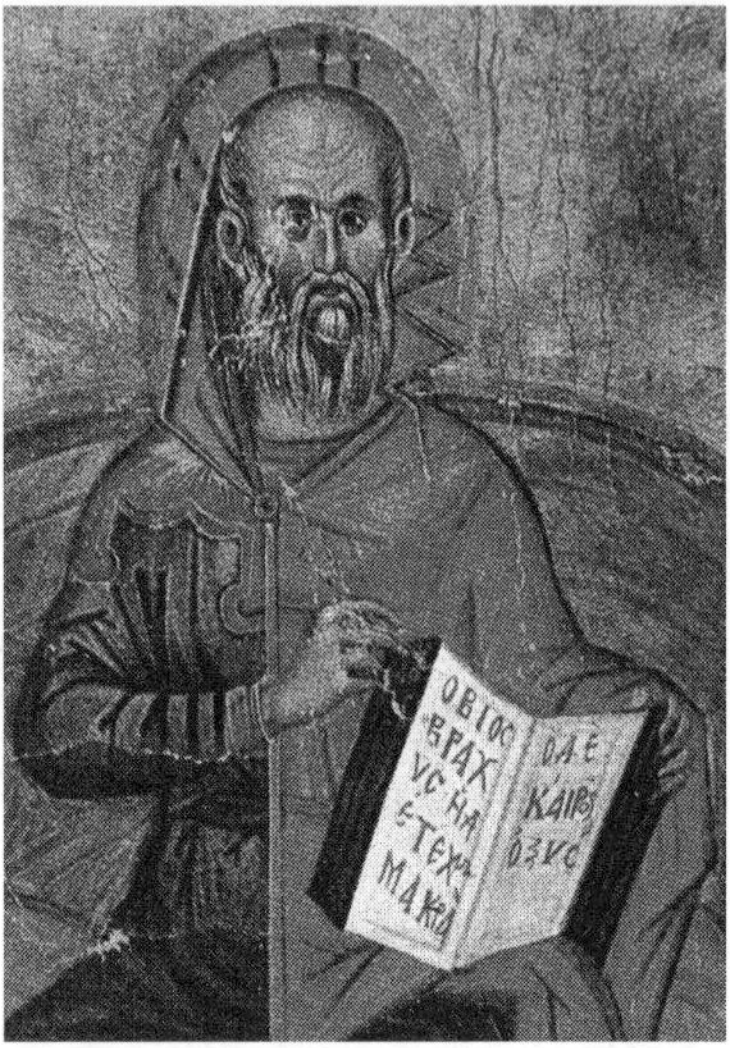

図2-2　ヒポクラテス（14世紀のビザンチンの写本より）

ヒポクラテスは後世の医師たちから大いに尊敬された。一世紀、古代ローマのアウルス・コルネリウス・ケルススは『医学』の中で医学の歴史について語り、ヒポクラテス派は学識と弁証の才に長け、医学を哲学から独立させることに貢献したと述べている。また、二世紀のガレノスはヒポクラテスの言葉をよく引用し、プラトンやアリストテレスと並ぶ偉大な人物として彼を称え、著作の注釈書を数多く著している。

一一・一二世紀にヨーロッパの医学教育をリードした南イタリアのサレルノ医学校では医学教材集の『アルティセラ』が編まれ、ヒポクラテスの文書はその中核に組み込まれた。彼に由来する文書集『ヒポクラテス集典』は一六世紀以後に繰り返し出版されている。とくに一七世紀末のイギリスのトマス・シデナムは、医学の理論よりも臨床での観察を重視してヒポクラテスの医学を賞揚し、一八世紀のヘルマン・ブールハーフェによって高く評価されて「イギリスのヒポクラテス」と呼ばれるようになった。

『ヒポクラテス集典』はヒポクラテスに関係のある七〇編あまりの医学文書を収めた著作集である。その文書の多くはヒポクラテスの時代に遡るものであるが、文体や内容から複数の著者によるもので、多くは息子や弟子たちが執筆したと考えられており、一部には少し後の時代に書かれたものも含まれている。

ヒポクラテスの文書は紀元前三世紀にすでに古典として評価され、アレクサンドリアの図書館に集められて『ヒポクラテス集典』の原初形ができたと考えられる。このときすでに現在の形に近いものができたとする見方もあるが、最近の知見では三つの段階を経てできあがったと考えられている。

まず、紀元前三世紀のアレクサンドリアでコス学派の著作と考えられる約二〇編の文書が集められ、一世紀頃までにクニドス学派などの著作約二〇編が追加され、さらに中世の写本の段階でも文書が追加されて、現在の『ヒポクラテス集典』ができあがったというものである。一五二六年に初めて出版されたギリシャ語の『ヒポクラテス集典』には六八編が含まれ、標準版としてよく用いられるフランスのエミール・リトレによる集典（一八三九〜六一年）には七一編が含まれている。

『ヒポクラテス集典』の文書の中でどれがヒポクラテス自身の筆になるかは、古代からさまざまに考察されてきた。紀元前三世紀のタナグラのバッキウスは約二〇著作、西暦一世紀のエロティアンは約四〇著作を真正のヒポクラテス文書と考えていた。一九世紀には評価が厳密になって、イギリスのフランシス・アダムスは『ヒポクラテス真正著作』(一八四九年)に一七著作のみを収録し、リトレは『ヒポクラテス全著作』(一八三九〜六一年)の中で一一著作のみをヒポクラテスの真筆と認めている。しかし古代の伝承からヒポクラテスのものと信頼されてきたいくつかの文書(『古来の医術について』『関節について』『流行病第一巻』『予後』)においても明らかな文体の違いがあり、現在ではどれがヒポクラテス自身の著作であるかを割り出すのは絶望視されている。

†ヒポクラテスの医療

ヒポクラテスの時代の医学がどのようなものであったかは、『ヒポクラテス集典』の文書から知ることができる。その文書は内容からいくつかの群に分けられる。

コス学派による著作とされるものに、①外科的な著作(「頭部の損傷について」「骨折について」「関節について」「診療所内において」「梃子《てこ》の原理を応用した整復法など」)、②患者の状態を詳細に観察したもの(「予後」「流行病」全七巻)、③病気の原因を自然現象として説明したもの(「神聖病について」「空気、水、場所」「箴言」)などがある。

クニドス学派による著作とされるものに、④病気の原因として四種類の体液を想定したもの（「体内風気について」「古来の医術について」「人間の自然性について」「疾病について」第二・三巻、「内科疾患について」）、⑤婦人科的著作（「婦人病」全二巻、「不妊症について」）などがある。

どちらにも属さないとされるものに、⑥哲学的な医学（「肉質について」「食餌法について」全三巻、「七について」）、⑦後世の著作（「心臓について」「品位について」「医師の心得」「医師について」）などがある。

「流行病」全七巻はコス学派の代表的な著作と考えられ、そのうち第一・三巻は最初に成立した。タソス島での三年間の気候と四二症例の病状と経過が記録されており、ヒポクラテス自身の臨床記録をもとに書かれたと考えられている。

症例の記録にあたってヒポクラテスは病名をつけることを避けて、それぞれの症例について病状と経過を綿密に記録することを心がけている。古代における疾患の概念は現代のものと大きく違っていて、古代の医学文書の病名からどのような疾患であったかを判断するのは困難だが、ヒポクラテスが記録した症例については、症状と経過から疾患の種類をある程度判断することができる。

ヒポクラテスの四二症例は重篤《じゅうとく》な急性感染症と考えられ、いずれも急に発熱して全身の状態が悪くなり、身体の痛みや下痢、尿の異常を認め、しばしば精神錯乱や痙攣《けいれん》をおこしている。

四二症例のうちで一七例は発汗して熱が下がり回復しているが、二五例が死亡しているので死亡率はかなり高い。回復例では経過の短いもので三日間、長いもので一二〇日間、平均で三〇日間である。死亡例では経過が二〜一二〇日間、平均で一九日間であった。

古代ギリシャの医療においては、このような急性感染症が最重要の疾患であったが、これに対して有効な治療手段はなかった。医師たちは私的に治療を行い、治療のしようのない疾患に対処して得意客を獲得しなければならなかった。その際に病気の予後を推し量ることは、患者の信頼をつなぎ止めるために有用な方策であった。症例観察を基礎にした予後についての一般的な原則は、「予後」に書かれている。

「医者が病気の予測を仕事としていることは非常にすばらしいと私は思う。実際、病人のそばにいて、その症状の現在と過去と未来の様子をあらかじめ知り予言して、患者がつい言いもらしていることまですっかり説明してやれば、病人のことをよく知っているといっそう信頼されるようになり、こうして人々はあえて自分の体を医者に委ねる気になるものである。」（ヒポクラテス『ヒポクラテス全集　新訂』第一巻「予後」エンタプライズ、岸本良彦訳）

とくに「箴言《しんげん》」は予後について述べた文章を短い警句のような形にして集めたもので、含蓄のある語録として後世の人たちに愛読された。

「人生は短く、術のみちは長い。機会は逸し易く、試みは失敗すること多く、判断は難しい。

医師は自らがその本分をつくすだけでなく、患者にも看護人にもそれぞれのなすべきことをするようにさせ、環境もととのえなければならない。」（同前「箴言」石渡隆司訳）

ヒポクラテスの時代の治療法としては、身体が本来持つ自然治癒力を増強するために、食事療法、散歩、休息、睡眠、体操、沐浴、マッサージが中心になっていた。積極的な治療法としては、過剰な悪性体液を痰《たん》、鼻水、膿汁《のうじゅう》、汗、尿、大便などの形で体外に排出させる治療が行われた。具体的な治療法としては、以下のようなものが挙げられている。

消化管に滞留した悪性体液に対しては、催吐《さいと》剤《ざい》、下剤、浣腸剤が用いられる。下剤と浣腸剤には植物性のさまざまなものがある。頭部（脳）に滞留した悪性体液に対しては、鼻に棒状の刺激剤を差し込んでクシャミを起こし、鼻水（粘液）を排出させたり、口に何かを含ませて唾液の分泌を促進したりする。肺に滞留した悪性体液（肺炎、肺膿瘍）に対しては、燻蒸剤《くんじょうざい》を吸入したり、煎じ薬を注入したりして、痰や膿《うみ》の排出を促進する。胸腔《きょうくう》や腹腔《ふくくう》に滞留した悪性体液（胸膜炎、膿胸、腹膜炎）に対しては、メスで切開しカニューレを挿入して膿を排出させる。皮下や肉質（筋肉）に滞留した悪性体液に対しては、蒸気浴や温浴によって発汗を促したり、利尿剤によって尿の排出を促進したりする。血液に滞留した悪性体液に対しては、吸い玉を当てたり静脈を切開したりして瀉血を行う。

†ヒポクラテスの医学理論

『ヒポクラテス集典』の中でもクニドス学派のものと考えられる著作では、人体と病気についての哲学的な考察が書かれている。「人間の自然性について」では、人間の身体が血液、黄胆《おうたん》汁《じゅう》、黒胆汁《こくたんじゅう》、粘液の四種類の体液で構成されるとする。血液は温・湿の性質で春に強まり、黄胆汁は温・乾の性質で夏に強まり、黒胆汁は冷・乾の性質で秋に強まり、粘液は冷・湿の性質で冬に強まる。病気はこれら四体液すなわち温・冷・湿・乾の四つの基本性質の不均衡によって生じると説明される。四体液の理論は後世の医師たち、とくにガレノスによって取り上げられて後世に大きな影響を与えた。

さらに環境や季節などの外的な要因がこれに加わることも強調される。「空気、水、場所について」は風、水、太陽など人間を取り巻く外的な条件と病気との関連について述べた文書で、前半では気候や場所が人間の健康状態に及ぼす影響について、後半ではギリシャの周辺地域に住む諸部族の生活様式について述べている。さまざまな土地を巡回する医師たちが、それぞれの都市に起こりやすい病気の類型を予知するのに役立つように書かれている。

その一方で「古来の医術について」では、このような理論や哲学的な考え方によって医術が縛られてはならないということも述べている。

「だから私としては、目に見えない困難な事柄の場合に必要となる新規な前提は、医術には必要ないと思う。それらについて誰かが何かを言おうとすれば、どうしても想定が必要になってくる。たとえば天のことや地下のことについて。それがどんなものかをよく知って語ろうとする場合には、言っている当人にも聞き手にも、それが真実かどうか明らかではないだろう。というのも、それを拠り所にすれば確実なことが必ずわかってくるというようなものは、およそ存在しないからである。」（同前「古来の医術について」大槻マミ太郎訳）

ヒポクラテスは病気の原因を超自然的な力に求めることはしないで、自然の中にその原因を求めようとしている。癲癇は治癒しにくく説明が難しいために神がかりの病気と信じられていたが、「神聖病について」では癲癇が他の病気と同様に自然の原因により生じると捉えている。「神聖病と呼ばれている病気についての事情は、つぎのとおりである。この病気は、他の病気とくらべて何ら神的でもなければ神聖でもないと私には思われる。この病気も他の病気と同じように自然を原因とし、そこから生じるのである。ところが、この病気が他の病気と少しも似ていないことから、人々は自分たちの経験不足とこの病気の不思議な性質のために、この病気の性質や原因を何か神的なものと考えた。そして彼らは、事《こと》の真相を知ることが難しいために、この病気をいまだに神的なものとして通そうとしている。」（同前第二巻「神聖病について」石渡隆司訳）

コス学派の外科に関する著作では、人体の構造についてもかなりの知識が述べられている。骨格については「頭部の外傷について」で頭部の骨格が、「関節について」で四肢の骨格が、「人体の部位について」で体幹の骨格が述べられている。静脈と動脈については「骨の自然性について」の中で全身の動脈と静脈が述べられている。血管についての解剖学的知識は、瀉血を行うのに重要なものであった。

†ヘレニズム期の文明と医学

ペロポネソス戦争（紀元前四三一～四〇四年）を経てアテナイとスパルタが衰退した頃、ギリシャ北部のマケドニアが勢力を拡張していった。フィリッポス二世が暗殺された後に王位を継いだアレクサンドロスは、ギリシャのポリス都市を服従させ、東方に向かって空前絶後の大遠征を行い、ギリシャ、エジプトから東方のインドに至るまでの大帝国を建設した。アレクサンドロスが紀元前三二三年に病没すると、征服された地域で部下のギリシャ人たちがヘレニズム諸国を打ち建てた。エジプトのプトレマイオス朝、アジアのセレウコス朝、小アジアの一部にペルガモン王国、本国マケドニアにはアンティゴノス朝が成立した。

プトレマイオス朝の首都であるアレクサンドリアは、豊かな経済力を背景に大都市として発展した。学術研究所ムーセイオンが設立されてギリシャ世界の各地から詩人や学者たちが集まり、七万冊の蔵書を誇る図書館が建設されるなど、ギリシャ世界でも傑出した学術研究の中心になった。アレクサンドリアで活躍した科学者には、『幾何学原論』を著した数学者のエウクレイデス、万能の科学者アルキメデス、『アルマゲスト』や『地理学』を著した天文学者のプトレマイオスなどがいる。

ヘレニズム期の医学者としては、とくにカルケドンのヘロフィロスとケオスのエラシストラトスが著名である。二人はともにプトレマイオス朝に招かれてアレクサンドリアを訪れて医師として活動し、ここで国家の認知のもとで人類史上初めての人体解剖を行った。彼らの著作は現存していないが、その研究は人体の構造と機能についての理解を大いに深めた。ローマ時代の医学著作、とくにガレノスの著作の中でこの二人は言及されたり引用されたりしている。

ヘロフィロスとエラシストラトスの人体解剖については、死体だけではなく、死刑を宣告されたエジプト人の身体で生体解剖をしたのではないかと疑う者もいる。ローマ時代の著述家ケルススは『医学論』の序論でこれについて述べている。

「これらの見解に加えて、身体内部にさまざまな痛みや病気が生じている場合、それらの部位に無知な人は誰もそうした苦痛に対して治療を施すことができない。したがって、死んだ人の身体を切開し、その内臓や腸管を仔細に調べることが必要になってくる。彼らのみるところでは、これを最も徹底して行ったのはヘロフィロスとエラシストラトスであった。この二人は王たちの許しを得た上で、牢獄から受け出した犯罪者の生きた身体を切開し、まだ息のあるうちに、自然がいままで覆いかくしていた内部を観察した。すなわち、まずそれらの位置、色、形状、大きさ、配列、硬さ、軟らかさ、滑らかさ、結びつきを、ついで、個々のものの突起と陥没を観察し、何が他の部分に入りこんでおり、何が他の部分をそのうちへ取りこんでいるかに注意を向けた。」（ケルスス『医学論』「序論」岩手医学会、石渡隆司訳）

ヘロフィロスは少なくとも八編の医学書を著したことが知られているが、現在ではガレノスなどに引用された断片として伝わるに過ぎない。ヘロフィロスの解剖学書は四巻からなり、第一巻は脳と神経、第二巻は肝臓と腹部内臓、第三巻は生殖器、第四巻は血管と心臓を扱っていた。

残された断片からわかる範囲であるが、肝臓の記述は人体解剖に基づいており、細密で正確である。小腸の始まりの部分の長さを一二本指と呼んだことから「十二指腸」の名が生まれ、また眼球を解剖して壁の層を区別し、その一つを網に喩えたことから「網膜」の名が生まれた。脳を神経系の中枢だと認めて大脳と小脳を区別し、また感覚神経と運動神経の違いを初めて認め、心臓を中枢と考えるアリストテレスの見解を退けた。硬膜静脈洞の一部の静脈洞交会を確認し、これは後に「ヘロフィロスのブドウ絞り器」と呼ばれるようになった。また、脳底の動脈が網状に分かれるのを見出して、これは後に「怪網《かいもう》」と呼ばれるようになったが、これは人間にはなく家畜に見られるものである。さらには、脳室を記述し、その中に動脈と静脈が集まる部位を見出し、これは後に「脈絡叢《みゃくらくそう》」と呼ばれるようになった。第四脳室が重要であると考え、その下部にある「筆尖《ひっせん》」という窪みについて説明している。

ヘロフィロスによる他の医学書もいくつか知られている。『脈について』では、病気の診断に役立てるために脈の種類を細かく分類した。脈による診断法はガレノスなど後の著者により継承・発展されて、中世・ルネサンス期から一八世紀まで広く用いられた。『産婆術』は、分娩《ぶんべん》についての最初の著作である。『眼について』は、眼の解剖学、生理学、治療法を扱った。『治療法』はさまざまな治療手段を扱っており、『通説への反論』では、月経が女性の健康にも出産にも有益であるという通説に反対し、人によって有益にも有害にもなると論じている。

エラシストラトスは、解剖学の知見に基づいて、心臓や脈管など人体の機能について深く考察した。『一般原理』は人体生理学について最初の包括的な著作と見なされ、空虚に向かって物質が動くという「真空忌避」の原則によって人体のさまざまな機能を説明しようとした。

蒸発によって肺の中に空隙が生じると、そこに向かって外界から空気が吸い込まれる。空気中に含まれる精気は肺から静脈性動脈（肺静脈）を通って心臓に送られ、生成されて生命的なものになり動脈に入る。生命精気はさらに脳で処理されて霊魂的なものになり、末梢神経に入る。

ヘロフィロスの師のプラクサゴラスは、動脈より運ばれる精気が随意運動の要因であるとする説を述べていたが、この説を受け継いだもので、後にガレノスにより継承・発展されて広まり、一七世紀のウィリアム・ハーヴィーによってようやく否定された。エラシストラトスは静脈が血液のみを含み、動脈が精気のみを含むと考えた。動脈を切ると精気が抜け出て真空が生じ、静脈の血液が細い吻合《ふんごう》を通じて動脈に流れ込み出血するとした。そして心臓の四つの弁の働きを理解し、一方向にのみ送ると考えた。またギリシャ医学でよく用いられた瀉血、強烈な吐剤、下剤などの激しい治療法を批判したことが知られている。

ヒポクラテスを代表とする古代ギリシャの医療においては、他の伝統医学と同様に内科的治療と外科的な手当が行われており、食事や入浴・運動などを工夫する養生法と植物薬を用いた治療など経験に基づく医療が行われていた。

また他の伝統医学と同様に、人体と病気についての独特の理論をもち、四つの基本的性質を組み合わせた四種類の体液の不均衡によって病気のなりたちを説明していた。アレクサンドリアのヘロフィロスとエラシストラトスは解剖を通して人体の構造を探究し、人体の機能についても深い考察を加えた。ヒポクラテス以来の経験的医療と推論的考察に、アレクサンドリア由来の科学的探究の伝統が、ローマ時代のガレノスによって集大成され、その後の西洋医学の発展の礎となっていくことについては、次の第3章で述べることにする。

第3章
古代ローマの医学

古代ローマはイタリア中部の都市国家から始まり、領土を拡大して地中海世界の全域を支配する大帝国を作り上げた。道路網を整備して効率的な統治機構を作り上げ、多民族をローマ市民として取り込むことにより、高度な文明と安定した社会を長期間にわたって実現した。ラテン語が公用語であったが、帝国の東方ではギリシャ語が用いられ、また学術・医学の分野でもギリシャ語が優先的に用いられた。二世紀のガレノスは数多くの医学文書を収集して古代の医学を集大成するとともに、自ら多数の動物の解剖を行って詳細な解剖学書を著し、人体の機能について考察した。ガレノスの医学書は、中世・ルネサンス期に権威として尊重され、一八世紀まで至る西洋伝統医学の礎となった。

†古代ローマと共和政期の医学

伝説によると、ローマは紀元前七五三年にロムルスにより建国された王国であったが、紀元前五〇九年から共和政に転じ、徐々にイタリア半島に支配を広げていった。カルタゴと戦った計三次のポエニ戦争に勝利し、マケドニアを滅ぼし、エーゲ海を制覇して属州アジアを設置し、さらに南フランスを属州として、地中海世界を版図に収めていった。

カエサルの没後にアウグストゥスによって帝政が始まり（紀元前二七年）、最盛期の五賢帝とアントニヌス朝、セウェルス朝を経て混乱の時代に入る。ゲルマン民族の大移動が始まってローマ帝国は東西に分裂し（三九五年）、力を失った西ローマ帝国では最後の皇帝が退位したが（四七六年）、東ローマ帝国はコンスタンティノープル（現在のイスタンブール）を首都として一四五三年まで存続した。この間にキリスト教がローマ社会に広まり、帝国によるキリスト教の公認（三一三年）、帝国のキリスト教化（三九一年）を経て、ヨーロッパ社会に浸透していった。

共和政のローマはギリシャを征服してその医学に触れるようになったが、それ以前のローマでは素朴な民間医療が行われていた。政治家の大カトーは『農業論』を著し、その中で民間医療の処方について記している。キャベツとワインをベースに魚やサソリやカタツムリなどを入れた浄化剤を用いたり、消化不良と排尿困難にザクロを用いたりしている。また脱臼には呪文がよく効くとも述べている。

とはいえ、ギリシャの医学はただちにローマ社会に受け入れられた訳ではない。大プリニウスの『博物誌』によれば、紀元前二一九年にアルカガトゥスというギリシャの医者が初めてローマにやってきたが、メスと焼灼《しょうしゃく》を荒っぽく用いたので評判を落とし、追い出されてしまったという。

ギリシャの医学をローマに広めたのは、ビテュニア（現在のトルコ、黒海南岸地域）出身のアスクレピアデスである。彼の著作は残されていないが、その学説や医療についてはケルススの『医学』や大プリニウスの『博物誌』に紹介されており、またガレノスは著作の中でしばしば批判的に言及している。アスクレピアデスは、病気が体液のバランスの崩れによって生じるのではなく、微小な粒子の流れが小孔を通過できずに滞ることによって生じると考えた。治療にあたっては、安全に、速やかに、痛みを与えずという原則のもと、摩擦、ワイン、水浴療法、受動的な運動などを好んで用いた。

アスクレピアデスには多くの弟子がいたが、とくにラオディケイア（現在のシリア、港湾都市）出身のテミソンは、アスクレピアデスの治療法をわかりやすいものに改めて広く弟子たちに教え、「方法学派」と呼ばれるようになった。これは理論学派と経験学派に対する第三の学派と見なされた。テミソンは治療にあたって病気の原因を重視せず、三種類の症状（緊張、弛緩、両者の混合）を区別し、それが急性か慢性か、また経過の段階（悪化、停滞、回復）によって治療法を選択した。この学派のアントニウス・ムーサは、アウグストゥスの侍医となって重病の治療をしたことが知られている。

†帝政期の医学

帝政期の初期に、ギリシャの影響を受けたローマの医学がどのようなものであったか、その内容をよく伝えてくれる著作が残されている。ケルススの『医学』である。ケルススはティベリウス帝の頃に活躍したローマ人で、医師ではないが博識な著述家であった。農業、医学、軍事、修辞、哲学、法学の六部からなる百科全書を著し、そのうちで医学の部分だけが伝存している。これはラテン語で書かれた最初期の医学書で長らく埋もれていたが、一五世紀中葉に北イタリアで写本が発見され、一四七八年に印刷出版されて大いに人気を博した。

ケルススの『医学』は八巻からなる。医師のための医学書ではなく、市民が自らの健康を保ち病気を治すために書かれた著作である。第一巻は医学の歴史を扱う序論に続いて、飲食物や運動など、健康を保つために日常生活の中で心がけるべき諸注意が述べられている。

「十分に活力があり自らを制することのできる健康な人は、自らを規則で縛りつける必要もないし、医師やマッサージ師を求める必要もない。そのような人は生活に変化を求め、時に応じて郊外や都会や農園で過ごし、また航海や狩りをして過ごすべきである。時には休息するが、たいていは仕事をして過ごすであろう。実際、怠惰は体を弱め、労働はこれを強くする。また、前者は老化を早め、後者は若さを保たせる。」（ケルスス『医学論』第一巻、第一章、岩手医学会、石渡

隆司／渡辺義嗣訳）

第二巻では内科的な疾患について診断と治療の基礎を扱う。ギリシャ医学とくにヒポクラテスを権威として尊重しており、さまざまな徴候をもとに病気を見出すこと、病気を起こしやすい季節や天候に用心することを勧めている。

「さし迫った病気には多くの徴候がある。それらの徴候を説明するに当たって、私は躊躇なく古代の医師たち、とくにヒポクラテスの権威に従う。というのも最近の医師たちは、治療の点ではいくらか変更を加えたけれども、古代の医師たちが病気の徴候を見事に予言したことを認めているからである。（…）どのような季節、どのような天候においても、あらゆる年齢、あらゆる体つきの者が、あらゆる種類の病気にかかったり死んだりするわけではなく、ある種の病気はより少なく、他のものはより頻繁に生じるのである。それゆえ人がどの病気に対していつとくに用心すべきかを知ることは有用である。」（同前、第二巻「序」石渡隆司／渡辺義嗣訳）

第三巻では全身性の疾患、第四巻では身体の部位に局在する疾患、第五巻は約三〇〇種類の医薬とその処方、第六巻は身体の部位による病気の治療法を扱う。第七巻は打撲傷や膿瘍、瘻《ろう》など体表疾患の外科治療で、第八巻は骨折や脱臼といった整形外科的治療を扱う。

ヒポクラテスおよび次の項目で扱うガレノスを除いて、古代ギリシャ・ローマの医学書はほとんど伝存しておらず、その内容はガレノスによる引用を通して知られることが多い。以下の三人の医師については、その著作の一部が後世に伝えられている。

エフェソス出身のルフスはトラヤヌス帝の時代にアレクサンドリアで活躍した医師で、九六編の医学書をギリシャ語で著した。その多くは失われたが、『医師の質問』『腎臓と膀胱《ぼうこう》の疾患』『痛風』『男性色情と精漏』などが伝存しており、ガレノスの著作にもしばしば引用されている。『人体の部分の名称』は医師を教育する目的で書かれた解剖学の著作で、人体の用語の混乱を整理して、ガレノスの解剖学にも取り入れられている。

同じくエフェソス出身のソラノスはアレクサンドリアで学び、トラヤヌス帝とハドリアヌス帝の時代にローマで活躍し、医学全般にわたって多くの著作をギリシャ語で著した。その多くは失われたが、『産婦人科学』が原典で残されている。また『急性病と慢性病』はギリシャ語原典では失われたが、五世紀のカエリウス・アウレリアヌスのラテン語訳により伝存している。

カッパドキア出身のアレタイオスはいくつもの著作を著したが失われ、『急性病と慢性病の原因と症状』四巻と『急性病と慢性病の治療』四巻が一六世紀に発見された。ヒポクラテスの伝統にしたがったさまざまな病気の病状を詳しく観察して、糖尿病、喘息、片頭痛などの症状を詳しく記述し、またコレラ、イレウスなどの消化器疾患、ハンセン病についても言及しており、人体解剖についても深い知識を持っていたことがわかる。

医学に関係の深い薬物について、古代ローマで重要な著作が著されている。キリキアのアナザルブス（現在のトルコ南部）出身のペダニオス・ディオスコリデスによる『薬物誌』全五巻である。

ディオスコリデスは軍医としてネロ帝とウェスパシアヌス帝に仕え、広く旅行をして薬草と植物の知識を蓄えて『薬物誌』を著した。そこでは約六〇〇種の植物薬、約九〇種の鉱物薬、約三五種の動物薬を含め、一〇〇〇種近い自然の生薬が報告されている。『薬物誌』はローマ世界に広く浸透して、彩色図も添えられて広まり、一六世紀に至るまでヨーロッパで広く用いられ続けた。

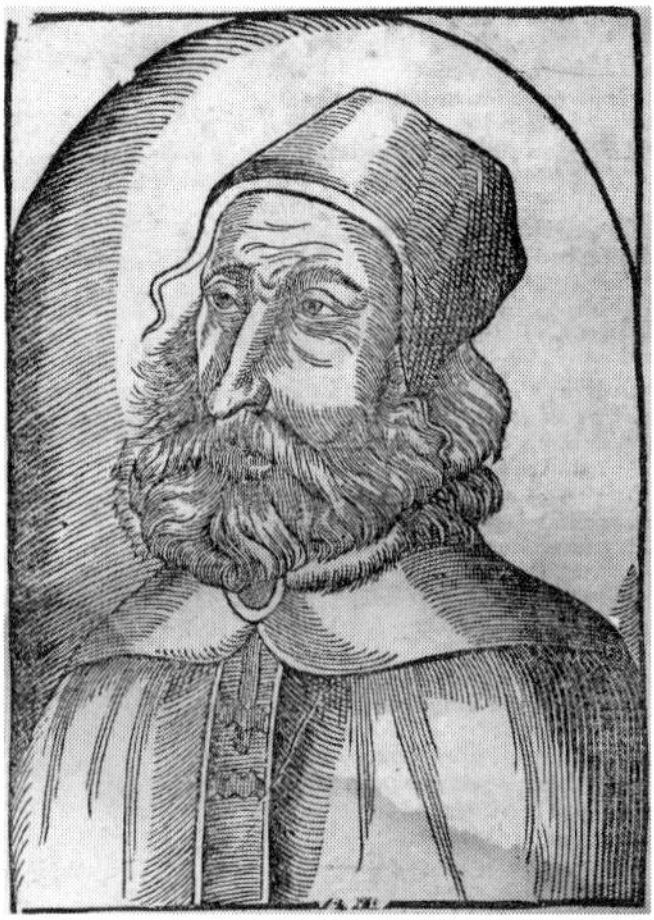
図3-1　ガレノス（パレ『著作集』〔1664年〕より）

†ガレノスの生涯と業績

古代ギリシャ・ローマにおける最大・最高の医師はガレノスである。膨大な数の著作を著して、その後の西洋医学に大きな影響を与えた。

ガレノスは古代の医学文献を渉猟し、動物の詳細な解剖を行って、医学全般（人体、病気、医薬など）にわたって多数の理論的な著作を著し、中世・ルネサンス期には「医師の君主」として尊敬された。

小アジア西北部のペルガモン（現在のトルコのベルガマ）に建築家のアエリウス・ニコンの一人息子として生まれた。幼少時から裕福なエリートとしてギリシャ語の教育を受け、父親から数学と幾何学を、一四歳の頃から教師についてストア派とプラトン派の哲学を学び、一七歳の頃、父親が夢で見た神のお告げによって、サテュロスから医学を学ぶようになった。

しかし一九歳の頃に父親が亡くなり、二〇歳の頃からペルガモンを離れて、スミュルナでペロプスから、コリントスでヌミシアヌスから学び、さらに数年間をアレクサンドリアで過ごし解剖学とヒポクラテス文書について専門家から学んだ。二八歳でペルガモンに戻ったときには卓越した解剖と外科の技術を身につけて、四年間ほど剣闘士の医師を務めた。三二歳の頃にペルガモンを離れ、おそらくリュキア（現在のトルコ南部）、シリア、キプロスなどを数カ月旅行してローマに到着した。

第一次のローマ滞在（一六二～一六六年）では公開での討論と動物解剖示説《じせつ》を行い、解剖学と生理学になどについていくつか著作を著した。しかし三七歳の頃にローマを疫病が襲い、ガレノスはペルガモンに帰郷した。その二年後にマルクス・アウレリウス帝に呼ばれてドイツ遠征軍に加わり、翌年に軍役を解かれてローマに戻り、その後はローマで過ごし（第二次ローマ滞在、一六九年～）、皇子のコンモドゥスの侍医を務めた。

その後は公開での討論や解剖示説をやめて多数の著述を行い、また皇帝を含めローマのエリートたちから庇護《ひご》を受けるようになった。一九二年ローマの大火では、平和の神殿に保管してあった著作が焼失するという不運に見舞われたが、長命で晩年まで著述を行ったと考えられる。

ガレノスについては同時代の資料の中に言及がなく、主にガレノスの著作に含まれる自伝的な記述をもとに生涯が読み解かれている。とくに『自著について』がこれまで主要な情報源であったが、ガレノスが晩年に書いた『苦痛の回避』が二〇〇七年に発見され、ガレノスの生涯の全体像が見渡せるようになった。

ガレノスは収集した医学文献と自らの解剖学をもとに古代の医学理論を集大成し、膨大な数の著作を残した。その医学はアラビアに伝えられ、体系的に編纂されてアヴィケンナの『医学典範』などとして結実した。中世・ルネサンスにはアラビアの医学書が、さらに古代のギリシャ語の医学文書がラテン語に翻訳されて、西洋医学の再興をもたらした。

一六世紀には印刷技術が広まりガレノスの著作が出版されて広まるとともに、ガレノスの医学を踏まえて新たな医学書が書かれるようになった。ジャン・フェルネルの『医学』(一五五四年)は総合的な医学書で、その医学理論はガレノスの生理学理論を体系的に整理したもので、長らく模範とされた。またヴェサリウスの『ファブリカ』(一五四三年)は多数の精細な解剖図が大きな衝撃を与え、解剖学による人体研究をもたらした。一七世紀には血液循環論によりガ

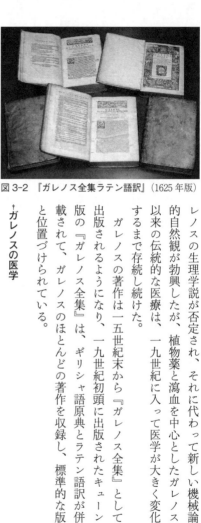

図 3-2 『ガレノス全集ラテン語訳』（1625年版）

レノスの生理学説が否定され、それに代わって新しい機械論的自然観が勃興したが、植物薬と瀉血を中心としたガレノス以来の伝統的な医療は、一九世紀に入って医学が大きく変化するまで存続し続けた。

ガレノスの著作は一五世紀末から『ガレノス全集』として出版されるようになり、一九世紀初頭に出版されたキューン版の『ガレノス全集』は、ギリシャ語原典とラテン語訳が併載されて、ガレノスのほとんどの著作を収録し、標準的な版と位置づけられている。

†ガレノスの医学

キューン版『ガレノス全集』はA５判で一九巻二一冊、一万九〇〇〇頁ほど（および索引）に及ぶ。ガレノスの著作が内容にしたがって配列されており、以下の一二のカテゴリーに分けることができる。

（1）「医学一般」に含まれるのは、医学全般およびその学習方法に関するものである。とくに『医術』は晩年（一九三年以後）に書かれて、ガレノスの医学を集大成するような著作であり、サレルノ医学校で編まれた教材集『アルティセラ』の中核となる七編の文書の一つとして、広く流布した。

まず「医術総論」では、医学は健康、病気、中立という三つの状態についての科学であるという有名な定義が述べられ、それぞれを身体、原因、徴候という三つの方法で理解すると宣言。身体が健康・病気・中立であるとはどういうことかを述べる。

さらに「徴候について」では、健康と病気の徴候が現在に関わる診断、将来に関わる予後、過去に関わる記憶に分かれることを述べる。身体に四つの主要部分（脳、心臓、肝臓、性腺）とそれに従属する部分とがあることを述べ、それぞれの部分の徴候について述べる。「疾患の原因について」では、健康・病気・中立それぞれの原因について述べ、最後に関係する自身の著作を紹介する。

（2）「自然学」はガレノスの医学理論の基礎となるもので、元素、四つの基本性質、体液など自然界と人体に共通する物質的な基盤を扱う。代表的な著作『自然の諸能力について』は、ガレノスの第二次ローマ滞在の早い時期に書かれている。能力の結果が活動であること、身体の諸部分の活動が四つの基本性質の混合によって左右されること、動物の身体に発生・成長・栄養の三つの活動があることを述べる。そして主に栄養に関わる臓器の能力について、アスクレピアデスやエラシストラトスへの批判を交えながら述べていく。

（3）「解剖学」では各論的なものとして骨・神経・血管・筋の解剖を扱う四著作、また包括的なものとして解剖の方法を扱う『解剖手技』全一五巻、解剖学と生理学の中間的なもので各部の構造と機能を扱う『身体諸部分の用途について』全一七巻が現存している。

解剖学はガレノスの生涯にわたる著作の中心的なテーマであった。第一次ローマ滞在時に骨・神経・血管の解剖の各論、『解剖手技』の二巻本（初版逸失）、『身体諸部分の用途について』の第一巻を、第二次ローマ滞在の第一期には『解剖手技』一五巻本（第二版）の第一〜五巻、筋の解剖の各論を著し、第二期には『解剖手技』（第二版）の第六〜一五巻を著している。

そしてローマの大火で多くの著作を失って以後の第三期には、『解剖手技』の失われた第一二〜一五巻を再度執筆（第三版）している。これらは一二世紀から一六世紀にかけてラテン語に訳されて、中世からルネサンス期に解剖学が再興するきっかけとなった。ただし『解剖手技』の第九章中盤以降はギリシャ語原典が失われ、二〇世紀に入ってアラビア語訳からドイツ語と英語に訳されて知られるようになった。

ヘレニズム期のアレクサンドリアでは人体解剖が行われたが、ローマ時代には人体解剖は行われず、ガレノスは人間の代わりにサルやさまざまな動物を解剖した。ガレノスは自ら解剖し観察することで、身体の構造を詳細に明らかにした。骨については、四肢と体幹の骨の形状が記述され、頭蓋については全体の形状と縫合を観察し、蝶形骨《ちょうけいこつ》を区別して「楔状《けつじょう》」と呼んでいる。

神経については、頭蓋からの通路によって区別されていた七対の脳神経について、脳からの神経根の所見を加えて脳神経を識別し、脊髄《せきずい》神経も椎間孔《ついかんこう》によって正確に把握し、交感神経幹も観察している。血管については門脈および静脈の記述がきわめて詳細である。筋については、関節の運動ごとに筋をまとめて数を列挙し、詳細に記述している。

また、器官の機能を明らかにするために、動物の生体を解剖する実験が行われた。尿が膀胱ではなく腎臓で作られることを証明するために、尿管を結紮《けっさつ》したり切開したりする実験を行った（『自然の諸能力について』第一巻一三章）。また、脊髄をさまざまな高さで切断して、下肢・体幹・上肢の麻痺が生じることを観察し、脊髄が身体の運動と感覚を支配することを示している（『解剖手技』第九巻一三章）。さらに、反回神経を圧迫したり結紮したりすると動物が声を出せなくなることを観察し、反回神経が喉頭《こうとう》筋を支配することを示した（『解剖手技』第一一巻四章）。

『身体諸部分の用途について』では、それぞれの器官が固有の用途のために作られていること、無駄な器官が身体の中に一つもないことを論じている。第一〜三巻は上肢と下肢を扱い、手は知的な動物である人間に相応しい道具であり、足は歩行に相応しい道具であると論じている。第四・五巻は腹部の器官、第六・七巻は胸部の器官、第八〜一二巻は頭部の器官を扱っている。腹部では肝臓、胸部では心臓、頭部では脳が主要な器官であり、肝臓から出た静脈は栄養に富む静脈血を、心臓から出た動脈は生命精気を含む動脈血を、脳から出た神経は動物精気を含む神経液を全身に送ると考えた。

「すべての神経の根源は脳と脊髄であり、その脊髄そのものの根源もまた脳であり、すべての動脈の根源は心臓であり、静脈の根源は肝臓であり、また神経は脳から魂の能力を得ており、動脈は心臓から脈拍の能力を、静脈は肝臓から生長の能力を得ており、それは『ヒポクラテスとプラトンの教説について』の中で証明した。神経の用途は知覚と運動を、根源から各部分へと伝達することである。動脈の用途は本性に基づいて暖かさを保持し、魂的な精気を養うことである。血液の生成とまたすべての部分への運搬のために、静脈が生じた。」（ガレノス『身体諸部分の用途について1』京都大学学術出版会、坂井建雄他訳）

この三大器官と脈管の説は広く受け入れられ、一六二八年のハーヴィーの血液循環論によりようやく否定された。

（4）「生理学」については、筋の運動、呼吸、発生、霊魂、脈拍などに関するさまざまな著作がある。最重要のものは『ヒポクラテスとプラトンの学説』全九巻で、第一次ローマ滞在時に第一～六巻、第二次の第一期に第七～九巻を執筆している。第一～六巻では、人体の能力に、脳・心臓・肝臓を中心とする三種類のものがあるという枠組みの中で、クリュシッポスらの学説を批判しながら、ヒポクラテスとプラトンの方法が科学的であり、学説が互いに一致することを論じている。第七〜九巻では、感覚、元素、探究の方法について扱っている。

(5)「健康学」は、健康を保持したり完全な健康を回復したりする方法を扱う。教養ある市民にとって、健康は芸術や哲学と並んで一生涯かけて追究すべきものであり、医師を雇って食物や入浴、マッサージ、運動などを処方させた。最重要の著作は『養生法について』全六巻で、第二次ローマ滞在の第一期に書かれた。第一巻で養生法の総論、第二巻で運動とマッサージ、第三巻で運動後の処置と疲労、第四巻で疲労の種類と処置、第五巻でさまざまな疾患の診断・治療・予防、第六巻で病的状態の予防を扱っている。

(6)「疾患学」では疾患と症状が理論的に考察され、その分類や原因が論じられる。主要なものとして疾患と症状のそれぞれについて原因と種類を論じる四著作があり、第二次ローマ滞在の第一期に書かれている。

ガレノスが述べる「疾患」と「症状」は、現在とは意味が違っている。「疾患」とは身体の構造的な異常であり、形の異常、大きさの異常、数の異常、連続性の破断などが挙げられる。それに対して「症状」は身体の機能的な異常であり、たとえば運動の異常（無動症、運動障害など）、感覚の異常（痛み、痒みなど）、胃の機能異常（消化緩徐、消化不良など）などのことである。

症状の原因は疾患であり、疾患にはさらにその原因がある。疾患と症状はともに反自然的なものと見なされる。しかし疾患と症状はしばしば区別することができない。それに対して「徴候」は、尿の色や濁りなどの視覚的状態、脈拍の強さやリズムなどの感触などであり、疾患および症状を診断するのに役立つ。すなわち西洋伝統医学では、疾患と症状が実体であり、それらを診断するための手がかりとして徴候が用いられる。

これに対して現代の医学では、症状と徴候はともに病気のときに生じる身体の変化で、疾患の診断に役立つものである。症状はとくに患者が感じる主観的なもの、測定できないものを指し、たとえば疼痛、悪心《おしん》、脱力感などがあり、徴候は他人が観察できる客観的なもの、測定できるものを指す。たとえば出血、嘔吐、下痢、発熱、発疹《ほっしん》などがある。

(7)「徴候学」で扱う徴候は、疾患や症状の診断に役立つ身体の変化のことである。ガレノスは徴候として脈を重要視して、脈の種類・診断・原因・予後についての著作を残している。また効果的な治療法の乏しい古代において、疾患の成り行きを予測する予後は医療の重要な課題であり、これに関して『発作について』全三巻と『分利《ぶんり》の日』全三巻が書かれている。

(8)「治療学」では治療法を扱い、植物薬を中心とした薬剤に加えて、瀉血が基本的な治療法になっている。最重要の著作である『治療法について』一四巻は、第二次ローマ滞在の第一期に書き始めているが、後半部分を書いたのはローマの大火以後の第三期である。医師が治療法を判断する際の参考になるように、いくつかの疾患の例で治療法についての考え方を示している。第一部(第一・二巻)では治療法の理論的な基礎、第二部(第三〜六巻)では連続性の分断による疾患、第三部（第七～一二巻）では熱病など悪い混合による疾患、第四部（第一三・一四巻）では異常な腫脹《しゅちょう》による器官の疾患を扱っている。

(9)「薬剤学」では、植物薬を中心として調剤の材料となる単純医薬を扱う全一一巻の著作と、複数の単純医薬を調剤して作るさまざまな形状の複合医薬について、部位による全一〇巻と種類による全七巻が書かれている。また解毒剤および万能秘薬である「テリアカ」についての著作もある。

(10)「注解・反論」としては、ヒポクラテスの多数の重要な著作、『人間の自然性について』『急性病の食餌法について』『体液について』『予言について』『流行病』『箴言』『関節について』『予後』『骨折について』『診療所において』の注解を著している。

(11)「自伝」などとして、『自著について』はガレノスの伝記情報の基本的な資料となっており、最近発見された『苦痛の回避』はローマの大火以後の晩年のガレノスについての重要な情報源となっている。

(12)「偽作」は、ガレノスの影響を受けて書かれた著作であるが、ガレノス自身によるものではない。

ガレノスはそれまでの医学に関する幅広い知識を収集し、さらに詳細な解剖学の観察に基づいて、人体と病気についてテーマごとに総合して著作の形にまとめ、的確な定義を与えて明快な分類と合理的な説明を行って、その後の医学研究の礎を築いた。ガレノスの解剖学はほぼそのままの形で一六世紀のヴェサリウスの『ファブリカ』に引き継がれ、そこから科学的探究に基づく近代的な解剖学と医学が出発した。

ガレノスの自然学と生理学の内容は、アラビアのアヴィケンナが体系的に整理して『医学典範』を著し、また一六世紀以後に著された医学理論書となってヨーロッパの医学教育に広く用いられた。ガレノスの疾患学・徴候学・治療学は再編成されてサレルノ医学校において医学実地書として結実し、一八世紀までヨーロッパの医学教育と臨床に用いられ続けた。古代ギリシャ・ローマの医師たちがその知的な考察を通して言語化した多様で断片的な情報は、ガレノスというフィルターを通して一定の形にまとめ上げられ、その後の西洋医学の基礎となったのである。

†ローマ帝国の衰退からヨーロッパの中世へ

ローマ帝国では五賢帝の時代が終わり三世紀に入ると、ゲルマン民族が侵入を繰り返して社会が動乱し、経済状況も悪化した。ローマ帝国にはキリスト教が浸透して公認され（三一三年）、帝国の宗教となった（三九一年）。また東部のギリシャ語圏と西部のラテン語圏では文化的な差異が拡大し、東方のギリシャ正教会と西方のローマ・カトリック教会が対立して、ローマ帝国は東西に分裂した（三九五年）。ゲルマン人の部族は西ローマ帝国を滅ぼし（四七六年）、ローマ・カトリックに改宗するとともに、ヨーロッパ諸国の原型となる国々を生み出した。

ヨーロッパ諸国の形成とともに、ローマ・カトリック教会に二つの制度が誕生して、ギリシャ・ローマの古代文明を中世以降のヨーロッパ文明につなぐ役割を果たした。第一の修道院制度は、エジプトで聖アントニウスが砂漠で隠遁生活に入ったのが始まりとされ（二八五年頃）、四世紀には禁欲的な修道生活が地中海東岸地方で確立し、フランスの地中海地方へと広まった。

五二九年に聖ベネディクトゥスが南イタリアのモンテ・カッシーノに修道院を建て、修道院生活を送るための新しい戒律を作り、それが広く普及してヨーロッパの修道院の統一的な規則として採用されるようになる。第二の教皇制度は、ローマ司教に教皇という特別の地位を認めるもので、聖レオ一世や聖グレゴリウス一世が教会の起立と倫理の改革、ヨーロッパ各地への信仰の拡大に手腕を発揮し、教会の権威を高めた。

それにもかかわらず、古代ローマ帝国の医学が、とくにキリスト教から影響を受けて変化した様子は見られない。ローマ・カトリックはローマの文明を伴ってゲルマン民族の諸王国に広まった。これとともに教会や聖人の聖地といった信仰の場で治療が行われるようになった。教父たちの著作では、人体の解剖学や生理学などの医学理論は聖書の記述に従属するものとして扱われ、病気は人間の罪や堕落によって生じると捉えられていた。

中世初期には都市が縮小して医療を実践する世俗の医師たちは次第に減っていき、主に修道院が医療を継承し実践する場所になっていった。七世紀以後には主に修道院で、ヒポクラテス、ガレノス、ディオスコリデスなど古代ギリシャ・ローマの著作が筆写、学習され、修道士たちは必要に応じて簡単な医療技術を学び、処方を収集し、料理や医薬のための薬草を栽培した。

古代ローマでは医学の著作はギリシャ語で書かれていたが、ローマ帝国が東西に分裂すると、西方のラテン語世界ではギリシャ語の医学著作が少しずつラテン語に訳されるようになった。カエリウス・アウレリアヌスはソラノスの著書をラテン語に訳して『産婦人科学』と『急性病と慢性病』を著した。六世紀中頃にはヒポクラテスとガレノスの著作の一部、オリバシウスの著作が北イタリアでラテン語に訳されており、ラヴェンナで講義に使われたと考えられる。ディオスコリデスの『薬物誌』もラテン語に訳された。

これら初期のラテン語の医学書では、予後、食餌、治療法、病気と症状の名称、薬剤などの実用的な部分はよく伝えられたが、解剖学と生理学などの理論的な部分は概略のみが伝えられた。セビリアの神父イシドールスが著した『語源』全二〇巻はさまざまな学問分野を要約した百科全書で、その第四巻で医学を扱っており、この時代の医学知識の概要がわかる。

一二世紀のドイツの修道女ヒルデガルト・フォン・ビンゲンは医学に関する著作を著し、それは写本の過程で二部に分かれて『単純医薬の書』（通称『フィジカ』）と『複合医薬の書』（通称

『病因と治療』）として伝わっている。内容については基礎としての自然学と生理学、体液のバランスを重視する病理学、食餌と養生法を中心とする治療と植物薬を中心とする医薬など、ガレノス以来の伝統的な医学をよく保存したものになっている。

第4章 ビザンチンとアラビアの医学

ローマ帝国が東西に分かれ、西ローマ帝国は五世紀に滅亡したが、その文明はコンスタンティノープルを首都とするビザンツ帝国に継承された。さらに東方のアラビアではイスラームが誕生し、さまざまな民族に広がり、イスラームの国家が勃興して、東は中央アジアからインドまで、西はアフリカからイベリア半島にまで勢力を拡大した。古代ギリシャの医学と文化はアラビアに伝えられ、アラビア語による優れた著訳書が著され、その後にヨーロッパにも伝えられて大きな影響を与えた。

†ビザンツ帝国とその医学

コンスタンティノープル（現在のイスタンブール）は三三〇年にコンスタンティヌス帝により建設され、ローマ帝国が東西に分割された後はビザンツ帝国（東ローマ帝国）の首都となり、キリスト教圏最大の都市として繁栄した。ビザンツ帝国では、神の代理人である皇帝が専制的な君主であり、ギリシャ語が公用語として用いられた。コンスタンティノープルは東西交易の要衝として繁栄し、政治的・宗教的な伝統のもとに壮麗な文化を誇ったが、七世紀以後にイスラーム勢力の攻撃のために衰退し領土を狭めた。そして一四五三年にオスマン帝国の攻撃により首都が陥落してビザンツ帝国は滅亡した。

オリバシウスはペルガモンの名家の出身で、反キリスト教の立場をとったユリアヌス帝に副帝の時代から仕えた。オリバシウスの『医学集成』全七〇巻は、著名なギリシャ・ローマの医師たちの著作から抜粋要約を集めたもので、二五巻ほどが伝存している。現在では散逸した医学書も含まれていて、貴重な歴史的資料となっている。ガレノスの『解剖手技』からの抜粋も著している。

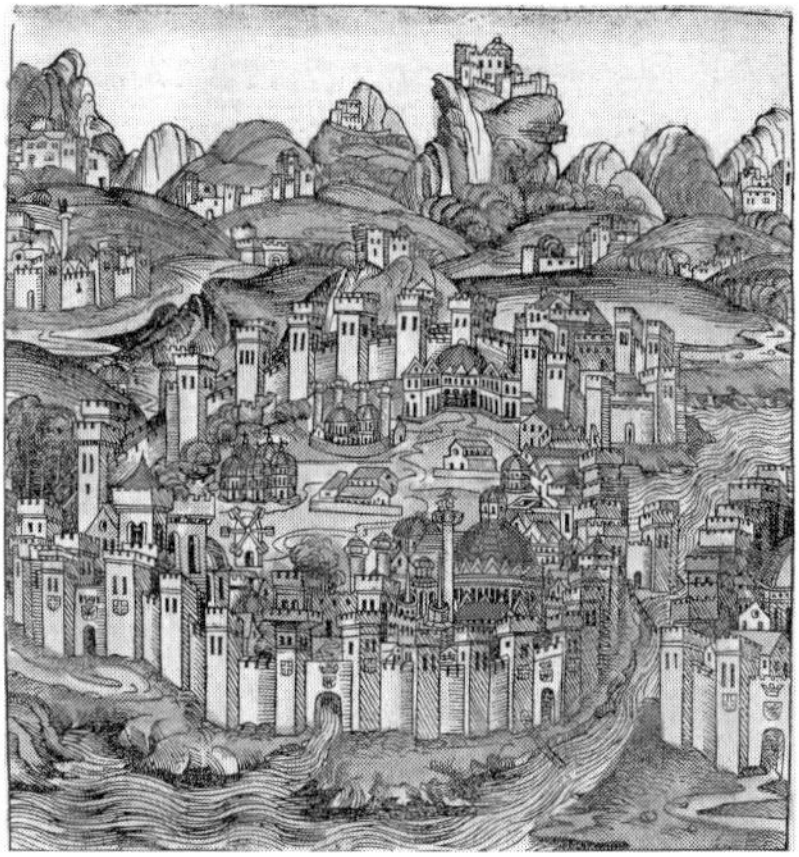
図 4-1　コンスタンティノープルの絵図（『ニュルンベルク年代記』〔1493 年〕より）

アエティウスはアミダ出身のキリスト教徒で、アレクサンドリアで医学を学び、コンスタンティノープルで医師として働き、ビザンツ皇帝に仕えた。主著は『四つの書』と呼ばれ、各書が四部に分かれて一六巻からなる。ガレノス、オリバシウスなどの著作からの抜粋に自己の知見を加えたものであるが、エジプトで流行した「聖ブラシウスの呪文」など魔術的なものも記されている。

アレクサンドロスはリュディアの医師の息子で、兄弟にはアヤソフィア大聖堂の建設者もいた。その生涯は困苦に満ちたもので、ガリア、スペイン、アフリカに旅行してローマで医師として働いた。古代の医学書から抜粋をするのではなく、自身の観察に基づいてさまざまな疾患の治療法を考案した。主著『医術に関する一二書』はアラブでも読まれ、ラテン語にも訳された。

パウルスはアイギナ島に生まれ、アレクサンドリアで医師として働き、『医学大要七書』という医学百科事典を著した。オリバシウスの著作をもとにガレノスの医学を紹介している。第一書は体液説に基づいた健康法と食餌、第二書は熱病、第三書は身体の部位別の病気、第四書は皮膚病と腸の寄生虫、第五書は中毒、第六書は外科、第七書は種々の医薬を扱っている。

これらの著作の他に、ビザンツ帝国で書かれて中世以後のヨーロッパでよく読まれた二つの著作がある。テオフィロスによる『尿について』とフィラルトゥスによる『脈について』である。両書はアラビア語に訳され、それがヨーロッパにもたらされ、一一世紀末にラテン語に訳されて医学教材集『アルティセラ』の中核に組み込まれて広がった。尿と脈による診断法は、中世からルネサンス期の医師により幅広く用いられた。

古代末期のアレクサンドリアでは、ガレノスの一六点の著作選集が医学教材として重視されたことが知られており、「十六書」と呼ばれる。それを要約して追加説明を加えた『アレクサンドリア集成』という著作群が六世紀以後に編まれ、アラビアに伝えられて医学教育に広く用いられた。アラビア語写本として伝存している。

†中東地域とアラビア医学

中東はインドより西の西アジアとアフリカ北東部を含む地域であり、紀元前四世紀末からセレウコス朝シリアなどいくつかの大国が交替して支配した。ムハンマド（マホメット）が七世紀初頭に創始したイスラームが中東に広がってから、ウマイヤ朝そしてアッバース朝という大帝国が支配した。一〇世紀からは各地が独立して分裂状態になったが、一一世紀にセルジューク朝トルコによって統一された。一一世紀からは西欧から十字軍が侵攻し、一三世紀からはモンゴル軍が侵入して混乱したが、一四世紀からオスマン朝が大帝国を築いて中東を支配し、一時はヨーロッパにも侵攻した。

中東ではバグダードを中心としたアッバース朝において文化が発展した。この頃にギリシャ語で書かれた医学書がシリア語やアラビア語に多数翻訳され、それらをもとに臨床の知見も加えて新たな著作が数多く編まれた。

フナイン・イブン・イスハーク（ラテン名：ヨハニティウス）は、アッバース朝時代のネストリウス派のキリスト教徒で、ユーフラテス河畔のヒーラで薬剤師の子として生まれた。バグダードで宮廷医のマーサワイヒから医学を学んだが破門され、各地を放浪してギリシャ語を猛勉強して習熟した。語学の実力をマーサワイヒから認められ、知恵の館で行っている翻訳活動をカリフから任されて総指揮をとるようになった。息子や甥などの協力者とともにギリシャ語の著作から、キリスト教徒のためにシリア語に、イスラームのためにアラビア語に翻訳した。原典の写本を複数集めて正確なテキストを決定し、また原文の言葉を単に置き換えるのではなく、原文の意味が自然なアラビア語やシリア語として理解できることを目指した。

フナインたちが翻訳した文書は、ヒポクラテス、ディオスコリデス、ガレノスなど医学の著作が中心であるが、プラトンやアリストテレスのものも含まれる。ガレノスの著作については医学一般、自然学、解剖学、生理学、疾患学、徴候学、治療学の重要な著作が含まれている。とくに『解剖手技』全一五巻のうち第九巻後半以降の部分はギリシャ語原典が失われて、フナインらによるアラビア語訳からその内容を知ることができる。

またフナインは『アレクサンドリア集成』をもとにして医学教育の入門書『医学問答集』を執筆し（甥のフバイシュの追補により全一〇巻として完成）、アラビア語圏で医学の入門書として広く用いられた。その主要部分は『ヨハニティウスの医学入門』としてラテン語に訳され、サレルノ医学校で編まれた医学教材集『アルティセラ』の中核的な教材となって重視された。

ザカリーヤー・アル・ラージー（ラテン名：ラーゼス）は、アッバース朝の時代にテヘラン南郊のライで生まれ、若い頃から医学を学んで病院を営み、バグダードの病院長に任命された。優れた臨床家および医学教師であった。白内障《はくないしょう》になって失明したが手術を断ったと伝えられ、また晩年には過労がたたって右手が麻痺し、故郷のライで亡くなった。

多数の著作を執筆したが、最も有名なものはライの知事のために著した医学書『アルマンソールの書』である。内容は一〇章からなり、①解剖学、②生理学、③薬剤学、④健康学、⑤化粧品、⑥旅行者への処方、⑦外科、⑧中毒、⑨疾患とその治療、⑩熱病を扱っている。一二世紀にゲラルドゥスによりラテン語訳され、一五世紀末以降に繰り返し出版された。とくに第九章は頭から足へ部位別に疾患を扱っており、とりわけよく出版された。

また『医学体系』はギリシャ・ローマ、インド、シリアの書物から病気や治療に関する文章を抜き出し自らの症例観察を加えたもので、死後に編集・出版され、一二七九年に『包括』としてラテン語訳されて何度か出版された。『天然痘《てんねんとう》と麻疹《ましん》』はギリシャ・ローマやビザンチンに知られていない疾患を扱ったので、一二世紀のラテン語訳に加えて、一八世紀以後にもラテン語訳・英語訳をされている。

アリー・イブン・アルアッバース（ラテン名：ハリー・アッバス）は、現在のイラン西部でゾロ

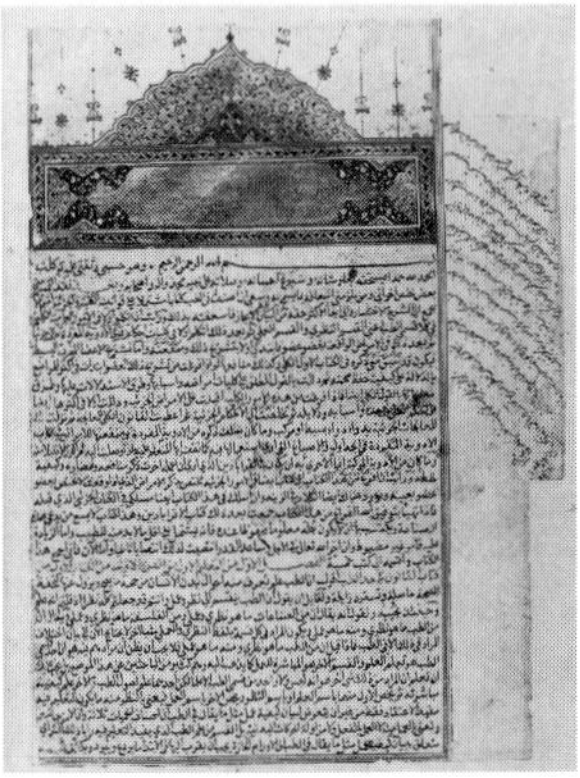

図 4-2　アヴィケンナ『医学典範』（アラビア語版〔1597 年〕）

アスター教徒の家に生まれ、シーラーズの医師から医学を学び、ブワイフ朝のアドゥドゥ王の侍医を務めた。それまでの医学著作に満足せず、医師に必要な知識を網羅した包括的な医学書『医術の鑑』を著し、イブン・スィーナーの『医学典範』が現れるまで盛んに用いられた。一一世紀にコンスタンティヌス・アフリカヌスが原著者を示さずに自由にラテン語に編訳し、『全医術』という表題で広く用いられた。一二世紀にアンティオキアのステファヌスは原著者を示してラテン語に訳し、『王の書』として一四九二年に出版されている。

イブン・スィーナー（ラテン名：アヴィケンナ）は、イスラーム、ギリシャ、インドの諸学を極め、『治癒の書』『医学典範』などを著し、イスラーム世界で「学問の頭領」と呼ばれ尊敬された。ブハラ（現ウズベキスタン）でサーマーン朝のペルシャ人官吏の子として生まれ、幼い頃からイスラーム、ギリシャ、インドの学問、とくに哲学、医学、数学、天文学などを深く学んだ。サーマーン朝の滅亡後は、各地の宮廷で医師または宰相として仕えたが、政治的な浮沈《ふちん》が激しくしばしば身の危険にさらされる放浪の生活を送った。哲学と医学の著作を数多く著し、最後はハマダーンで没した。

医学の主著『医学典範』全五巻は、ギリシャ・ローマに由来する医学理論を体系的に整理し、臨床的な知見を加えて集大成した総合的な医学書で広く用いられた。一二・一三世紀にスペインのトレドでクレモナのゲラルドゥスによりラテン語訳され、一三世紀末から北イタリアの大学で教材としてよく用いられ、さらにヨーロッパ各地の大学で医学の教材としても使われ続けた。

アリ・イブン・イーサー（ラテン名：イェス・ハリー）は、バグダードの医師で、眼科治療の著作を著した。ラテン語に訳された『眼科医の覚書』がよく知られている。

また、セラピオンの名で知られる二人のアラビアの医師の著作が、ラテン語訳でよく知られている。一人は九世紀後半の人で、病気と治療についてシリア語で医学書を書き、ラテン語に訳されて『実地要約』として出版された。二人目は一一世紀の人で、アラビア語で医薬書を書いたが失われ、ラテン語訳の『単純医薬誌』がよく読まれた。

†アンダルスと北アフリカのアラビア医学

アンダルスは、後ウマイヤ朝とその後のイスラーム諸国に支配されたイベリア半島の地域である。コルドバに図書館が建設され、多数の文献の書写や翻訳が行われた。またレコンキスタによりキリスト教勢力が領土を回復すると、一二〜一三世紀にトレドの翻訳研究所でアラビア語、ギリシャ語、ユダヤ語の文献がラテン語に訳され、ヨーロッパの文化に大きな影響を与えた。

アブー・アル＝カースィム・アッ＝ザフラウィー（ラテン名：アルブカシス）はコルドバの近郊で生まれ、コルドバで生涯を過ごした。アンダルス最大の臨床医の一人で、とくに外科に優れていた。多数の著作を残したが、主著の『医学の方法』全三〇巻は医学と外科学の百科事典である。そのうちの外科と外科道具の部分が一二世紀にゲラルドゥスによりラテン語訳され、『外科学』として出版された。また医薬書も著しており、そのラテン語訳『準備の書』もよく用いられた。

アリ・マルウィン・イブン・ズール（ラテン名：アヴェンゾアル）は、アンダルスの有名な医者の一族の出身で、セビリアで生まれ、イスラーム、神学、言語学、文学を学び、父から医学を学んだ。ムラービ朝の王の侍医となったが、不興を買って逃亡して投獄され、これを倒したムワッヒド朝によって解放されて、医学の診療と教育に専念し著述を行った。『医薬と治療の促進』が有名でラテン語訳され、ラーゼスやアヴィケンナの医学書とともにヨーロッパの大学で教科書としてよく用いられた。

イブン・ルシュド（ラテン名：アヴェロエス）は、コルドバの名家に生まれ、法学と医学を学び、セビリアの法官になったが、ムワッヒド朝の王に謁見《えっけん》して宮廷侍医になり、コルドバの大法官も務めた。アリストテレス哲学の研究が有名で、体系的な医学書『医学総論』を著し、ラテン語に訳され繰り返し出版された。

モーシェ・ベン＝マイモーン（ラテン名：マイモニデス）はコルドバのユダヤ人の家に生まれ、ユダヤ教迫害を避けてアンダルス南部を転々とした後、エジプトのカイロに落ち着いた。ここでユダヤ教団を主宰し、またサラディンとその息子の侍医を務めた。一〇編ほどの医学書が伝存しているが、『マイモニデス師箴言』『健康処方』がラテン語に訳され出版されている。

イブン・バイタールはスペインのマラガで生まれ、セビリアで植物学を学んだ。北アフリカを経て中東を旅行し、カイロでスルタンに仕えて植物学を研究し、各地で植物採集を行って薬剤について重要な著作を著した。『単純医薬と食餌提要』は、語音順に一四〇〇種の植物、動物、鉱物性の医薬を集めたもので、ラーゼスやアヴィケンナの書物と自身の観察に基づいて書かれている。イスラーム世界に広く普及し、一九世紀にドイツ語とフランス語に訳された。

イブン・アル・ナフィスはダマスクスで生まれて医学、イスラーム、宗教法、論理学、文法を学び、カイロに移ってスルタンの侍医を務めて富を築いた。多数の著作を著して学者としても評価され、医学では眼科書、『医学典範』の要約書・注解書などを著した。その中に肺循環についての先駆的な発見が含まれることが一九二四年にドイツで発見されて注目された。

†ユナニ医学

アラビア医学はギリシャ医学を受け入れて発展し、現在でも「ユナニ医学」と呼ばれてパキスタンやインドで広く行われている。ユナニ医学は、中国医学、インド伝統医学（アーユルヴェーダ）とともに世界三大伝統医学の一つとされる。「ユナニ」という語は、「ギリシャの」を意味するアラビア語ないしペルシャ語に由来する。パキスタンとインドでは、政府がユナニ医学を正式に承認している。ユナニ医学校ではアヴィケンナの『医学典範』などを用いて医学教育が行われ、学術資格をもつ治療者を育てている。また家庭の中で伝統的なユナニ医学の修業を積んで治療を行う者もいる。

ユナニ医学では、ガレノス医学に由来する体液理論に基づいて、人体の構成要素を七つのカテゴリーに分けている。

①「アルカン」は元素に相当し、自然界に存在する空・火・土・水の四要素である。②「ミザジ」は気質に相当し、身体の物理化学的な要素である。③「アクラ」は身体の構造的な要素であり、体液も含まれる。④「アダ」は完全に発育し成熟した器官である。⑤「ルー」は活力ないし生命力である。⑥「クワ」は体力ないしエネルギーである。⑦「アファル」は肉体的な機能で、生化学的な過程も含まれる。これらのうち②の「ミザジ」が重要な位置を占め、病理

学、診断、治療の基礎になっている。多血質、粘液質、胆汁質、憂鬱質の四つの体液のどれが優性かによって、患者の気質が決定される。

第5章 中世ヨーロッパの医学

中世のヨーロッパでは、一〇世紀後半に南イタリアのサレルノに医学校が生まれて多くの医師を育てた。また、アラビア語やギリシャ語の医学書が相次いでラテン語に翻訳されるようになり、医学の内容が豊かになっていった。一二世紀前半には南フランスのモンペリエにも医学校ができて名声を得て、さらに一二〜一三世紀にはヨーロッパ各地に教師と学生の共同体として大学が生まれて、医学部は神学部・法学部とともに上級学部の一つに位置づけられた。フランスではパリに外科医の共同体であるサン・コーム学院が生まれ、イタリアではボローニャ大学とパドヴァ大学でスコラ学に基づいて医学が教えられ、多くの著作を生み出していった。

†サレルノ医学校

一〇世紀頃の南イタリアとシチリアは、地中海を介した交易によってヨーロッパの中でも経済的に豊かな地域であった。また古代ギリシャ・ローマの伝統に加えて、九世紀にはアラビア人がシチリアと南イタリアの一部を征服し、ユダヤ人も数多く移住して、国際的な文化の交流があった。

そのように交錯する異文化の中で、一〇世紀後半にサレルノに優れた医師が集まり、弟子たちを教えるようになった。サレルノ医学校はこのような医学教師たちの共同体として始まり、多くの医師を育ててヨーロッパ中に広く知られるようになった。一三世紀中葉からは学校組織が整えられるようになったが、その一方でヨーロッパ各地に設立された大学の陰に隠れて、サレルノ医学校の活動は目立たなくなった。一〇世紀後半から一三世紀中葉まで、サレルノ医学校の存在を示す直接の文書記録はないが、その活動は医師たちの残した医学文書の分析から、(1)早期、(2)盛期、(3)晩期に分けられる。

(1)早期サレルノ(一〇世紀後半〜一一世紀末)では、個人的に徒弟を教える医師たちがいて、医学教師の緩やかな共同体が生まれたと考えられる。古代ギリシャ・ローマの著作が伝存しており、そこから教育のために必要な内容が選別され、著作としてまとめられた。この時期に数多くの医師が活躍したはずだが、その名前の多くは不明である。

ガリオポントゥスは『受難録』を著しており、同時代の資料の中で「学識ある医師」との言及がある。この著作は伝存したギリシャ語の文書をもとに書かれ、局所的な疾患を頭から足への順に列挙し、全身性の熱病を加えてその治療を扱ったもので、その後の医学実地書の嚆矢《こうし》とされる。
アルファヌス一世はサレルノで医学を学び、モンテ・カッシーノの修道士を経て一〇五八年にサレルノの大司教になり、コンスタンティヌス・アフリカヌスをモンテ・カッシーノに呼んだ。コンスタンティヌスはアラビア語から多数の著作をラテン語に訳した。その中にはアラビア語で書かれた著作や古代のギリシャ語の著作のアラビア語訳が含まれ、失われた古代の医学文書の内容をサレルノを通してヨーロッパに広めた。

(2) 盛期サレルノ(一一世紀末~一二世紀末)では、コンスタンティヌスによってラテン語に訳された著作を利用して、これに注釈を加えたり概説を作ったりする「同化の時代」が始まった。この時期には医学教材集『アルティセラ』が編まれ、その文書に注釈がつけられるようになった。バルトロメウス、マウルス、ペトルス・ムサンディヌスはこの時期の代表的な教師で、多数の注釈を残している。これらの注釈は、医学校での授業のテキストとして用いられ、授業で行われた討論を反映してさらに注釈の充実が図られたと思われる。

古代から伝承した多数の薬剤を収めた薬剤書(『ニコラウスの解毒薬』、マテウス・プラテアリウスの『単純医薬書』)が編まれ、多数の医師たちが医学実地書を著している。また外科も盛んで、ルッジェロ・フルガルドは『外科学』を著している。

サレルノでは、一二世紀初頭から動物の解剖が何度か行われていた。『ブタの解剖学』はその第一回に関する文書で、同様の文書が一四世紀初頭の第四回まで残されている。

（3）晩期サレルノ（一二世紀末～一三世紀中葉）では、独自性の高い著作が著されるようになる。サレルノで学びヨーロッパ各地で活躍する医師たちが多く現れ、サレルノ医学校の名声が高まる。ウルソはサレルノ最後の偉大な教師とされ、アリストテレスの自然哲学を応用して理論的な著作を多数著した。ヨハネス・デ・サンクト・パウロはサレルノ大司教の下で学び、サレルノで教え、実用的な四つの医学書を著している。ジル・ドゥ・コルヴェイユはムサンディヌスの下で学び、サレルノで教えたが、パリに移りフィリップ二世の侍医になった。医学に関する韻文の著作を多数著し、パリにサレルノの医学を広めた。

『サレルノ養生訓』は一三世紀後半以後に成立した養生法について述べた韻文集で、最初期のものは三六四編の詩で六つの非自然的事物（空気、飲食物、運動と休養、睡眠と覚醒、充満と排出、感情）を扱う。その後の版では次第に詩の数が増えていき、一九世紀に編纂されたものでは三五二〇編に膨れあがっている。サレルノの医学を反映したものであるが、サレルノで編まれたものかどうかは明らかでない。

『アルティセラ』はサレルノで編まれた医学教材集で、一二世紀末から一三世紀にかけてパリ、モンペリエをはじめヨーロッパ各地の大学に広まった。さらにドイツ語圏の大学でも医学の理論的な教材として広く用いられた。『アルティセラ』の中核となる文書は、アラビアのヨハニ

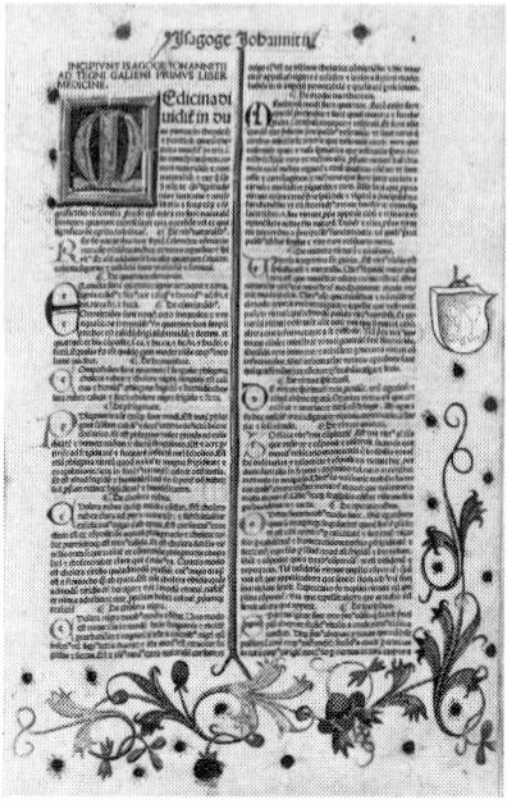

図 5-1　『アルティセラ』(1487年ヴェネツィア刊、バイエルン州立図書館蔵)

ティウスの『医学入門』、ビザンツのフィラルトゥスの『脈について』とテオフィロスの『尿について』、さらにヒポクラテスの『箴言』『予後』『急性病の摂生法について』、ガレノスの『医術』の七編である。サレルノ医学校の盛期の医師たちやパリ大学の医師たちによって注釈が加えられ、さらにヒポクラテスの他のさまざまな文書やアヴィケンナの『医学典範』第一巻などが付け加えられて内容が豊富になっていった。

医学実地書は、個別の疾患を取り上げてその原因・診断・治療・予後などについて記したもので、サレルノで始まった。一一世紀前半のガリオポントゥスの『受難録』が最初のもので、局所的な疾患を頭から足への順に並べ、全身的な熱病を加えたものが基本形となっている。サレルノ医学校の教師たちだけでなく、その後もヨーロッパ各地の医師たちが医学の教科書としてあるいは医師の必携書として繰り返し著した。時代が進むとともに女性疾患や外科疾患などの項目を加えたり、また別の構成をもつものも現れたが、基本形を保ちながら一八世紀末まで出版され続けた。

サレルノ医学校は一三世紀中葉に大学医学部が勃興するまで、多数の医師を教育して送り出しただけでなく、医学教育に用いられる『アルティセラ』と医学実地書という基本的な教材を生み出して、その後のヨーロッパの医学教育の枠組みを作り上げるという大きな役割を果たした。

†アラビア語とギリシャ語の医学書のラテン語への翻訳

中世ヨーロッパには、古代ギリシャ・ローマからの医学文献がいくつか伝承し用いられていた。しかしアラビアに伝えられてアラビア語訳されたものは、質・量ともにはるかに凌駕するものであり、それらに基づいたアラビア語の著作も数多く書かれていた。こういったアラビア語の医学文献をヨーロッパに紹介しラテン語に翻訳する仕事は、一一世紀末に南イタリアで始まり、一二世紀にはスペインでも活発に行われた。

南イタリアでアラビア語の医学書のラテン語訳に最初に取り組んだのは、コンスタンティヌス・アフリカヌスである。コンスタンティヌスはカルタゴで生まれた商人で、ラテン語の医学書が乏しいことを知ってアラビア語の医学書を多数サレルノに運んできた。

さらに、司教アルファヌス一世と知り合って、その勧めでモンテ・カッシーノ修道院に入って修道士となり、医学書のラテン語訳に従事した。ヒポクラテスの『予後』『急性病の摂生法について』を訳し、ガレノスの注釈の付いた『箴言』、ガレノスの『医術』、『治療の方法』全一四巻、フィラルトゥスの『脈について』などのアラビア語訳から、またイブン・イスハークの『医学の質問箱』（『ヨハニティウスの医学入門』）、イブン・アルアッバースの『王の書』（『全医術』）からラテン語訳をしている。

コンスタンティヌスが訳した『医学入門』『箴言』『予後』『脈について』『医術』は医学教材集『アルティセラ』の中核として取り入れられた。一方『王の書』は一二世紀前半にアンティオキアのステファヌスによって新たに訳されたが、コンスタンティヌスの訳が不完全なこと、原著者の存在を明らかにしていないことが批判された。ナポリでは一三世紀後半にベン・サーリムがラーゼスの『包括』をラテン語に訳している。

イベリア半島ではレコンキスタによってキリスト教徒が領土を回復し、一〇八五年に再征服されたトレドが学問の重要な中心地となった。アリストテレスの哲学書、プトレマイオスの天文学書、ユークリッドの数学書などがアラビア語から翻訳され、アラビア人による科学書も訳された。医学書ではクレモナのゲラルドゥスがヒポクラテスの『箴言』、ガレノスの『医術』、『混合』『治療法について』などをアラビア語訳から、さらにラーゼスの『アルマンソールの書』と『小医学入門』、アヴィケンナの『医学典範』、セラピオンの『実地』、アルブカシスの『外科学』といった医学書をラテン語に訳している。

この他にもアラビア語からラテン語に訳された医学書は多数あるが、訳者不明のものが少なくない。『器官の用途』全一〇巻はガレノスの『身体諸部分の用途について』全一七巻の前半部分に対応し、不完全なアラビア語訳から一二世紀にラテン語に翻訳されたもので、ガレノスの解剖学・生理学の詳細を伝えていて広く用いられた。一四世紀初頭にはギリシャ語原典からの訳が現れて置き換えられたが、ラテン語訳ガレノス全集の初期の版には収録されている。

古代ギリシャの哲学書や科学書、古代ローマの医学書のギリシャ語原典の多くはヨーロッパに伝えられていなかったが、ビザンツ帝国などに伝存していた原典がもたらされて、ギリシャ語からラテン語に次々と翻訳されるようになった。

その最初期の翻訳者として著名なのはピサのブルグンディオで、新約聖書の福音書、アリストテレスの諸著作に加えて、ガレノスの『諸学派について』『養生法について』全六巻、『熱病の種類について』『脈の種類について』を訳している。またドミニコ会修道士のウィリアム・ファン・ムベーカはアリストテレスのほぼ全著作を訳し、ガレノスの『食物の諸力について』も訳している。

ヒポクラテスとガレノスの主要な医学書をラテン語に訳した最も重要な翻訳者はニコロ・ダ・レッジョである。ニコロはナポリのアンジュー家の依頼を受けて、一三〇八～四五年にかけて多数の医学書を翻訳した、ヒポクラテスの『箴言』『予後』『急性病の摂生法』を訳し、またガレノスの著作では医学一般、解剖学、生理学、健康学、疾患学、治療学、薬剤学と多岐にわたる多数の著作を翻訳している。

アラビア語とギリシャ語からラテン語への翻訳活動は一一世紀後半から始まり、一四世紀頃までは南イタリアとスペインを中心に行われ、医学のあり方に大きな影響を与えた。古代からの文献的な遺産を豊富に利用できるようになった結果、医学の著作において実践的なものに加えて理論的な要素が充実し、医学と自然哲学の結びつきが強調され、さらに医学の議論において論理性がより重視されるようになった。また新しく設立された大学において、ラテン語で新たな医学書が書かれるようになり、医学実地書、外科学書、既存の文書に対する注釈、対診録などさまざまな種類の医学書が現れて、医学の内容をより豊かなものにしていった。

†中世の大学医学部

大学は、中世ヨーロッパが新たに生み出した高等教育機関である。その本質的な特徴は、教師と学生が作る自律的・自治的な共同体であって、教育内容と研究対象を自ら決めて実行し、学位を授与する権利を公認されていることである。このような大学の母体は一二・一三世紀頃に自然発生的に生まれ、王や教皇の勅許《ちょっきょ》によって権利を獲得して大学となった。

中世の大学では、自由学芸学部で学問の基礎となる七つの学科（三学とされる文法学、論理学、修辞学と、四科とされる幾何学、算術、天文学、音楽）を学んだ。さらに上級の学部として神学部、法学部、医学部が置かれた。著名な医学部として、フランスのモンペリエとパリ、北イタリアのボローニャとパドヴァがある。

モンペリエ大学は医学校として出発し、サレルノ医学校から強い影響を受けてアラビア医学に基づいた医学を教えたが、サレルノへの強い対抗心をもち名声を得るようになった。一二二〇年に教皇特使から規約を与えられ、一二八九年に教皇ニコラウス四世の勅書により正式に大学と認められた。有名な医師や外科医を多数輩出している。一四世紀中葉以後に黒死病や百年戦争の影響で衰退した。

アルナルドゥス・ドゥ・ヴィラノヴァは、アラゴンで生まれてモンペリエで医学を学び学位を得た。一二八一年にアラゴン王家の侍医になり、ペドロ三世とその後継者に仕え、外交官としても活躍した。一二八九〜一三〇一年にはモンペリエ大学医学部での教育に携わり、その後に教皇の侍医を務めた。医学と宗教について多数の著作を著している。医学書としては実用的・教育的なものが多く、『医学実地要覧』は個別の疾患の治療法を扱ったもので、四部構成であり、部位別の疾患（頭部、胸腹部、生殖器）と全身性の熱病を扱っている。またサレルノ由来の健康法を扱った『サレルノ養生訓』を編集して広く流布した。

ベルナール・ド・ゴルドンは中世のモンペリエ大学の最も有名な教師で、病気の診断と治療法について多数の医学書を著した。とくに有名なのは『医学の百合』である。個別の疾患を扱う実用的な著作で、七部（熱病、脳機能、頭部、胸部、腎臓、肝・脾・腎、生殖器）に分けて疾患を列挙し、その診断・治療について必要な情報（症状、原因、診断、予後、治療、解明）を明快に述べている。若い未熟な医師のために書かれたものであるが、経験を積んだ医師にもよく用いられた。

アンリ・ド・モンデヴィユはノルマン出身でパリとモンペリエで医学を学び、一三〇一年にフランス王の宮廷侍医と軍の外科医になり、一三〇四年からはモンペリエで医学と外科学を教えた。外科技術の実用書として五部からなる『外科学』を著そうとしたが未完成に終わった。それまでの伝統的な外科学は手技のみを扱っていて、大学で教育を受ける学識のある医師から見下されていたが、モンデヴィユは、外科が理論と技術の両者を含み、大学で教えられるべきものであると主張した。

ギ・ド・ショーリアクはフランス南部で生まれ、トゥールーズとモンペリエで医学を学び、さらにボローニャで解剖学を学んだ。パリに立ち寄ってからリヨンで医師および外科医として働き、一三四八年からアヴィニヨンで教皇の侍医を務めた。主著の『大外科学』は外科についての一種の百科全書で、ガレノス、アヴィケンナ、アルブカシスなどの古典の著作に加えて、サレルノ医学校の医師やモンデヴィユなどの著作から数多くの引用を含み、外科についての文献的知識の集大成になっている。標準的な外科学書として、また外科医の必携書として広く用いられてラテン語で広まった。

　タランタのヴァレスクスはポルトガル出身でパリとモンペリエで医学を学び、モンペリエで教えたとも言われるが定かではない。一四〇一年の疫病の経験をもとに『伝染病と疫病』を著した。『フィロニウム（実地）』は個別の疾患を扱う医学書で広く読まれた。頭から足までの局所性の疾患（頭部、眼・耳・鼻・口、胸部、胃腸、肝・脾・腎、生殖器）と全身性の熱病を扱った七書からなり、薬剤学から外科学まで広い内容を含んでいる。また付属の外科論文では膿瘍を扱っている。

　パリ大学はノートルダム大聖堂学校の学生と教師の共同体として出発し、一三世紀初頭にまず自由学芸と神学の教師たちが結集して組織を作り、学生も加わったウニヴェルシタス（組合）になった。一二一五年に教皇特使から規約を与えられ、一二三一年の教皇大勅書で正式に承認された。三つの上級学部（神学部、法学部、医学部）と自由学芸学部を備えていたが、当初は神学部が中心であった。サレルノで学んだジル・ドゥ・コルヴェイユがパリにサレルノの医学を伝えて教え、一二六〇年頃に外科医組合を結成しサン・コーム学院と名乗った。医学部が独立したのは一三世紀後半以後である。

　ランフランキはボローニャ大学で医学を学び、ミラノとリヨンで医師として働き、一二九五年にパリに移って医学を教えた。主著の『外科学』（一二九六年）は五論からなり、総論に続いて各部の外科を頭から足への順に解剖学と外科治療を含めて扱い、末尾に傷の治療を促す解毒薬を扱った。この著作は外科学を単なる手技の集成ではなく理論的なものに改めようとするもので、後のモンデヴィユやショーリアクの外科学に大きな影響を与えた。

イタリアのボローニャ大学は法律学校として出発し、名声を高めて一一五八年に皇帝バルバロッサの庇護を受けるようになった。一二世紀末には、学生たちが出身地ごとにナチオ（同郷会）と呼ばれる自律的な団体を組織して自分たちの権利を守り、互いに結集してウニヴェルシタスを形成した。ウニヴェルシタスは教皇からの認可を得て、一二三〇年頃には確かな組織として発足した。当初は法学部が中心であったが、一三世紀後半以後に医学部が独立した。

北イタリアのボローニャ大学とパドヴァ大学では、一三世紀の後半以後にスコラ学的な医学が主流となった。スコラ学は一一世紀以降にキリスト教神学者や哲学者によって作られた学問のスタイルで、その授業は原典を講読し討論によって理解を深めるという方法で行われた。議論においては観察された事実に基づいて帰納的に結論を導くのではなく、権威の書物を根拠として演繹的な方法で結論が導かれた。

原典としてはヒポクラテスとガレノスの著作、およびアヴィケンナの『医学典範』が用いられた。講読ではまず導入のための説明が行われ、続いて該当部分のテキストが朗読され、注釈が加えられる。討論では教授の指導のもとに学生が聴衆の前で議論を戦わせる。提案者が討論すべき問題を提示し、論駁者が反論を提示し、最後に教授が下す結論により締めくくられる。難しい問題に対して解説するための注釈が書かれるなどして、膨大な量の文献が生み出されるようになった。

スコラ学的医学の中心的な人物は、ボローニャ大学のタッデオ・アルデロッティである。フィレンツェで生まれ、おそらくフランシスコ会とドミニコ会の教育を受け、一二六〇年代にボローニャで教えるようになった。アルデロッティと弟子たちは、医学の標準的な教材として用いられていた『アルティセラ』の文書とアヴィケンナの『医学典範』に詳細な注釈を書いて、医学が自律的な学問分野であること、その知識を論理的に学習すべきことを示し、ヒポクラテスとガレノスの医学にアリストテレスの自然哲学を組み入れて医学を哲学に結びつけた。知識を重視する一方で、臨床的な観察も重視して、『対診録』という形式でその記録を書き残している。

モンディーノ・デ・ルッツィはフィレンツェで生まれ、ボローニャ大学で医学を学んだ後、医師として働き大学で教えた。この頃大学では刑死体を用いた人体解剖が行われ、腐敗しやすい腹部か

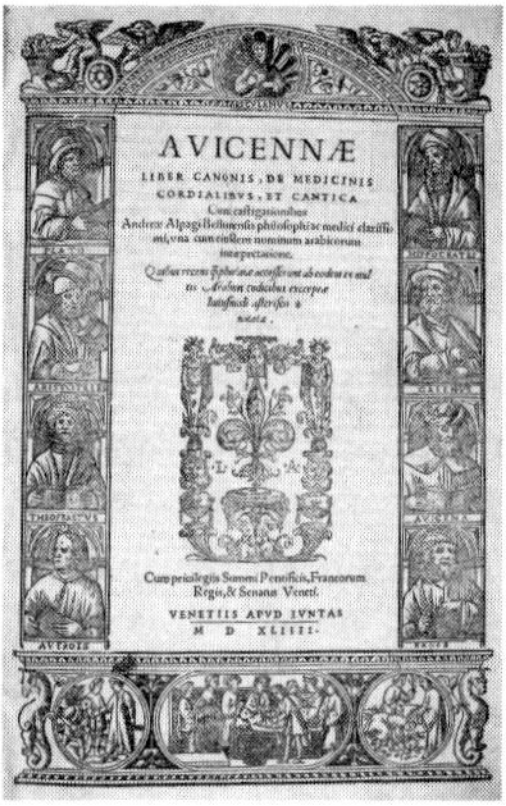

図5-2　アヴィケンナ『医学典範』(1544年)

ら、胸部、頭部、体肢へと四日間で解剖されていた。モンディーノはこの人体解剖の内容を『解剖学』（一三一六年）として著し、標準的な解剖学書として一六世紀まで広く用いられた。

ジェンティーレ・ダ・フォリーニョは、シエナでアルデロッティの甥のディノ・デル・ガルボから医学を学び、シエナとペルージアの医学部で教えた。アヴィケンナの『医学典範』の注釈、『対診録』を著して、広く読まれた。

ボローニャ大学の教授と学生がより自由な学園を求めてパドヴァに移ったのが、パドヴァ大学の始まりとされる。当初は法学と神学が教えられたが、間もなく医学も教えられるようになった。パドヴァ大学の医学部は一三・一四世紀にアバノのピエトロによって名声を高めた。ピエトロはパドヴァの近くで公証人の息子として生まれ、パリで哲学と医学を学びパリで教えたが、一三〇三年からパドヴァで医師として働き、一三〇七年からパドヴァ大学で教えるようになった。その間に教皇の侍医を務め、またヨーロッパ各地を訪ねてコンスタンティノープルでアリストテレスの原典を求めたりした。

最も著名な著作は『調停者』（一三〇三年）で、医学と哲学の権威の間で意見の違う一一〇の相違について論じた包括的な医学書である。ピエトロは医学を理論と実地とに分けて、理論は自然の原理についての知識に基づき、実地においては理論にしたがって食餌などの処方をするとした。アリストテレス、ガレノス、アラビアの哲学者たちの説を折衷して、四種類の元素と性質が混合して人体や物質を作り上げていると想定した。また医学についての雑多な問題を扱ったアリストテレスの『問題集』の解説（一三一〇年）、『中毒について』（一三一〇年）を著し、よく読まれた。

一五世紀のパドヴァでは、バルトロメオ・モンタニャーナが教授を務め、その著書の『対診録』がよく読まれた。またミケーレ・サヴォナローラはフィレンツェで火刑に処せられた宗教改革者の祖父で、パドヴァとフェラーラで医学を教え、『医学実地』『熱病の実地規範』など疾患についての医学書を著している。

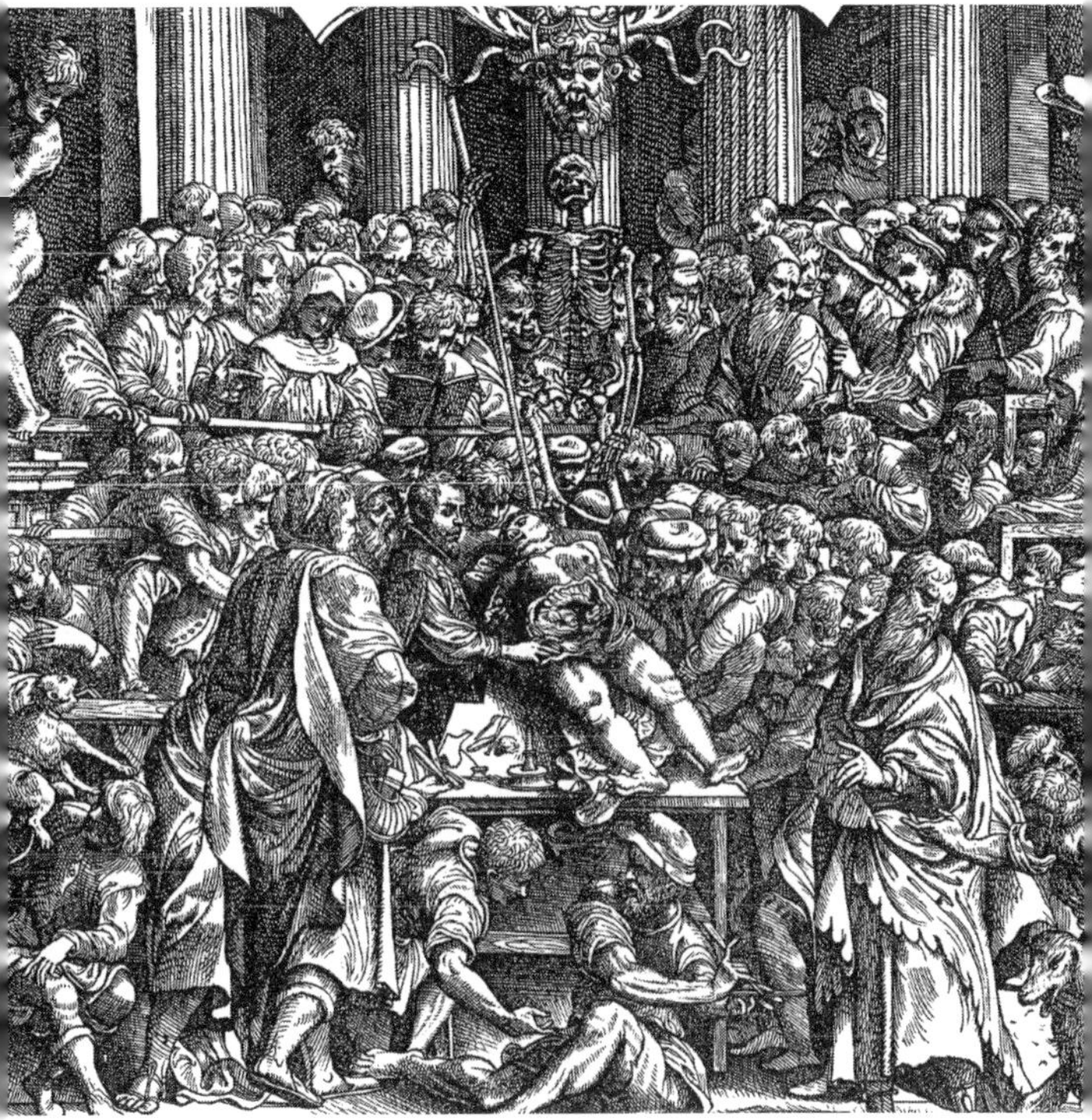

Ⅱ 一六世紀以後
——西洋伝統医学の成熟

ヴェサリウス『ファブリカ』(1543年)の扉絵から

活版印刷は一五世紀中葉にグーテンベルクにより開発されたが、一六世紀に入ると多量の文書・著作が刊行されるようになった。そこからもたらされた情報革命は、一方では宗教改革を後押しし、医学にも新たな潮流をもたらした。

ヴェサリウスは『ファブリカ』(一五四三年)を著し、その精緻な多数の解剖図によって大きな衝撃を与えた。古代の医学文書の解読を中心としていたそれまでの医学に対し、人体こそが探究すべき対象であることを示した。人体解剖は最先端の科学となり、多数の新発見がもたらされた。フェルネルはガレノス由来の医学を集大成して新たな医学教科書『普遍医学』(一五五四年、一五六七年改題)を著し、アンブロワーズ・パレは銃創に対する温和な治療法を工夫し、フランス語で外科書を著して外科医の地位を高めた。パラケルススは伝統的な医学を攻撃し、神秘思想や占星術、錬金術に基づいた新しい医学を唱えた。

一七世紀には解剖学の研究が人体の構造について数々の新発見をもたらし、とくにハーヴィーは心臓の拍動によって血液が全身を循環することを論証した。物理学の発展を背景にデカルトらは、人体を含むさまざまな自然現象を機械的な力や運動によって説明しようと試みた。大学の医学教育において古代以来の医学理論はなおも支配的であったが、独自の思想に基づく医学理論も登場した。臨床の観察に基づいていくつかの疾患が新たに区別され、シデナムは臨床観察を重視して「イギリスのヒポクラテス」と呼ばれた。

一八世紀初頭にブールハーフェは医学教育を刷新し、弟子たちを通してヨーロッパ全体に影響を与えた。医学理論書『医学教程』では機械論に基づく生理学を、医学実地書『箴言』では病気の症状・病態を重視した。ジョヴァンニ・バティスタ・モルガーニは多数の病理解剖例を発表し、ソヴァージュは症状・病態をもとに病気を体系的に分類する疾病分類学を提唱した。解剖学は医学教育の基礎となり、学習者向けの簡明な解剖学書が書かれた。病院は中世から救貧施設として設立されたが、医療施設としての性格を強めていった。この頃まで診断・治療の方法や医療水準は、古代の医療と大差はなかった。

西洋伝統医学の内容は、基礎医学と臨床医学に分かれる近代医学とはまったく異なっていた。医学理論、医学実地、解剖学・外科学、植物学・薬剤学の四教科が教えられ、医学理論書は生理学、病理学、徴候学、健康学、治療学の五部門に分かれていた。これらの内容の大部分は、経験的医療（経験に基づく診断・治療）と推論的考察（科学的根拠のない理論）であり、他の伝統医学と同様であった。解剖学だけは西洋医学に独特で、人体の構造についての科学的探究（観察・実験による事実の探究）であり、内科的疾患には役立たなかったが、外科手術の向上に貢献した。

第6章　一六世紀——情報革命の時代

一五〇〇年頃からヨーロッパは新しい時代に入っていった。人間をテーマとするルネサンスの文化が本格的に開花し、活版印刷術の発展がさまざまな情報を幅広く伝搬し、多様な価値観を育んで、宗教においても政治においても対立・抗争が繰り返されようになった。ヨーロッパの人々は世界に進出し、思想や技術、さらに覇権を世界に押し広げていった。一六世紀は近代の始まりと捉えることができるだろう。

活版印刷術は医学・医療に大きな影響を与えた。古代やアラビアの医学書が印刷出版されて広まっただけでなく、新たな医学書が次々と書かれるようになった。とくに解剖学は人体構造を描く解剖図によって人体という新しい研究対象を提示し、ここから人体と病気を探究する近代的な医学が第一歩を踏み出すことになった。

†医学書の翻訳・出版

活版印刷術は一五世紀中頃にヨハネス・グーテンベルクによって開発された。一五〇〇年頃までの印刷本は「揺籃期本《インキュナブラ》」と呼ばれ、手写本を模した豪華な作りで少部数が印刷・出版された。一六世紀に入る頃から簡単な書物や文書が大量に印刷されるようになり、社会に広く情報が伝達される情報革命をもたらした。それまでの書物は情報の貯蔵庫であったが、活版印刷術はそれを情報の伝達手段に作り替えたのだった。マルティン・ルターは印刷物の情報伝達力を利用して宗教改革を推し進めた。医学書も印刷出版されて多くの人に広まり、古典の医学書を広めるだけでなく、新たな著作も次々と書かれるようになった。

一五世紀末にヨハネス・デ・ケタムの『医学叢書』という図入りの医学書が出版され、大いに人気を博した。この本は手稿として伝来した中世由来の文書を集めたもので、一四九一年にヴェネツィアで最初に出版された。内容は尿診、瀉血、占星術、女性の疾患、外傷、身体の部位と疾患、疫病の七編からなる。ほぼ各編に一頁大の図が添えられている。一四九三年以降の版では人体解剖図が含まれるようになり、解剖学者と示説者と執刀者が役割を分担するこの当時の一般的な人体解剖の情景が描かれている。

大学での医師の教育に用いられる教材も、一五世紀末頃から印刷・出版されて広く用いられるようになった。サレルノ医学校で編まれた医学教材集『アルティセラ』と、アヴィケンナの『医学典範』のラテン語訳は一四七〇年代から繰り返し出版され、ヨーロッパ各地の大学で教材としてよく用いられた。さらに古代ギリシャ・ローマの医学書もラテン語に訳されて出版されるようになった。ガレノスのさまざまな医学書は一四七〇年代から、全集は一四九〇年から出版されている。『ヒポクラテス集典』はやや遅れて、一五二〇年代から出版されるようになった。

ガレノスの医学文書は、数において膨大であり、内容においても多岐にわたっている。そのラテン語訳は一二世紀のブルグンディオや無名の翻訳者たちによって始められたが、初期の翻訳には不正確なものが多かった。一四世紀のニコロ・ダ・レッジョは良好な原典を選び出して正確に翻訳し、高い評価を得た。

一五世紀後半以後には、印刷技術によって書物が印刷・出版されるようになり、医師や人文学者たちによってギリシャ語原典が精力的に探究され、新たなラテン語訳や古い翻訳の改善が行われるようになった。とくにイタリアのフェラーラ大学で医学を教えたニコロ・レオニチェノ、オランダの高名な人文学者のエラスムス、イギリスのオックスフォード大学のトマス・リナクル、ドイツのチュービンゲン大学で教えたレオンハルト・フックス、ドイツ出身でパリ大学の教授のギュンター・フォン・アンデルナッハによる訳業は特筆すべきである。

解剖学の著作はガレノスの医学の根幹をなすもので、一六世紀以後の医学の発展に大きな影響を与えた。『身体諸部分の用途について』は、その前半部分が一二世紀に『器官の用途』として不完全なアラビア語版からラテン語に訳されて知られていたが、一四世紀初頭にニコロ・ダ・レッジョによりギリシャ語原典から訳され、一五二八年に印刷・出版されて定番となった。『自然の能力について』は無名の訳者によるラテン語訳があったが、リナクルによるラテン語訳が一五二三年に出版されて定番となった。

一六世紀になってガレノスの解剖学文書が新たに発見されて、次々と翻訳・出版されるようになった。『神経の解剖について』と『静脈と動脈の解剖について』はパリのアンドレアス・フォルトルスによって訳されて一五二六年に出版された。ガレノスの包括的な解剖学書である『解剖手技』は、一五三一年のギュンターによるラテン語訳によって広まった。ギュンターはガレノスの解剖学の内容を整理して『解剖学教程』(一五三六年)を著している。『骨について初心者のために』は、ローマのフェルナンドゥス・バラミウスが原典を見出してラテン語に訳し一五三五年に出版した。『筋の解剖について』のラテン語訳はさらに遅れてアウグストゥス・ガダルディヌスが一五五〇年に出版した。

ガレノスの著作を網羅した全集は、ギリシャ語原典としては三回出版されており、一五二五年のアルドゥス版はその後のガレノス著作の研究が発展する契機となった。ラテン語訳の全集は一四九〇年にヴェネツィアで二巻本として初めて出され、一五三三年まで七回出版された。一五四一〜四二年のジウンタ版は、その当時に得られる最善の原典をもとに新たなラテン語訳を取り入れてガレノス全集を大きく拡張した。一九世紀初頭にドイツで出版されたキューン版は、ギリシャ語原典とラテン語訳が併記されて、ガレノス著作集の標準的な版としてよく用いられている。

ヒポクラテスの医学文書のうちで『箴言』や『予後について』などはサレルノ医学校で注目され、早くから医学の教材として用いられてきた。しかしヒポクラテスに関係する文書集『ヒポクラテス集典』が知られるようになったのは一六世紀になってからである。まずラテン語訳が一五二五年にローマで出版され、翌一五二六年にギリシャ語版がヴェネツィアのアルドゥスから出版され、これ以後に繰り返し出版されるようになった。一九世紀中葉にパリで出版されたリトレ版が標準的な版と見なされている。

人体や動物の解剖には、心理的な抵抗感とともに人の心を引きつける不思議な力がある。とくに人体構造を視覚的に示す解剖図には強烈な訴求力がある。活版印刷術と版画技術の発展によって一六世紀には解剖学が大ブレイクをして、その後の西洋医学の進路に大きな影響を与えていく。

†ヴェサリウス以前の解剖学

西洋の解剖学は、紀元前二世紀アレクサンドリアにおけるヘロフィロスとエラシストラトスによる人体解剖と、二世紀ローマにおけるガレノスの詳細な動物解剖で始まる。その後の新たな解剖の記録は長らく途絶えて、南イタリアのサレルノ医学校で一二世紀初頭からブタなどの動物解剖が行われ記録が残されている。一三世紀にはボローニャ大学のアルデロッティの文書の中に、人体解剖を見たことを推測させる文言が見られ、その弟子のモンディーノは人体解剖を行って一三一六年に『解剖学』を著している。その頃以後にイタリアの各地で人体解剖が行われたことが、残された記録から推測される。

その影響を受けて南イタリアのモンペリエではモンデヴィユが解剖学の講義を行い、ショーリアクが著書『大外科学』の中に解剖学の記述を残し、一三四〇年に大学規則の中で人体解剖が認知されている。このように一四世紀にはイタリアと南フランスを中心にヨーロッパの大学では、人体解剖は医学教育の一環としてある程度行われるようになった。

モンディーノの『解剖学』は、標準的な解剖学書として広く用いられるようになった。一四七八年以降に繰り返し出版され、一四九三年以降にはケタムの『医学叢書』にも収録された。モンディーノ解剖学の注釈・解説書がベレンガリオ・ダ・カルピとコルティによって書かれている。

一六世紀に入る頃からイタリアの医師たちが新たに解剖学書を著すようになった。ヴェネツィアの医師アレッサンドロ・ベネデッティによる『人体構造誌』（一五〇二年）、ボローニャ大学で学んだ哲学者のアレッサンドロ・アキリーニによる『解剖学注釈』(一五二〇年)、またボローニャ大学で外科学と解剖学を教えたベレンガリオ・ダ・カルピによる『モンディーノ注解』(一五二一年)とその簡略版『小序説』(一五二三年)には、自身による解剖所見が豊富に述べられ、簡略な解剖図が多数用いられている。

モンディーノ以後には、新たな解剖所見と解剖図を加えた解剖学書が書かれるようになった。ヴェネツィアの医師ニコロ・マッサによる『解剖学入門』(一五三六年)には、自身の観察所見が加えられている。ドイツのマールブルクのドリアンダーによる『人頭の解剖学』(一五三六年)は頭部の詳しい解剖図を掲載している。フェラーラの医師ジョヴァンニ・バティスタ・カナーノによる『人体筋肉図示解剖』(一五四一、四三年)は、上肢の筋肉を精緻な銅版画による解剖図で示している。パリで出版業を営む一族のシャルル・エティエンヌは外科医と協力して木版画による多数の解剖図を製作し『人体各部解剖』(一五四五年)を準備したが、トラブルのために出版が遅れ、ヴェサリウスの『ファブリカ』の後塵を拝することになった。

一五世紀末から一六世紀にかけて、芸術家たちが人体解剖に関心をもつようになった。この時期の人体造形が飛躍的に進歩したのは人体解剖によるものと考えられるが、その多くは記録に残されていない。ミケランジェロは一七歳頃からフィレンツェで解剖示説に参加し、また自ら人体を解剖したことが知られており、その経験がフィレンツェのダビデ像やシスティナ礼拝堂の天井画に生かされている。一五四〇～五〇年にはローマでも人体解剖を行い、解剖学書の出版を企図したが実現しなかった。

レオナルド・ダ・ヴィンチはミラノ在住の一四八七年頃から解剖学に関心をもって解剖図を含む手稿を書いており、フィレンツェに移った一五〇四年頃からサンタ・マリア・ヌオヴァ病院で人体解剖を行って解剖図を描き、手稿として残した。それらの手稿は公表されなかったが、イギリスのウィンザー城に保管されており、時代の水準をはるかに超えた迫真の解剖図には驚嘆させられる。

†ヴェサリウスの解剖学

ヴェサリウスが一五四三年に出版した『ファブリカ（人体構造論）』と『エピトメー（人体構造論要約）』という二冊の解剖学書は、精細で洗練された多数の解剖図によって注目され、人体こそが探究すべき対象であることを人々に示して、近代医学の出発点と目されている。この二冊の書物には、ガレノスの解剖学についての研究に自身による人体解剖の知見が加えられ、さらに活版印刷、木版画の技術と洗練された芸術家の表現力が結集されている。まさにヴェサリウスが当時の学問と技術と芸術の粋《すい》を集めて作り上げた大プロジェクトであるとともに、医学の歴史の結節点をなす歴史的大著である。

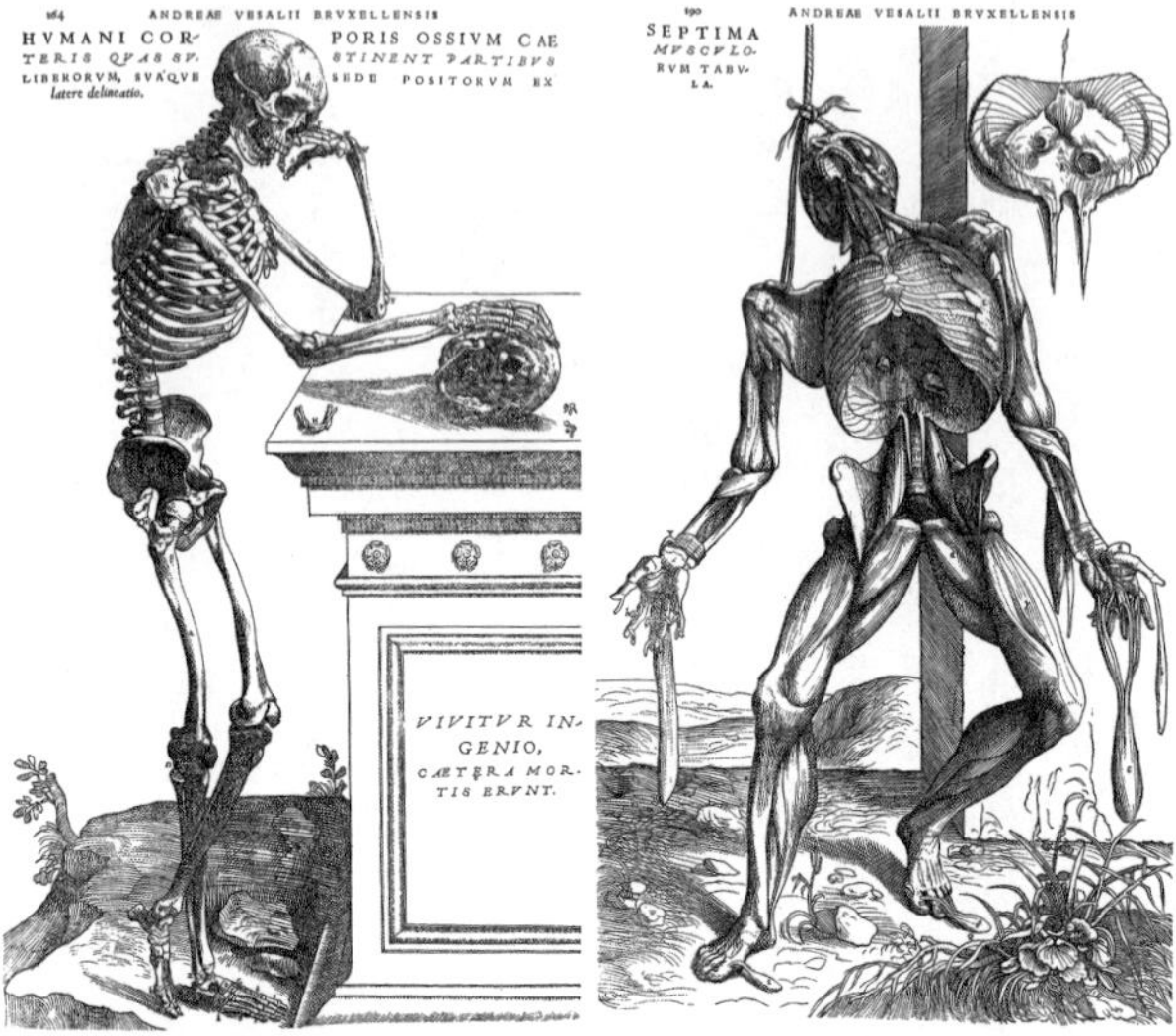
164
ANDREAE VESALII BRVXELLENSIS
HVMANI CORPORIS OSSIVM CAETERIS QVAS SVSTINENT PARTIBVS LIBERORVM, SVAQVE SEDE POSITORVM EX latere delineatio.
VIVITVR INGENIO, CAETERA MORTIS ERVNT.
190
ANDREAE VESALII BRVXELLENSIS
SEPTIMA MVSCVLORVM TABVLA.

図6-1　骨格人側面図（左）、筋肉人第7図（右）（ヴェサリウス『ファブリカ』〔1543年〕より）

ヴェサリウスは一五一四年にブリュッセルで生まれた。家系は代々、神聖ローマ皇帝の宮廷侍医で、父親はその宮廷薬剤師を務めていた。ルーヴァン大学で学んだ後、一八歳からパリ大学で医学を学び、ガレノス医学の手ほどきを受けるとともに、人体解剖の助手を務めて、医学教授のギュンターから評価された。

二一歳の時に戦争のためにパリ大学を離れ、しばらく故郷で過ごしたが、翌年北イタリアに向かい、パドヴァ大学で医学の学位を取るための試験を受けた。そこでガレノス医学についての学識と解剖の技量とを認められて、外科学と解剖学の教授に任用された。

『六枚の解剖図』（一五三八年）を出版し、また解剖示説と講義で評価を高めた。パドヴァでの五年間のガレノスの研究と人体解剖とをもとに、『ファブリカ』と『エピトメー』を一五四三年に出版した。本の出版とともにヴェサリウスは大学を辞して学問の世界から離れ、神聖ローマ皇帝カール五世の宮廷侍医となった。後任の解剖学教授ガブリエレ・ファロピオの病没を期にパドヴァ大学に戻るために一五六四年に宮廷を辞したが、休暇でエルサレムを訪れた帰りの航路で病没した。

『ファブリカ』はフォリオ判（ほぼA4判）で七〇〇頁を超える巨大な本で、本文は七書からなる。前半の四書（骨格、筋肉、血管、神経）は系統別で、後半の三書（腹部内臓、胸部内臓、頭部の器官）は局所的な扱いになっている。本文の記述は詳細であるが、その内容は主にガレノスの解剖学をもとに書かれている。

木版画による多数の精緻な解剖図が添えられており、とくに第一書の末尾の三枚の骨格人の図と、第二書の冒頭の一四枚の筋肉人の図は圧倒的である。『エピトメー』は一回り大きな判型であるが、二〇頁ほどと薄く、六章からなる。内容は骨格、筋肉、消化器・肝臓・門脈・静脈、心臓・肺・動脈、脳・末梢神経、生殖器を扱っており、第三〜六章はガレノスの三大内臓と脈管の説に準拠した形である。

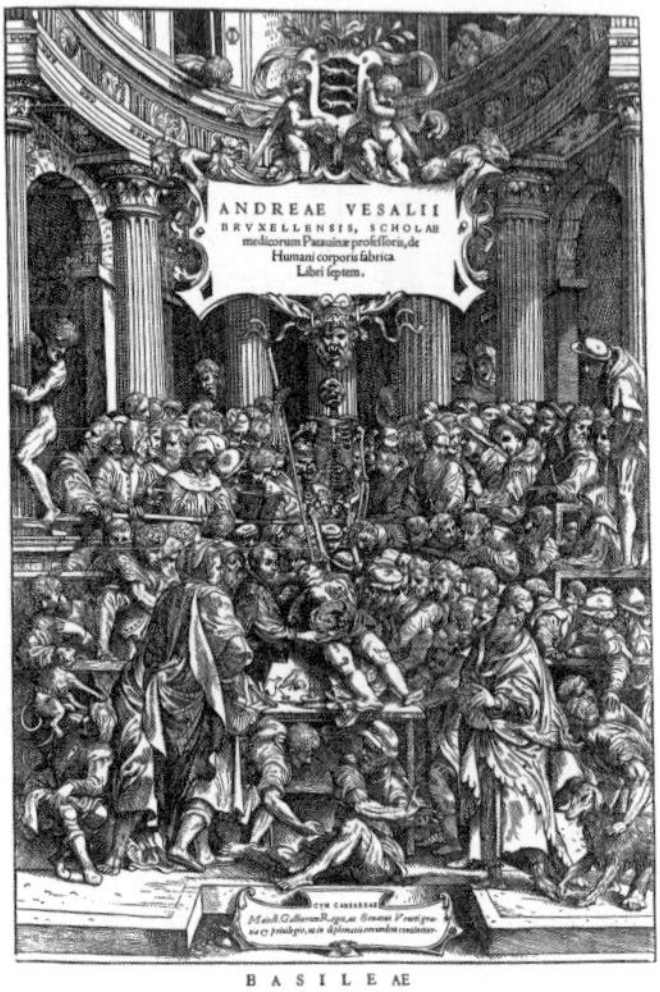

図6-2　扉（ヴェサリウス『ファブリカ』〔1543年〕より）

『ファブリカ』と『エピトメー』は共通した扉絵を用いており、階段状の解剖劇場の中で人体を解剖するヴェサリウスと見学する観客が描かれている。これはヴェサリウスによる独自の解剖のやり方であり、当時の一般的な人体解剖のやり方とは異なっていた。当時の解剖学者は高椅子に座って権威のある書物を読み上げるのが通例であり、メスで人体を切り開くのは執刀者、棒で臓器を指し示すのは示説者が行った。この分業による人体解剖では、書物の中に書かれていることを解剖体の中で確認することはできるが、書物の記述が間違っていた場合にそれを訂正することは不可能であった。

そしてこの時代の権威ある解剖学書はガレノスによるものであった。ガレノスの解剖学は詳細かつ正確ではあるが、サルを用いていたために人体の構造とは異なるところがある。これに対してヴェサリウスは扉絵にあるように、解剖台の前に立って自ら執刀・観察をし、人体の中に真実を探し求め、それを人々に提示した。

たとえば、胸骨はガレノスが述べたように七個に分かれるのではなく三個からなることを示し、ガレノスの解剖学が人体ではなく動物の解剖によることを指摘した。ヴェサリウスは自ら行った解剖示説および『ファブリカ』の出版によって、権威の書物ではなく自然の造形物である人体の中にこそ真実があることを教えた。こうして人体を探究する科学としての医学が始まり、解剖学が時代の最先端の科学となった。

『ファブリカ』の人体解剖図は、人体解剖に理解のある芸術家の協力を得て、おそらくヴェネツィアで活躍していたティツィアーノの工房の画家が描いたと考えられる。木版画の版木はヴェネツィアで作られアルプスを越えてバーゼルまで運ばれ、ヨハネス・オポリヌスにより本文とともに印刷・出版された。版木は一五五五年の第二版の出版に用いられてから人手に渡り、アウグスブルクで一七〇八年と二三年に、インゴルシュタットで一七八三年に印刷・出版に用いられ、最終的にミュンヘン大学図書館に収まった。この版木を用いて一九三四年に『イコーネス・アナトミカエ』が製作され、一六世紀のヴェサリウスの木版画が紙面に復活した。しかし第二次大戦中のミュンヘン爆撃によりすべての版木は図書館とともに焼失してしまった。

†ヴェサリウス以後一六世紀の解剖学

ヴェサリウスがパドヴァ大学を辞した後に、レアルド・コロンボが一時的にパドヴァで解剖学を教えたが、ピサとローマに移り、没後に『解剖学』（一五五九年）が出版された。ヴェサリウスの次の解剖学教授になったのはファロピオで、『解剖学的観察』（一五六一年）を著した。脳神経の滑車神経と外転神経を発見し、三叉神経を単一の神経と認識するなど、この著作は『ファブリカ』への批判とともに多数の新しい発見を含んでいる。バルトロメオ・エウスタキウスはローマ大学で解剖学を教え、腎臓、聴覚器、静脈系、歯などについて記した『解剖学小論』（一五六四年）を発表した。また銅版画による多数の解剖図を製作したが埋もれてしまい、没後長らくして再発見され一七一四年に出版された。

ヴェサリウス以後で一六世紀の最大の解剖学者はヒエロニムス・ファブリキウスで、パドヴァ大学の解剖学・外科学の教授を一五六五年から一六一三年まで務めた。解剖学の教育と研究を精力的に行い、ヨーロッパ各地から多数の弟子を集めて育てた。『静脈の小さな戸』（一六〇三年）では静脈弁の発見を報告し、ハーヴィーの「血液循環論」に道を開いた。『形成された胎児』（一六〇〇年）と『卵とヒヨコの形成』（一六二一年）は発生学の丹念な観察で、その後の発生学の研究に大きな影響を与えた。

一六世紀末頃には、ヴェサリウス以後の解剖学の進歩を踏まえて集大成するような解剖学書が出版された。ガスパル・ボーアンはバーゼルの解剖学と植物学の教授で、『解剖劇場』（一六〇五年）では、それまで作用と番号で記述されていた筋肉に固有の名称を新たに与えて、解剖学用語の基礎を築いた。

また、アンドレアス・ラウレンティウスはモンペリエ大学の医学教授でフランス王室の侍医になり、『解剖学誌』では解剖学の未解決の問題をとりあげてさまざまな見解を整理し、解剖書誌学の先駆けと見なされる。

†一六世紀の医学教育

イタリアの大学で、医学の教育は、一四世紀頃から「医学理論」と「医学実地」が区別されるようになった。医学理論は元素や体液など人体と自然についての普遍的な原理を学び、医学実地では個別の疾患についての診断や治療を学んだ。

医学理論の教材として最も早くから用いられたのは、サレルノ医学校で編まれた教材集『アルティセラ』である。その中核となる文書は七つあり、ガレノスの『医術』とヨハニティウスの『序論』では、徴候、疾患の原因など、医学に必要な基礎知識を扱う。ビザンチンの医師による『脈について』と『尿について』は診断に役立つ徴候としての脈と尿を扱う。ヒポクラテスの『予後』は、多数の症例観察に基づく予後の一般的な原則、『急性病の治療』は急性病の患者の養生法、『箴言』は予後についての命題を簡潔な言葉で述べる。一五世紀末から印刷・出版されるようになり、ガレノスとヒポクラテスのその他の文書、さらにアヴィケンナの『医学典範』の一部も加えられるようになった。

それに続いて医学理論の教材として用いられるようになったのは、アヴィケンナの『医学典範』全五書である。とくに第一書の医学の総論は、自然と人体、病気の原因と診断、健康の保持、治療法を扱い、医学理論の教材としてよく用いられ、注釈書がしばしば書かれた。一四世紀初頭にクレモナのゲラルドゥスによりラテン語訳され、一五世紀末から繰り返し印刷・出版された。とくに北イタリアのパドヴァとボローニャで大いに用いられた。

活字印刷技術の普及によって、一六世紀中葉から医学書が新たに書かれ出版されるようになった。ヴェサリウスの『ファブリカ』はその筆頭に挙げられるが、医学書としてはフランスでフェルネルが『医学』(一五五四年)を著し、『普遍医学』(一五六七年)の表題で大いに広まった。この著作は三部(生理学、病理学、治療学)からなり、最後に「事物の隠れた原因」という論文を収めている。

第一部の生理学では元素、混合、精気、霊魂、体液などガレノス生理学の重要な要素を扱う。第二部の病理学では疾患の原因、症状と徴候など疾患の総論に加えて、疾患の各論として全身性の熱病と局所性の疾患を扱う。第三部の治療学では瀉血、浄化、薬品の種類を扱う。医学理論の内容を中心として、病理学の後半で医学実地に相当する疾患各論を含んだ、総合的な医学書である。

一六世紀に入ると医学理論のみを扱う医学書が出版されるようになった。ドイツのチュービンゲン大学のフックスによる『医学教程』（一五五五年）は五書（生理学、健康学、病理学、徴候学、治療学）からなり、副題「ヒポクラテス、ガレノスその他の古代人による文書を驚くほどに正しく理解するために有用な」が示すようにガレノス医学に基づいた医学理論書である。オランダのライデン大学のヨハネス・ヘウルニウスの『医学教程』（一五九二年）は講義記録を抜粋したもので、四書（生理学、病理学、徴候学、治療学）からなる。リオラン一世はフェルネルの『普遍医学』のさまざまな主題について注釈を著し、その要約版として『普遍医学提要』（一五九八年）を著した。

医学実地の教材となる医学書は、すでにサレルノ医学校の医師たちによって書かれ、一五～一六世紀にはイタリアとフランスなど各国の医師たちによって書かれた。医学実地書は当初から局所性の疾患を頭から足へと配列し、さらに全身性の熱病を加えた形で書かれ、多くはこの基本形を保ちながら書き続けられた。この時期の代表的な医学実地書として、モンペリエ大学のギョーム・ロンドレによる『人体全疾患治療法』（一五六六年）があり、頭から足までの局所性疾患と全身性の熱病に加え、病気の診断法、イタリア病、薬剤についての文書を含んでいる。

†医学における変化の兆し

このようにヨーロッパの医学教育はサレルノ医学校で始まり、一六世紀頃までに医学理論と医学実地が区別されるようになる。内容面では、人体や疾患についての古代以来の考え方が基本的に踏襲されていたが、そこに新しい変化の兆しがいくつか現れるようになった。

ジローラモ・フラカストロはイタリアの医師で、北イタリアのヴェローナに生まれ、パドヴァ大学で医学を学んで学位を取り、政治的な紛争のためにヴェローナに戻って開業した。一四九〇年代からヨーロッパに突然流行した梅毒について医学詩『シュフィルスあるいはフランス病』(一五三〇年)を著し、その特徴を記して由来を新大陸に求め、古代から知られているハンセン病と区別した。梅毒(シュフィリス)の名はここに由来する。また『伝染と伝染病と治療』(一五四六年)を著し、さまざまな伝染病について記述して、病気の伝染の三つの様式を区別した。病原体にあたる概念を持っていた訳ではないが、細菌学の歴史の中でその先駆けとしてしばしば言及される。

パラケルススはスイスの医学者で各地を遍歴し、神秘思想、占星術、錬金術を交えた独自の医術を編み出した。古代以来の伝統的医学を教える大学や教養ある医師たちと敵対したが、信奉者も少なくなかった。スイスで生まれてイタリアのフェラーラ大学で医学を学び、ザルツブルク、ストラスブール、バーゼルと移り、印刷業のヨハン・フローベンの知己を得てバーゼル市の外科医と教授になった。しかし他の医師たちと抗争してバーゼルを去り、各地を転々とした。

古代以来の体液説に反対して多数の著述を残したが、生前に刊行されたものは少なく、死後にパラケルススの医学を信奉する人たちが手稿を探し出して出版した。その医学では、人体の働きを「アルケウス」という霊的な気体によって説明し、独自の診断・治療法を唱えた。水銀を梅毒の治療に用いるなど、金属化合物を医薬品に採用し、とくに化学（錬金術）の医学への応用に関して、後世に大きな影響を与えた。

パレはフランスの外科医で、フランス西部のラヴァルで生まれ、当時の外科医を兼ねていた理髪師の元で外科の修業をした。パリ市民病院の外科医、さらに軍医となってイタリアに従軍し、国王アンリ二世の外科医、シャルル九世とアンリ三世の主任外科医となった。一四世紀に火薬がヨーロッパに伝えられて、銃や大砲が戦争に使用されるようになり、一六世紀には銃創が外科治療の重要な対象になっていた。

その頃、イタリアの外科医ジョヴァンニ・ダ・ヴィーゴが、銃創が火薬中毒を起こすという理論を作り、烙鉄《らくてつ》や熱油で傷を焼灼するという乱暴な治療法を提唱していた。この治療法はイタリアとフランスにも広まって、多くの兵士たちの傷を悪化させて無用に苦しめることになった。パレは銃創に対して軟膏や油による温和な治療法を行い、また四肢離断術の際などに焼灼ではなく血管の結紮による止血を考案した。フランス語で多数の外科学書を著して外科学の発展に寄与し、それまで理髪外科医として低く見られていた外科医の地位を高めたことから、「外科学の父」と呼ばれている。パレの『著作集』(一五七五年)の蘭訳本は鎖国時代の出島に伝えられ、その内容が『紅夷外科宗伝《こういげかそうでん》』に取り入れられている。

第7章　一七世紀――変貌する自然観と人体観

一七世紀のヨーロッパでは、カトリックとプロテスタントの間の宗教的な対立も深まり、三十年戦争の戦乱や黒死病の流行などさまざまな災厄に見舞われたが、その中で国民を統合する国民国家の形が次第に作られてきた。

教育が広く行きわたって識字率が向上し、科学は宗教の束縛から解き放たれて自然に向き合うようになった。自然の事物をありのままに観察し記載するそれまでの記述的な方法論に対し、仮説を立てて実験により検証するという新しい方法が生み出された。新しい方法論と情報量の増大があいまって、一七世紀には、天文学において天動説から地動説への転換、物理学ではニュートン力学の登場など、自然観を変える大きな発展があり、科学革命と呼ばれている。こういった物理的世界における自然観の変化は、少しずつ医学にも影響を与えるようになった。

†古代からの自然観・人体観の克服

一六世紀頃から古代の著作がさかんに翻訳・出版され、医学においてはヒポクラテスとガレノス、自然学においてはアリストテレスの著作が権威と見なされるようになった。その一方で、一六世紀後半以後には自然界の事物の観察や実験を通して、古代の権威の説に誤りが含まれることも気付かれるようになった。

古代においては地球の周りを太陽や星が回ると考える天動説が一般的であった。アリストテレスは地上の世界（月下界）と天体の世界（天上界）を区別し、宇宙の中心である地球の周りを全天体が公転していると考えた。二世紀のプトレマイオスは主著『アルマゲスト』で天動説を体系化し、太陽と惑星がそれぞれ固有の速さで地球の周りを公転し、恒星を含む硬い天球がその周りを包んでいると主張した。

こういった古代以来の天動説に対してポーランドのコペルニクスは地動説を唱え、没後に出版された『天球の回転について』（一五四三年）の中で地球が太陽の周りを公転するとした方が、天体の運動をより簡潔に説明できると主張した。イタリアの科学者ガリレオ・ガリレイは望遠鏡を製作して天体観測を行い、木星の衛星や太陽の黒点について報告した。地動説を擁護する立場で『二大世界体系についての対話』（一六三二年）を著したが、ローマ教皇庁の異端審問で有罪とされ禁書となった。

物体の運動についてアリストテレスは、物体が一定の速度で落下し、その速度は重さに比例し通過する媒体の密度に反比例すると考えていた。これに対しガリレオは晩年に力学的研究を行って『新科学対話』(一六三八年)を著し、時計を用いた定量的な実験をもとに、物体を投射したときに水平方向と垂直方向の運動が独立であること、水平には等速で垂直には一定加速度で運動し放物線の軌跡を描くことを数学的に示した。

フランスのルネ・デカルトは、古代以来の自然観のほころびが次第に明らかになってきたところで、新たな自然観を体系的に再構築しようと企図したことから、「近代哲学の祖」と評される。フランス中部のトゥレーヌ州で生まれ、イエズス会が運営する学校で教育を受け、ポワティエ大学で法学を学び、フランス軍の見習士官としてヨーロッパ各地を転々とした後、パリに滞在して数学と幾何学、屈折光学などを研究して独自の哲学的方法論を形成した。

オランダに転居して新しい自然学の著作を執筆したが、ガリレオの断罪によって公刊を断念した。屈折光学、気象学、幾何学に『方法序説』を付して出版し(一六三七年)、さらに形而上学についての『省察』(一六四一年)、自然学の体系書として『哲学原理』(一六四四年)を刊行し、人間の心身問題と道徳論についての『情念論』(一六四九年)を著した。そしてスウェーデンのクリスティーナ女王に招かれ、ストックホルムで病死した。

『哲学原理』の新たな自然学の構想では、粒子が宇宙を作る基本物質であること、三つの粒子の渦巻き運動から太陽を始めとする恒星、天に充満する微細物質、彗星や地球などの遊星が作られるという理論が述べられている。デカルトの業績と影響は単に哲学の領域に限られるものではない。当時の学問は、古代からの哲学・自然学とキリスト教の思想が合体して作り上げられていたが、そのあり方を根底から問い直し、数学的な方法論と機械論的な世界観に基づいて新しい学問の体系を提案して、大きな影響を与えた。

イギリスのアイザック・ニュートンは、微積分法の発明などで数学を大きく発展させ、数学を自然現象に応用した。『自然哲学の数学的諸原理（プリンキピア）』（一六八七年）では万有引力の法則によって天体の運動を解明し、運動方程式により物体の運動を数学的に扱って古典力学を創始し、さらに光学についても研究して『光学』（一七〇四年）を著し、反射望遠鏡を製作した。観測に基づいて自然現象を定量的・数学的に扱うニュートンの方法は、その後の科学研究のあり方に大きな影響を与え、実証主義的な科学の礎になったと評される。

†人体構造の探究

ヴェサリウスの『ファブリカ』（一五四三年）以来、解剖学の研究が活発に行われるようになり、一七世紀にはハーヴィーによる血液循環論を始めとして、人体の構造と機能について新たな発見が次々と報告された。

ハーヴィーはケンブリッジ大学で医学を学び、イタリアに留学してパドヴァ大学のファブリキウスのもとで学んだ。そしてロンドンで開業し、王立内科医協会で解剖学の講義を行い、一六二八年に血液循環論を発表した。チャールズ一世の侍医になり、内戦（一六四二〜四八年）の時期にはオックスフォードに赴いて同大学で教鞭を執り、マートン・カレッジ学寮長を務めた。『動物の発生についての研究』（一六五一年）を著して、発生学の先駆者としても評価される。

ハーヴィーの血液循環論以前には、ガレノスの三大内臓と脈管の説が広く受け入れられていた。この説では、肝臓で作られた栄養に富む静脈血が静脈を通して全身に分配され、心臓の左室で作られた生命精気に富む動脈血が動脈を通して全身に分配され、脳底で作られた動物精気に富む神経液が末梢神経を通して全身に分配されるとする。

しかし人体解剖が始まると、この説が人体の構造を必ずしもよく説明できないことにも気付かれるようになった。たとえばヴェサリウスは、心室中隔がしっかりした隔壁になっていて、ガレノスが主張するように血液を通過させないことに気付いていた。ファブリキウスは静脈の各所に弁があることを見出していたが、逆流を防ぐものではなく、ガレノス説に合わせて静脈血の分配を遅らせるためのものと考えていた。

ハーヴィーの血液循環論の著作『心臓と血液の運動』（一六二八年）は、ガレノスの三大内臓と脈管の説を否定し、血液が心臓から送り出されて動脈と静脈を通して循環することを三部に分けて論証する。第一部（第二〜七章）は心臓の働きについての論証で、心臓と動脈の拍動が心室の収縮力により生じ、動脈血が生命力により膨張するのではないこと、右心室の血液が肺を通過して左心室に達することを論じる。第二部（第八〜一三章）は血液の循環についての論証で、心臓から動脈を通って全身に送られる血液量が膨大であること、静脈の血液が静脈弁によって逆流せずに心臓に戻ることを示す。第三部（第一五〜一七章）は、血液循環論がもたらす意義についての議論である。

血液循環論はヨーロッパ各国に大きな反響を巻き起こした。フランスのリオラン二世などガレノス医学の支持者は批判論を展開したが、イギリスとネーデルラントで支持者が現れ、一六五〇年頃までには広く受け入れられるようになった。デカルトも『方法序説』の第五部で血液循環論を紹介している。

リンパ管は、毛細血管からにじみ出た組織液とタンパク質を集めて血管系に戻す脈管であり、いわば血液循環の脇道である。イタリアのガスパール・アセリは、腸間膜の中を走るリンパ管の一部を観察し、『乳糜管《にゅうびかん》』（一六二七年）を著して報告した。フランスのジャン・ペケーはイヌの胸管が鎖骨下静脈に注ぐことを示し（一六五一年）、トマス・バルトリンは『胸の乳糜管』（一六五二年）で腸のリンパ管が胸管につながることを示した。こうしてリンパ管系の広がりと役割が明らかにされた。

肝臓はガレノス説において、心臓および脳とともに、人体における最重要の器官の一つであった。腸で吸収された栄養が門脈を通して肝臓に送られ、そこで静脈血に仕立て上げられると考えられていた。イギリスのフランシス・グリソンは肝臓を詳細に解剖して『肝臓の解剖学』（一六五四年）を著し、肝臓の中で分かれた門脈の枝と肝静脈の間につながりがないこと、また門脈の枝と胆管の枝が共通の線維鞘（現在のグリソン鞘）に包まれることを示した。

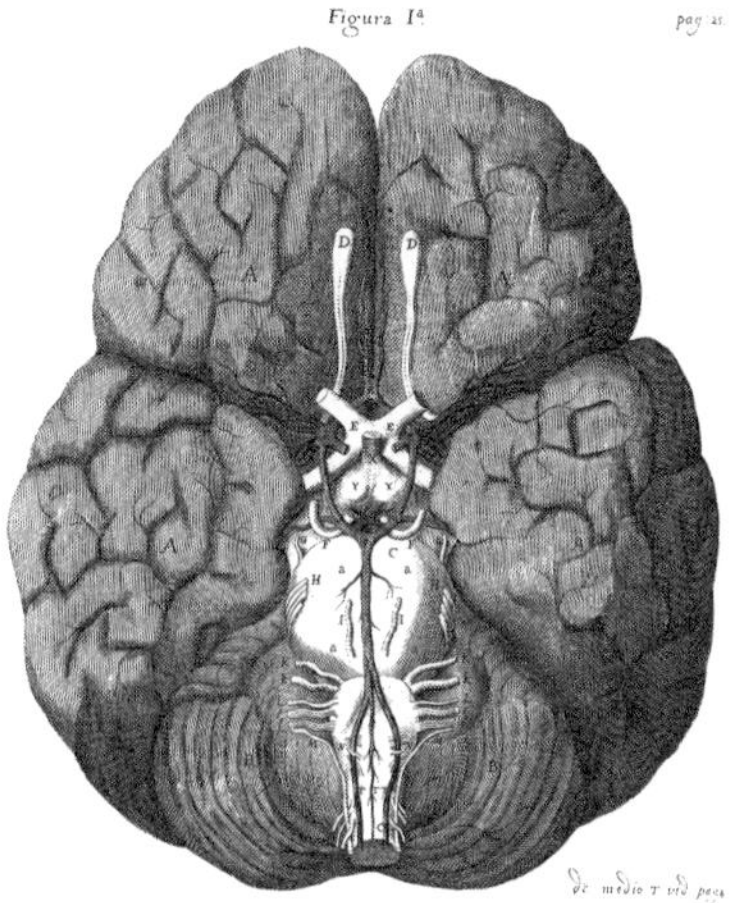

図 7-1　脳の底面（ウィリス『脳の解剖学』英語訳〔1681 年〕より）

古代ガレノス以来、中世・ルネサンス期までの通念では、脳の機能は前後に並ぶ三つの脳室に蓄えられた神経液によって営まれると考えられていた。第一の脳室では聴覚・視覚・嗅覚を集めて共通感覚を形成し、第二の脳室ではそれを受け取って思考と判断を行い、第三の脳室では記憶を貯蔵すると考えられていた。イギリスのトーマス・ウィリスは脳を詳細に解剖して『脳の解剖学』（一六六四年）を著した。脳を頭蓋から取り出して詳しく解剖・観察し、脳の機能が脳室ではなく実質に宿るのであり、大脳が思考を司り小脳が生命機能の中心であると考えた。また、視床、線条体という言葉を導入し、大脳動脈輪《どうみゃくりん》（現在のウィリス動脈輪）を記述している。

膵臓《すいぞう》、唾液腺、胸腺、甲状腺など内臓領域の肉質構造は、古代以来「腺《せん》」と呼ばれ、血管などを保護するクッションのようなものと考えられていた。イギリスのトマス・ワルトンは全身のさまざまな腺を調べて『腺学』（一六五六年）を著した。腺の多くが導管を有することから、これが液を分泌する器官（外分泌腺）であることを明らかにした。この著作で扱われた腺には、甲状腺、下垂体などの内分泌腺、胸腺、脾臓、扁桃《へんとう》などの免疫器官、精巣や卵巣などの生殖器官も含まれている。さらに脳が「腺」なのか「髄」なのかも論じられている。

一六世紀末に顕微鏡が発明され、一七世紀にはヨーロッパの医師や学者たちが人体や生物など自然界の微細な事物や構造を観察して報告するようになった。

イギリスではロバート・フックが顕微鏡を用いて動物、植物、鉱物など自然界のさまざまな事物を観察し、『ミクログラフィア』（一六六五年）を著した。その中でコルクの薄片に小さな孔が多数あるのを報告し、「小室」という意味で「セル」と呼んだ。生命の単位である「細胞」を初めて観察したものである。ネーデルラントではアントニ・ファン・レーウェンフクが微生物、原生動物、精子など微細な生物体を観察し、多数の著作を発表した。

イタリアのマルチェロ・マルピーギは、人体と動物体のミクロの構造を観察して、多くの新しい知見をもたらした。カエルの肺で肺胞の壁に細い血管の網工を観察し、動脈と静脈の末端が毛細血管でつながれていることを発見した（一六六一年）。腎臓の動脈に黒い液体を注入し、動脈の枝の末端につながる「小さな腺」すなわち糸球体《しきゅうたい》を発見した（一六六六年）。またニワトリの胚の発生過程を観察し、初期胚の形態形成に見られる脊索《せきさく》・体節・神経管を観察している（一六七三年）。

一七世紀のさまざまな解剖学の発見は、医学教育の教材として用いられる解剖学書にもいち早く取り入れられた。ヨハン・ヴェスリングはドイツ生まれでパドヴァ大学の解剖学・外科学教授で、その『解剖学類聚《るいじゅ》』（一六四一年）は、各章ごとに簡潔な解剖図を添えた使いやすさと、血液循環やリンパ管の発見をいち早く取り入れたことで好評を博した。

バルトリンはパドヴァ大学で学んでコペンハーゲンの解剖学教授になり、父親の著した解剖学書の増補改訂版（一六四一年）を改題して『改新解剖学』（一六五一年）を出版した。巻末に血液循環を実験的に示したヨハネス・ワレウスの書簡を収録し、リンパ管についての記述を含めるなど、解剖学の新しい発見を取り込んで改訂を繰り返した。

一七世紀終盤には、パドヴァ大学とは関係のないアルプス以北の医師たちが解剖学書を書いている。ユトレヒト大学のアイスブラント・ファン・ディーメルブリュックによる『人体解剖学』（一六七二年）は、「多くの新たな発見と、さまざまな観察によって彩られた」と副題が付けられている。

アムステルダムの医師ステフェン・ブランカールトによる『改新解剖学』（一六七八年）は「当世の学説に合わせて用意され」と副題が付いている。ルーヴァン大学のフィリップ・フェアハイエンによる『人体解剖学』（一六九三年）は「古代と現代の解剖学者が新しい方法で発見したすべてのことをわかりやすく記述した」という副題である。また、フランスの王立植物園のピエール・ディオニスによるフランス語の『人体解剖学』（一六九〇年）の副題は、「血液循環と最新の発見にしたがう」である。

一七世紀の解剖学書は、いずれも最新の解剖学的発見を取り入れて人体の構造を記述するだけでなく、人体の機能についてさまざまな推論を述べている。すなわち一七世紀あたりまでの解剖学の研究は人体を探究する唯一の手段であって、人体を観察して未知の構造を発見するだけではなく、人体の機能を推論するという目的も合わせ持っていたのである。

†一七世紀の医学教育

大学での医学の教材として、『アルティセラ』は一六世紀前半まで、『医学典範』は一六世紀末まで繰り返し出版されたが、一七世紀に入ると両者はあまり用いられなくなった。これらに代わってフェルネルの総合的な医学書『普遍医学』(一五六七年)がよく用いられ、一七世紀に入ってからも繰り返し版を重ねた。

一七世紀に入ると、医学理論と医学実地の教材は独立して出版されるようになった。医学理論書は、とくにドイツの諸大学とネーデルラントのライデン大学で多く書かれ、その多くは『医学教程』という表題がつけられ、生理学、病理学、徴候学、健康学、治療学の五部に分かれている。医学実地書はヨーロッパ各国の大学で書かれ、その多くは局所性の疾患を頭から足まで部位別におよび全身性の熱病を扱っている。

ダニエル・ゼンネルトはドイツのヴィッテンベルク大学の医学教授で、古代以来の医学と自然学を集大成し、自らの臨床経験を加えて膨大な著作を残し、当時の医学と哲学に少なからぬ影響を与えて、「ドイツのガレノス」と評された。シレジアのブレスラウ(現在のポーランド、ヴロツワフ)で生まれ、ヴィッテンベルク大学で医学を学んだ。医師免許と学位を取得して医学教授に就任(一六〇二年)して終生務め、疫病により病没(一六三七年)した。

ゼンネルトは、医学理論と医学実地の両面にわたって浩瀚《こうかん》な教科書を著した。『医学教程五書』(一六一一年)では、第一書の生理学で混合、精気、霊魂の能力と作用などガレノス生理学の重要な概念を扱っている。『自然科学要略』(一六一八年)は自然学の教科書で八書からなり、哲学の本性、宇宙、元素、気象、大地、霊魂、感覚的霊魂、理性的霊魂を扱っている。

『化学についてアリストテレスとガレノスの一致と不一致』（一六一九年）は医学に化学を持ち込み、アリストテレスとガレノスとパラケルススなどの学説を調和させようという著作である。医学実地書については大部のものを二群に分けて著している。一つは『熱病について四書』（一六一九年）で全身性の熱病を扱い、熱病一般、腐敗熱、消耗熱、疫病・疫病熱・悪性熱からなる。もう一つは局所性の疾患を扱う『医学実地』全六書（一六二八〜三五年）で、第一書は頭部の疾患、第二書は胸部の疾患、第三書は腹部の疾患、第四書は女性の疾患と小児の疾患、第五書は表在性の疾患、第六書は隠れた疾患を扱う。一一世紀から一八世紀末まで繰り返し書かれた医学実地書の中で、ゼンネルトのものは最大である。

モンペリエ大学のラザール・リヴィエールも医学教科書を著し、広く受け入れられた。医学実地書としては、局所性の疾患を部位別に扱う『医学実地』（一六四一年）と全身性の熱病を扱う『熱病の治療法』（一六四五年）を著している。『医学教程』（一六五五年）は五書からなり、生理学ではガレノス生理学の基本的な概念を扱っており、血液循環論は考慮されていない。

†多様化する医学の理論

一七世紀には古代以来の自然観が否定され、天動説に代わる地動説や、機械論的な世界観など新しい自然観が生まれていた。医学においても古代のガレノス以来の体液説が否定され、それに代わるさまざまな理論が登場するようになった。人体の機能や病気を化学で説明しようとする立場は「医療化学」と呼ばれることがある。これに対して「機械論」は人体を含めて自然現象全般を機械的に説明しようとする立場であり、とくに運動を力学的に説明しようとする立場は「医療物理」と呼ばれることがある。

古代以来の医学理論に初めて正面切って反対したことが知られているのは、前述した一六世紀のパラケルススである。人体の働きを「アルケウス」という霊的な気体によって説明し、独自の診断・治療法を唱えた。しかし生前に出版されたものはわずかで、主に弟子や信奉者たちによって手稿が探し出され出版された。

ヤン・ファン・ヘルモントはフランドルの医師で、錬金術・化学の研究を行い、医学思想家として後世に大きな影響を与えた。ブリュッセルで生まれ、ルーヴァン大学で数学などを学び、さらに医学を学んで学位を取得した。ヨーロッパ諸国を遍歴して医療のための科学に関心を寄せた。ブリュッセルとその近郊で暮らし、実験によりさまざまな種類の気体を生成して「ガス」と呼んだ。古代以来の四元素・体液説もパラケルスス説も批判して、化学にもとづいた独自の医学理論を作り上げ、自然界の元素は水であり、発酵素の作用によって種子に変えられてさまざまな物体に変化すると考え、その変化の原理をある種の精気的なガスであるとして「アルケウス」と名付けた。

また、ヘルモントは旧来の思想家たちとも新思想の学者たちとも激しく論争した。一六二一年に武器膏薬（武器によって生じた傷を癒やすために武器そのものに処置を加える）の説を批判し、聖職者の怒りを買って異端審問を受けて自宅に幽閉された。生前に著書の刊行を禁じられたが、没後に息子の手で著作集『医学の始原』（一六四八年）が刊行された。

フランシスクス・シルヴィウスはフランス系でドイツに生まれ、オランダのライデン大学で医学を学んだ。しばらくドイツのハーナウおよびアムステルダムで開業し、ライデン大学の医学教授になって医学理論と医学実地を教えた。ハーヴィーの血液循環論を支持し、デカルトとも知り合いになる。

彼はパラケルススとヘルモントの影響を受けて化学に強い関心をもち、生命と病気を酸とアルカリの対立および沸騰する発酵作用により説明しようとした。酸性とアルカリ性の調和が崩れたり間違った場所に集まったりした状態を「アクリモニア」と呼び、酸性およびアルカリ性のアクリモニアに対して逆の性質の薬剤で治療をした。討論形式の生理学書『医学討論一〇題』（一六六三年）および身体機能に基づいて疾患を分類・配列した新しい形式の医学実地書『医学実地新理念』（一六七一〜七四年）を著した。

イギリスのトーマス・ウィリスは『脳の解剖学』でも名高いが、ロンドンで開業して臨床家としても名声を博した。『医哲学二論』（一六五九年）を著し、第一部の「発酵について」では、すべての自然現象が五種類の化学的粒子（精気、硫黄、塩、水、土）の作用と発酵により説明できると論じた。第二部の「熱病について」では、血液中のこれらの粒子の発酵により熱病の原因を説明し、治療の指針とすることを論じた。

デカルトは、自然界の事象を運動や力学によって説明しようとする機械論を初めて体系的に論じた。デカルトの人体と脳の機能についての理論は、没後に出版された『人間論』（一六四八年頃完成、一六六四年出版）と『情念論』（一六四九年）の中で述べられている。デカルトは、ガレノス医学における「精気」のような生命的な原理を極力排除して、人体の機能を物質的あるいは化学的に説明しようとする。

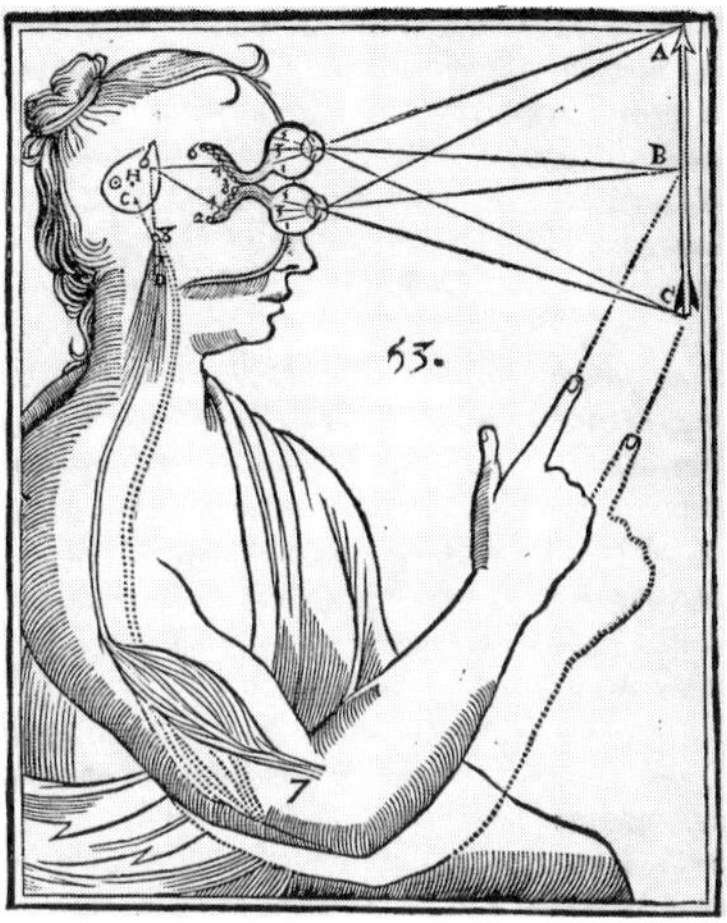

図 7-2　感覚と運動について機械論的な説明の図（デカルト『人間論』〔1677 年〕より）

栄養が付与される過程については古代以来の枠組みを温存しており、食物が胃で消化され、乳糜が分離して肝臓に運ばれ粒子が微細化されて静脈血となり、心臓での発酵により血液化が進んで動脈血になるといった説明をする。

また、古代以来の「霊魂」を脳の機能

（＝精神）という意味に再定義し、機械論的に説明しようとした。脳の機能は脳室内に含まれる動物精気によって行われ、神経を伝わってきた感覚は脳室内の動物精気に多様な運動を引き起こし、それが脳室の中心に位置する松果体《しょうかたい》を動かして、精神に感覚や情念を引き起こす。逆に精神は松果体を動かし、それによって脳室内の動物精気を動かし、動物精気が神経を通って筋肉に流れるようにする。このように精神と身体が松果体を介して相互作用するとデカルトは考えた。

デカルトの機械論は医学にも少なからぬ影響を与えた。医学理論の生理学においては古代からの体液説に基づいて人体の機能が説明されていたが、新たに血液循環論を前提として、栄養の付与、血液化、精気、呼吸などの内臓機能や、筋肉運動について機械論的な説明が試みられるようになった。

機械論に基づく新たな生理学の著作が書かれるようになり、しばしば「オエコノミア・アニマリス（動物的秩序）」と題された。イギリスの医師ウォルター・チャールトンは、英語で『栄養、生命、意志運動の自然誌』（一六五九年、ラテン語訳『動物的秩序について』）を著した。グローニンゲン大学のアントニウス・ドゥーシングは、動物的秩序についての三部作（一六六〇〜六一年）を著した。ライデン大学のテオドルス・クラーネンは『動物的秩序、血液循環のために短く素描された』（一六八五年）を著しており、設問に答える形式で生命維持機能（第一部）、精神機能と呼吸機能（第二部）を扱っている。クラーネンは機械論的生理学の頂点と目され、人体を時計のような機械になぞらえている。

イタリアのサントーリオ・サントーリオはパドヴァ大学教授ののちにヴェネツィアで開業し、『医学静力学理論』（一六一四年）を著して、椅子型の秤《はかり》で体重を計測し、飲食物と排泄物で説明のつかない体重減少から不感蒸泄《ふかんじょうせつ》の存在を報告した。また、イタリアのジョヴァンニ・ボレリは生物現象を物理学で説明しようとした。没後に出版された『動物の運動について』（一六八〇年）では、骨格と関節に対する筋肉の作用とそれによる身体運動を力学的に説明することを試みた。

このように一七世紀には、人体と病気について説明するために、体液説に代わる新しいさまざまな理論が提出された。しかしいずれも古代の体液説と同様に、観察や実験などの科学的な探究による裏付けをもつものではなかった。

†医学における臨床観察

古代のヒポクラテスとガレノス以来、数多くの医学著作が書かれているが、病床での患者の観察を記録したものはかなり稀である。その中で『ヒポクラテス集典』の「流行病」第一・三巻には、タソス島での三年間の気候と四二症例の病状と経過が記されており、貴重な記録である。

中世・ルネサンス期以後の大学での教育において、患者の病床での臨床教育がどの程度行われていたかについての情報は乏しい。一六世紀のパドヴァ大学のジョヴァンニ・ダ・モンテは臨床観察を重視して『医学相談』(一五五四年)を執筆し、病床で学生を指導したとされるが、その実体については不明である。

一七世紀にライデン大学のオット・ヘウルニウスは、病床での臨床実地教育を一六三六年から新たに始めた。後任のシルヴィウスは病床での症例提示を増やして毎日行うこととし、病理解剖も行って医学理論と医学実地を結びつけようとした。

また一七世紀の医師たちには、さまざまな病気を観察して報告した著作がある。猩紅熱《しょうこうねつ》は溶血性連鎖球菌による感染症の一つで、ドイツのゼンネルトが一六一九年に猩紅熱の流行を経験し、その特徴的な発疹と落屑《らくせつ》を記録している。くる病はビタミンDの不足が主な原因となる小児の骨の軟化症で、古代から漠然と知られていたが、イギリスのグリソンが『くる病』(一六五〇年)を著して「くる病」という病名を提案した。

イギリスのトーマス・ウィリスは『合理的薬剤学』(一六七四年)の中でさまざまな病気の観察を報告しているが、それまで多尿として知られていた糖尿病患者の尿が甘いことを初めて記ししている。結核は感染部位によって症状が多様で、労咳(肺結核)、瘰癧《るいれき》(リンパ節結核)、尋常性狼瘡《ろうそう》（皮膚結核）などと呼ばれていたが、イギリスのリチャード・モートンは結核について最初の医学書『労咳学』（一六八九年）を著した。

シデナムはイギリスの医師で、ロンドンで開業して臨床的観察と経験に基づいた著作を著して高く評価され、「イギリスのヒポクラテス」と呼ばれた。イギリス南西部の小村で清教徒の家庭に生まれ、オックスフォード大学に入学し、学業を一時中断して内戦に参加したが医師になり、ロンドンで医師として開業し、王立内科医協会の免許を取得した。ヒポクラテスに傾倒して臨床的観察と経験を重んじて、正確で詳細な疾病記述を行った。

イギリス国内では医学界からの反対に遭ったが、ライデン大学のブールハーフェに高く評価されて広く知られるようになった。生前に六編の著作を刊行し、没後に一編が刊行された。『熱病の治療方法』（一六六六年）は一六六五年までにシデナムがロンドンで経験した疾患について治療法を述べたもの。『急性病の病誌と治療についての医学的観察』（一六七六年）はその改訂版で、一六六六〜七五年に経験した疾患を加え、伝染性疾患が天体や大気の影響を受けるという流行素因の理論を主張した。『痛風と水腫についての論文』（一六八三年）では、自身が経験した痛風の症状が生き生きと描写されている。没後の『処方集約』（一六九三年）は、実地によく用いる一四種の薬剤処方と六一の疾患の治療法を述べたもので、シデナムの著作の中で最も広く読まれた。

第8章　一八世紀——拡大する世界と知識

一八世紀のヨーロッパでは、オランダとイギリスを中心に国際貿易が拡大して、市民が経済力を蓄えるようになった。王侯・貴族を中心とした旧来の社会体制にも、ゆっくりとした変化が始まった。

一八世紀には理性に信頼を置く啓蒙思想が生まれ、自然界の現象を物理・科学の法則で説明しようと試みた。世界中から自然と社会のありとあらゆる事物が集められ、収集・所蔵のための博物館が作られ、それを集大成する膨大な著作が出版されるようになる。さらに知識を整理するための分類体系や理論が考案されるようになった。知識を拡大し理性によって説明しようとする啓蒙主義は、医学にも少なからぬ影響を与えている。

†ブールハーフェの医学

一八世紀初頭にネーデルラントのライデン大学医学部で教授を務めたブールハーフェは、優れた講義によって高い評判を呼び、ヨーロッパ各国から多くの学生を集めて育て、「ヨーロッパ全体の教師」と呼ばれた。ブールハーフェによる医学理論書『医学教程』と医学実地書『箴言』は革新的な内容を含み、その後の医学教育のあり方を大きく変えていった。またライデンで学んだ数多くの弟子たちも、ヨーロッパ各国の大学で教職に就いて医学教育を充実させていった。

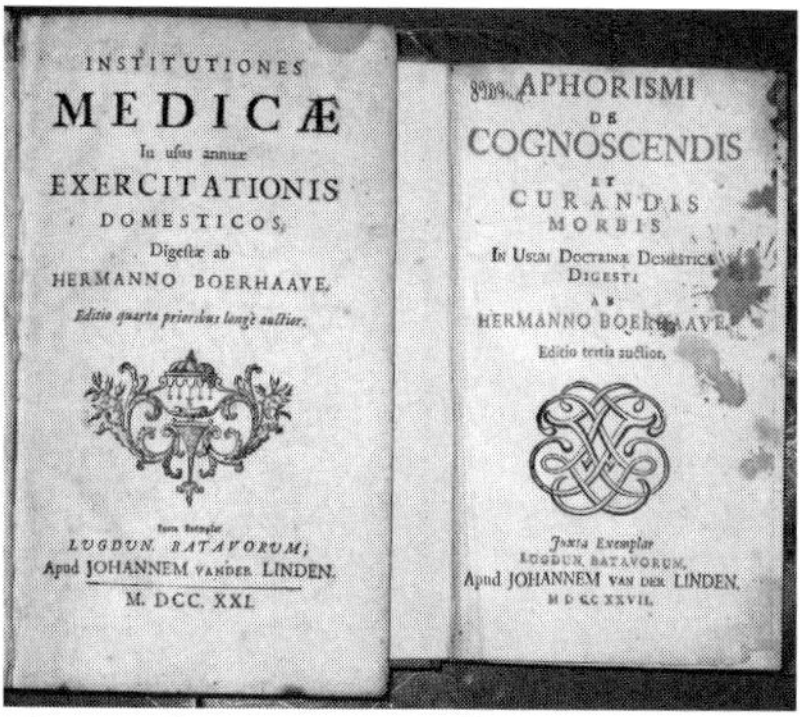

図8-1　ブールハーフェの『医学教程』（1721年版）と『箴言』（1727年版）

ブールハーフェはライデン近郊で牧師の子として生まれ、ライデン大学で神学と哲学を学び、さらに独学で医学を学んでハルデルウェイク大学で医学の学位を得て、聖職者への道を捨ててライデンで医師として開業した。数学、物理学、解剖学、植物学、科学を独力で研究し、ライデン大学の医学の講師に採用され（一七〇一年）、医学理論と医学実地の講義を担当した。

授業の人気が高く、聴講する学生が急速に増えて、医学理論書『医学教程』（一七〇八年）と医学実地書『箴言』（一七〇九年）を出版した。植物学の教授になり（一七〇九年）、臨床実地指導を担当し（一七一四年）、化学の教授も兼任（一七一八年）。化学の講義の聴講記録がフランスやイギリスで出版されたために、『化学要論』（一七三二年）を出版した。解剖学以外のほとんどの科目を担当したことになる。

ライデン大学にはヨーロッパ各国から多くの学生が集まり、英語圏から八〇〇人、ドイツ語圏から六〇〇人の学生がブールハーフェのもとで学んだ。優秀な学生たちが彼の新しい医学教育を受け継いで各国に広がり、スイス出身のアルブレヒト・フォン・ハラーはゲッティンゲン大学で、ゲラルド・ファン・スウィーテンとアントン・デ＝ハエンはウィーン大学で、モンロー一世とジョン・ラザフォードはエジンバラで医学を教えた。植物分類学の祖カール・フォン・リンネも晩年のブールハーフェに私淑した。

ブールハーフェの『医学教程』は伝統的な五部構成で、生理学、病理学、徴候学、健康学、治療学からなる。しかし生理学の部分がほぼ半分を占めていること、元素や体液といったガレノス生理学の概念を扱わないことが大きな特徴になっている。ブールハーフェは人体のさまざまな器官が線維や微細な管によって構成されていると考え、その中の液体の流れによって器官の機能を機械論的に説明しようとした。

これに対して病理学以下の部分では、伝統的な医学理論の内容がほぼ踏襲されている。病理学では病気の本性・原因・症状について論じている。徴候学では総論に続いて、診断に役立つ徴候として脈、呼吸、尿が取り上げられる。健康学はごく短く、予防と長命が取り上げられる。

また、治療学では自然治癒力を助長する治療方針と、強心薬と解毒剤などが取り上げられている。

ブールハーフェの『箴言』は個別の疾患を扱う医学実地書であるが、まったく新しい内容を有している。それ以前の医学実地書では、局所性の疾患を頭から足へ部位別に扱い、それに全身性の熱病を合わせたものがほとんどであった。『箴言』では疾患を分類することをやめて、九六の疾患を列挙するに留めた。局所性と全身性の疾患という分類に本質的な意味がなく、分類することそのものが難しいと考えたからだろう。

『箴言』で列挙される疾患を詳しく見ると、六群に区分されることが分かる。第一群（一三項）は軽微な体質性の疾患、第二群（一九項）は外傷性・体表性の疾患、第三群（二一項）は全身的な熱性疾患、第四群（二一項）は局所的な急性疾患、第五群（一三項）は慢性疾患、第六群（九項）はその他の疾患である。列挙されている疾患は、今日では症状・病態と見なされるものであるが、その症状・病態の性質によって疾患が区分されている。ブールハーフェは明示的にではないにしても、症状・病態によって疾患を区別するという新しい方法を提示したのである。

拡散する医学の理論

四種類の元素と体液で人体の働きや病気のなりたちを説明する古代のガレノス以来の理論が

否定されて、一八世紀にはこれに代わる説明を求めて、さまざまな医師たちが新たな理論を提案した。

ドイツのフリードリッヒ・ホフマンはイェーナ大学で医学を学び、ネーデルラント、イギリスに遊学してハレ大学の医学教授になった。『医学の基礎』(一六九五年)は医学理論の内容(生理学、病理学、徴候学、健康学、治療学)を簡潔な箴言形式で述べたものである。デカルトの影響を強く受けて機械論的粒子論の立場で、液体部分(血液、リンパ、精気)が中空の線維からなる固体部分(神経、血管など)を通って運動し伝達されて身体の変化が起こると論じている。この機械論的な説明は、ブールハーフェの生理学と類似している。『系統的理性的医学』全四巻(一七一八〜三九年)では医学理論を体系的に展開している。

ゲオルク・エルンスト・シュタールはイェーナ大学で医学を学び、ホフマンの推挙によってハレ大学の教授になったが、次第にホフマンとの関係が悪くなり、大学を辞してベルリン宮廷の侍医になった。『真性医学理論』(一七〇八年)は生理学と病理学からなる医学理論書で、生命における霊魂の働きを強調した。「生命」は運動性と感覚性を備えるために粘液と油脂の性状をもち、そのため不安定で消耗しやすいが、「霊魂」は生体物質の解体を防ぐ働きがある。霊魂はまた生体を活性化して、胎芽《たいが》の発生や成長、肺での呼吸、血液の循環、胃での消化など目的に適ったさまざまな営みを導くとする。

シュタールの「霊魂」は「自然」とも呼ばれ、物質的なものではなく、生命現象を理解するために仮定されたものである。生命現象を説明するために霊魂など非物質的な原理を仮定する理論は生気論と呼ばれる。シュタールの理論はその後の生気論に大きな影響を与えた。シュタールはまた化学の研究を行い、燃焼が物質中のフロギストン（燃素）が逃げ出すことにより起こるという説を提唱した。

オランダのヒエロニムス・ガウプはハルデルウェイクとライデンの大学で医学を学び、フランスに遊学してしばらく医師として開業し、ライデン大学の医学教授になった（一七三四年）。『医学病理学教程』（一七五八年）は「病理学総論（医学実地の病理学にあたる）」と「病理学各論（医学実地にあたる）」からなる。ガウプの医学理論は折衷的で、ブールハーフェの機械論をもとにハラーの刺激感応性の原理を取り入れたもので、生体内の生命力を強調し、これが身体の内外からの刺激によって活性化されるとした。さらに感覚を司る霊魂力が霊魂と生命力の間をつなぐと考えた。

スコットランドのウィリアム・カレンはグラスゴー大学で医学を学び、グラスゴー大学（一七五一年）とエジンバラ大学で教授になり（一七五五年）、医学理論と医学実地の講義を担当した。『医学実地初歩』全三巻（一七七七〜八四年）は英語で書かれた臨床手引書で、発熱性疾患、神経性疾患、悪液性疾患を扱っている。ホフマンとハラーの学説から示唆を得て、神経系が身体の機能や病気のなりたちに重要な役割を果たすと考え、病気のなりたちについて新しい体系を作り上げた。神経力が刺激によって高まると固体部分の緊張が高まって攣縮《れんしゅく》を生じ、逆に神経力が低下すると無力を生じ、そこからさまざまな病気が発生するというものである。

ジョン・ブラウンは二〇代半ばからラテン語の知識を利用して自活しながら、エジンバラ大学でカレンの保護を得て医学を学んだが、仲違いをしてセント・アンドルーズ大学で医学の学位を得た。独自の「ブラウン学説」を標榜し、神経系に根本的な活性力が宿り、環境からの作用により興奮の過剰や欠乏が生じて病気になると唱えた。活性力が不足した「虚弱」では阿片やアルコールなどの強壮剤を処方し、活性力が過剰な「強壮」では瀉血や浄化を処方した。攻撃的な弁舌によって学生たちの人気を博し、『医学原理』(一七八〇年)を著したが、素行の悪さと深酒によって短い波瀾の生涯を終えた。

フランスではデカルトの動物機械論が大きな反響を呼び、動物が精神的な霊魂を有するか苦痛を感じるかが、医師や哲学者の間で議論された。ジュリアン・オフレ・ド・ラ・メトリーはブールハーフェの機械論的生理学をフランスに紹介し、『人間機械論』(一七四八年)を著して、人体と精神活動を機械論に基づいて定量的に探究すべきだと主張した。これに対してモンペリエでは、生命的な原理を重視する生気論が盛んであった。

テオフィル・ド・ボルドゥはモンペリエで医学を学び、パリに移り(一七五一年)、開業して社交界の人たちを診察した。ドゥニ・ディドロとも交遊し、医学実地に関する論文や書簡を多数執筆した。腺の分泌作用が物理学や化学で説明できないと考えて、医化学派とブールハーフェを激しく批判した。各器官に特有の生命力が備わり、生命原理としての自然によって統合されるという生気論を展開した。

ポール＝ジョゼフ・バルテスはモンペリエで医学を学び、しばらくパリで過ごして百科全書などに寄稿したが、モンペリエ大学の医学教授になった（一七六〇年）。その後パリに出て（一七八一年）国王の侍医や科学アカデミー会員などを務めた。『人間科学の新原理』（一七七八年）では身体（物体）および精神（魂）の他に生命という第三の原理が存在し、理性的意志による統括が不可能な不随意運動や組織の反応などは生命原理が支配すると主張した。他にも生命原理について多数の著述を発表し、大きな反響を呼んだ。

ドイツでは一八世紀後半から一九世紀初頭にかけて、ヘーゲルやシェリングから強い影響を受けて、生命的な原理を追究する生気論や統一的な原理を求める自然哲学が隆盛であった。ヨハン・フリードリッヒ・ブルーメンバッハは学位論文「人類の自然変異について」（一七七五年）で形質人類学の基礎を築いたことで知られるが、ゲッティンゲン大学の医学教授になって生命力を軸とする著作を著した。また、『生理学教程』（一七八六年）では生命現象として形成、運動、感覚を区別し、それに関わる生命力として形成力が形成を、収縮性と刺激感応性が運動を、感覚性が感覚を導くとした。

ヨハン・クリスティアン・ライルはハレ大学とベルリン大学で医学教授を務めて生理学の雑誌を創刊し、論文「生命力について」（一七九六年）の中で生命物質の化学変化において生命力が作用すると主張し、注目を集めた。

オーストリアの医師フランツ・アントン・メスメルは、天体から発して神経系を通して人体に作用する「動物磁気」があると考え、一七七七年頃から、鉄棒やロープなどを通してそれを与えることで患者を治療できると主張し実践した。一時脚光を浴びたが、医学界から強く批判され、理論も否定された。

†人体機能の探究

ブールハーフェの『医学教程』では生理学の部分が大きく拡張されていたが、それ以後に、伝統的な五部構成の医学理論書は次第に書かれなくなり、代わって生理学だけが取り上げられて出版されるようになった。

ハラーは『生理学初歩』（一七四七年）を出版し広く用いられた。さらに多くの著作を引用した生理学の大著『人体生理学原論』全八巻（一七五七〜六六年）を刊行して、生理学を独立した学問分野として位置づけた。

ハラーはまた動物を用いて人体の機能についてさまざまな実験を行った。とくに有名なのは「人体の感覚性と刺激感応性部分」（一七五二年）である。「刺激感応性」という概念はイギリスのグリソンが『胃腸論文』（一六七七年）で用いたもので、胃腸の壁を作る線維が刺激を受けて収縮することを意味していた。ハラーは生きている動物を解剖してさまざまな器官に刺激を与えてその反応を観察した。そこで筋肉のみが刺激に応じて収縮することを観察して、その性質を刺激感応性と呼び、神経は刺激を霊魂に伝えるのでその性質を感覚性と呼んだ。ハラーの実験は、人体の器官を材質によって区別し、材質（組織）に特有の機能を明らかにするという点で独創的であった。

マリ・フランソワ・グザヴィエ・ビシャはリヨンで医学を学び、フランス革命後の混乱期にパリに出て外科医のピエール＝ジョゼフ・ドソーの弟子となり、自宅で解剖教室を開いて人体解剖の示説や動物実験による器官の機能の研究を行った。『諸膜論』（一七九九年）では人体を構成するさまざまな膜を区別し、解剖学的構造と生理学的機能が異なることを示した。

また、『一般解剖学』（一八〇一年）では有機的・動物的生命の区別（植物機能と動物機能）、神経・脈管・筋・腺などの解剖学的区別に基づいて、人体を構成する二一種類の組織を分類し、単純な観察や簡単な実験（酸とアルカリ、煮沸《しゃふつ》、乾燥など）によって各組織の性質を調べた。器官の素材として組織を位置づけるビシャの着想は、一九世紀中盤以後に顕微鏡の観察による組織の概念に受け継がれていった。

ルイージ・ガルヴァーニはボローニャ大学で医学を学び、解剖学の講師、産科学の教授になった。カエルの筋標本を用いた実験を行い、二種類の金属を神経に当てると大きな筋痙攣《けいれん》が起こることを見出して、「筋運動への電気の効果」(一七九一年)として発表した。神経生理学の研究の端緒として評価されている。

呼吸という現象は、有機物を酸素で燃焼させてエネルギーを獲得するもので、あらゆる生命活動のなかで最も重要な基礎である。呼吸および燃焼という化学反応の研究は、一七世紀のロバート・ボイルの化学研究から始まり、多くの研究者の関心を集めた。

ジョン・メイヨーは燃焼によって消費される空気中の成分を「ニトロ性精気」と呼んだ(一六七四年)。シュタールは物質中に含まれる燃素(フロギストン)が逃げ出すことで燃焼が起こると説明した(一六九七年)。ジョゼフ・プリーストリーは一〇種類ほどの気体を分離し、その中に燃焼を助ける気体(酸素)を見出して「無燃素気」と名付けた(一七七五年)。酸素とその役割は最終的にアントワーヌ・ラヴォアジェによって発見された。

ラヴォアジェはパリで生まれ、マザラン大学校で数学、物理学、化学、天文学を学び。科学アカデミー会員になった。徴税請負人になって研究費を捻出し、化学の研究を行い、プリーストリーの実験を追試して、その気体を「酸素」と命名した。酸素と水素が結合して純粋な水ができること、動物の呼吸が燃焼と同じものであることを示した。さらに重要な化学物質にふさわしい名前を新たに付け、その用語を用いて化学の教科書『基礎化学原論』（一七八九年）を著した。ラヴォアジェの業績は広く認められたが、革命後の混乱期に旧政府の徴税請負人は革命裁判にかけられ、ラヴォアジェも死刑に処せられた。

†医学実地と医療技術

医学実地では個別の疾患について診断・治療・予後を教える。その教材となる医学実地書では局所性の疾患を頭から足まで配列し、全身性の熱病と合わせた基本型の構成であった。この形式は疾患を検索しやすいという実用性では優れているが、疾患の本質を反映するものではなかった。

ブールハーフェの『箴言』（一七〇九年）は基本型の構成をやめて、症状・病態にしたがって配列する新しい方法を採用した。この方法はより疾患の本質に迫るものと認められ、一八世紀の医学実地書に多く用いられるようになった。そして一八世紀後半には症状・病態別の配列をさらに発展させたまったく新しいタイプの疾病分類学が登場した。

フランソワ・ボワシエ・ソヴァージュはモンペリエ大学の植物学教授で、疾病分類学を発表して大きな反響を呼んだ。南フランスのアレスで生まれ、モンペリエ大学で医学を学んで学位を得て、しばらくパリで過ごして疾患の分類についての研究を行い、その概略を『疾患の新しい綱』（一七三一年）として発表した。

モンペリエに戻って困窮者のための医療職に就き、植物園の管理を担当し、植物学教授になった（一七五二年）。スウェーデンの植物学者リンネと交流をもって互いに刺激を受け、主著の『方式的疾病分類学』（一七六三年）を刊行した。この著作では疾患は症状の類似性にしたがって分類され、一〇綱、四三目、二九五属に分けて二三〇八種の疾患が列挙された。疾病分類学は一世を風靡し、一八世紀後半から一九世紀初頭にかけて多くの医学書が疾病分類学の方式を採用した。

一八世紀までの医学では、病気の診断をする方法は医学理論の中の徴候学で教えられていた。医師たちは診察の際に、患者が自分の病状を訴える言葉、患者の態度と身体の外からの観察を通して病気を診断した。身体の観察では、尿、脈、呼吸の三つがとくに注目された。

尿診では患者の尿をガラス瓶に入れて色や濁りを観察し、それに用いるガラス瓶は医師に必須の道具でシンボルにもなった。脈診では患者に触れて脈を触知するが、脈の速さを正確に計ることはなく、「強く速く拍動する」とか「跳ねるがごとく、たまに結滞《けったい》」のように感触を描写するにとどまった。体温を測るための器具はなく、患者の身体に触れて体温を見積もることも稀であった。一八世紀後半に、身体の内部の状態を知るためのまったく新しい診断技術の打診法が開発された。

レオポルト・アウエンブルッガーはウィーン大学のスウィーテンのもとで医学を学び、スペイン病院の主任医師になった。胸部を叩いた時の音に差異があることを見出し、『ヒト胸部打診の新考案』(一七六一年)として発表した。打診法では肺と心臓の反響音の違いから、心臓の大きさを見積もることができる。また肺の病変によっても音が変化する。体内の病変を客観的に評価できる初めての診断技術であったが、当時の医師たちに注目されることはなかった。打診法の意義は一九世紀初頭にフランスのジャン＝ニコラ・コルヴィサールによって認められ、広められた。

人類は古代以来、腺ペスト、天然痘、結核などさまざまな感染症に悩まされてきたが、それらを予防したり治療したりする効果的な手段を長らく持たなかった。天然痘の感染を抑制する種痘《しゅとう》は、一八世紀末に開発されてたちまちのうちに世界中に広がり、人類を天然痘の恐怖から解放した。

天然痘から回復した人が二度と感染しないことは古くから知られていた。健康な人に天然痘を人工的に植え付けて予防する人痘《じんとう》も各地で行われていた。一八世紀初頭にイギリスのメアリー・モンタギューは、コンスタンティノープル滞在中とロンドンで自分の子どもたちに人痘接種を受けさせて成功し、多くの書簡を書いて人痘接種法をヨーロッパに広めた。しかし典型的な天然痘を発症して死亡することも稀にあり、天然痘の流行源となる危険も考慮する必要があった。

エドワード・ジェンナーはロンドンでジョン・ハンターの弟子となって医学を学び、故郷のバークリーに帰って外科医として開業した。牛痘《ぎゅうとう》というウシの流行病に人が感染するとその後天然痘に罹らないことは、牧場で仕事をする人たちに知られていた。ジェンナーはその話をある搾乳婦から聞き、牛痘を人体に接種する試験を行った。

自然に牛痘に罹った例も含めて二三の症例をまとめて『牛痘の原因および作用に関する研究』(一七九八年)を発表した。ジェンナーの研究はすぐに注目され認められ、翌年には種痘の普及を図るためにイギリスにジェンナー協会が設立され、大陸の各国にも速やかに広まった。種痘はさらにアジアにも広まり、一八〇五年には中国で大規模に接種され、幕末の日本では一八四九年に大坂で緒方洪庵《こうあん》が種痘館を、一八五八年には江戸のお玉ヶ池に八三名の医師が協力して種痘所を設立した。

†解剖学・外科学・病理解剖

一七世紀までの解剖学は、人体の構造を探究するだけでなく、人体の機能を推論するための唯一の手段でもあった。一八世紀に入って解剖学の役割も変わってきて、医学および外科学のための基礎として重視され、学習しやすい簡便な解剖学書が書かれるようになった。

イギリスのウィリアム・チェセルデンは聖トマス病院の徒弟として外科を学び、ウィリアム・カウパーから解剖を学んだ。当時の外科医は地位が低く理髪師を兼ねていたのだが、チェセルデンは床屋外科医になるとすぐに解剖学を教える講座を開いて『人体解剖学』（一七一三年）を英語で出版した。聖トマス病院の外科医になり、白内障、膀胱結石切除などの手術法を工夫して、外科医としても名声を博した。『人体解剖学』は四巻に分かれ（骨と関節、筋、腹・胸・頭の内臓と脈管・神経、生殖器・胎児）、運動器の扱いが大きく、外科学に役立つ解剖学になっている。

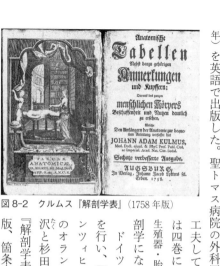

図8-2　クルムス『解剖学表』(1758年版)

ドイツのヨハン・アダム・クルムスはダンツィヒで医業を行い、『解剖学表』（一七三二年）をドイツ語で出版し、ダンツィヒのギムナジウムの教授になった（一七二五年）。そのオランダ語訳が江戸時代の日本にもたらされ、前野良《りょう》沢《たく》と杉田玄白《げんぱく》によって訳されて『解体新書』になった。『解剖学表』の内容は二八の表に分かれ、各表は一葉の図版、箇条書きの摘要、解説文に分かれている。内容は総論

(①〜③)、全身の骨格(④⑤)、頭部の器官と全身の神経(⑥〜⑫)、胸部の器官と全身の血管(⑬〜⑱)、腹部の器官(⑲〜㉔)、骨盤の器官と胎児(㉕〜㉗)、全身の筋(㉘)を扱う。

一八世紀には各国に著名な外科医が現れるようになった。

ドイツのローレンツ・ハイスターは、ギーセン、ライデンなどで医学を学び、ハルデルウェイク大学で学位を得て、アルトドルフ大学の解剖学と外科学の教授になり(一七一〇年)、ヘルムシュテット大学に移った(一七二〇年)。人気のある教科書を多数著し、『解剖学提要』(一七一七年)はラテン語で版を重ね、六カ国語訳が出版されている。さらに医学理論書の『医学の基礎』(一七三六年)と医学実地書の『医学実地提要』(一七四三年)も著している。ハイスターの『外科学』(一七一八年)はドイツ語で書かれ多数の図を掲載して大いに広まった。大槻玄沢《おおつきげんたく》訳の『瘍医《ようい》新書』(一七九二年)はそのオランダ語訳からの重訳である。

一八世紀後半のイギリスでは、ハンター兄弟が著名である。兄のウィリアム・ハンターはグラスゴー大学で哲学など、さらにエジンバラ大学で医学を学び、ロンドンに移って勉学を続けた。解剖教室をつくって(一七四六年)多くの優秀な弟子を育て、外科組合に入会した(一七四七年)。グラスゴー大学から医学の学位を取得し、シャーロット王妃の侍医になり、手術の技量が高く産科医として活躍した。『妊娠子宮の解剖学』(一七七四年)は子宮内の胎児を観察して描いた画期的な図譜であった。

弟のジョン・ハンターは兄の助手として解剖教室で働き、チェセルデンとパーシヴァル・ポットの下で外科学の修業をした。陸軍の軍医を務め、ロンドンで外科病院を開業し、兄の解剖教室を引き継いで運営し、聖ジョージ病院の外科医、ジョージ三世の特別外科医、軍医総監を務めた。多くの資金と時間を比較解剖学に捧げ、膨大な標本を集めた博物館を私宅に作った。残された標本は、外科医協会に買い取られてハンター博物館になっている。『人歯の博物誌』（一七七一年）は歯科学に大きな変革をもたらし、『血液、炎症、銃創の論文』（一七九四年）は炎症と化膿についての先駆的な研究である。

一八世紀後半のフランスでは、ドソーが最も高名な外科医である。地方の床屋外科医のもとで修業し、一七六〇年代にパリに出て外科組合で学び、人体解剖の個人授業を行って好評で社会的な地位を築いた。オテル・デューの外科主任に任じられ、その外科学教育を改革して、ビシャを始め優秀な弟子を育てた。血管結紮法と大腿骨骨折の副木など、外科処置にさまざまな改良を加えた。没後にビシャ編により『外科著作集』（一七九八年）が出版されている。

病理解剖すなわち「剖検《ぼうけん》」は、臓器の病変を探究することを目的に行われる人体解剖である。その試みは一六世紀から散発的に行われていたようだが、一七世紀には活発になり実地解剖学と呼ばれた。ジュネーヴの医師テオフィル・ボネーは中年で聴力を失ってから著述に専念し、古今の著作に書かれた病理解剖の記述を集大成して『墓、すなわち実地解剖学』（一六七九年）

という大著を著した。

イタリアの解剖学者モルガーニは、多数の症例を観察し、その病理解剖を行って、自らの所見をもとに金字塔的な病理解剖の著作を出版した。モルガーニはボローニャ大学で医学を学び、肉眼解剖と顕微鏡を用いた研究を行って『解剖学雑録』(一七一九年)を著し、その業績が認められてパドヴァ大学の解剖学教授になった。臨床症状と器官の病変の関係について、自分の観察をもとに新たに研究を始めた。その記録を書簡として友人に送り、総計七〇通の書簡をまとめて『(解剖によって明らかにされた)病気の座および原因について』(一七六一年)として出版。この著作ではガレノスの体液説に依拠した医学実地書の局所性＋全身性という伝統的な枠組みに依拠していたために、新たな疾患概念を生み出すには至らなかった。臓器の病変に基づく新しい疾患概念の成立には、一九世紀以後のパリを中心とした医師たちの登場を待たねばならなかった。

†医療施設としての病院

中世ヨーロッパでは、病院は教会や修道院によって設立され、貧者や家族のない人たちを保護する場所であった。一五世紀末頃からは病院で医療も行われるようになり、一六世紀後半頃から役割が分化していくつかの型の病院が登場した。第一に急性疾患にかかった貧者を治療するところ、第二に疫病や天然痘などの伝染病患者を世話するところ、第三に不具者浮浪者など仕事のない人々を収容するところである。一八世紀頃から、病院は次第に医療の場所という性格を強めていった。

イギリスに現存する最古の病院は、一一二三年に修道士が創設した聖バーソロミュー病院である。貧民の救済や巡礼者への食事提供を行っていたが、一六世紀後半の宗教改革により一時閉院され再開した後、医師による診療が行われるようになった。現存する建物は一七三〇～六〇年代に建築された。

イギリスでは、一八世紀に裕福な市民が資金を寄付して寄付財団病院が次々と創設された。銀行家のヘンリー・ホエアが発起したウェストミンスター病院（一七一九年）、書籍商・出版業のトマス・ガイが私財を投じたガイ病院（一七二一年）、レインズボロー伯爵とゆかりの人たちによる聖ジョージ病院（一七三三年）、外科医ら七名が疾病貧民救済のために設立したロンドン病院（一七四〇年）、二〇名の篤志家《とくしか》の発意で設立したミドルセクス病院（一七四五年）など、一八世紀のロンドンに七つの総合病院が設立された。

ヨーロッパ大陸諸国の病院の多くは、教会や政府が設立した公的なものが多く、市民などの寄付による民間の病院は少ない。

フランス最古の病院は六六〇年にパリ司教が設立したオテル・デュ―で、貧者の救済を行っていた。裕福な市民や貴族が貧者の医療のために一六一三年にシャリテ病院を設立し、一六五六年には火薬工場の跡地に大規模なサルペトリエール病院が作られた。一七世紀には貧者のための施設が別に作られて、病院では医療の役割が強まり、一八世紀にはしっかりとした医療施設になった。一七七八年には財務大臣ジャック・ネッケルの夫人の寄付によりネッカー病院が設立され、一八〇一年に小児病院を併設した。

ドイツではプロイセン王フリードリヒ一世がベルリンに病院を設立し、一七一三年には医学校が併設され解剖劇場を建設した。一七二七年に慈善を意味するシャリテと命名され、一八一〇年にベルリン大学となった。

オーストリアではウィーン総合病院が一七世紀末に設立され、傷病兵や貧者を収容していた。ウィーン大学医学部には小規模な病棟があった。ブールハーフェのもとで学んだスウィーテンが女帝マリア・テレジアに招かれてウィーン大学医学部の教育を改革した。ウィーン総合病院は一八世紀に何度か拡張され、一七八四年には再編成されて医療医学の施設を切り離し、医療機関として再出発した。

一八世紀に病院が医療施設として発展したことにより、病院で死去した患者の病理解剖が広く行われるようになった。この状況から、一九世紀には病理解剖を基礎とした新しい医学への発展の道筋が開けることになった。

第9章

西洋伝統医学の特徴と構造

西洋医学の起源は古代ギリシャ・ローマに遡る。その医学の歩みは一八世紀までゆっくりとしたものであったが、一九世紀に入って医学の内容は大きく変容し、着実に進歩を続けるようになり、現代の医学・医療はさらに急速に発展をし続けている。

アメリカの医史学者アッカークネヒトは『医学小史』（一九五五年）の中で一八世紀以前の医学を「病宅医学」と呼び、一九世紀前半の「病院医学」、一九世紀中葉以後の「実験室医学」から区別している。フランスの哲学者フーコーは『臨床医学の誕生』（一九六三年）を著し、一九世紀に入って病理解剖を通して臨床医学が生まれ、医学への眼差しが変わったことを強調している。

一八世紀以前における医療の状況は、現在の我々が知る近代医学とはまったく違っていた。「西洋伝統医学」では、医師は患者宅に出向いて診察を行い、患者の生活環境と主観的な病状に加えて、尿の視診や脈の感触により診断が行われていた。また植物薬を中心とした薬剤と瀉

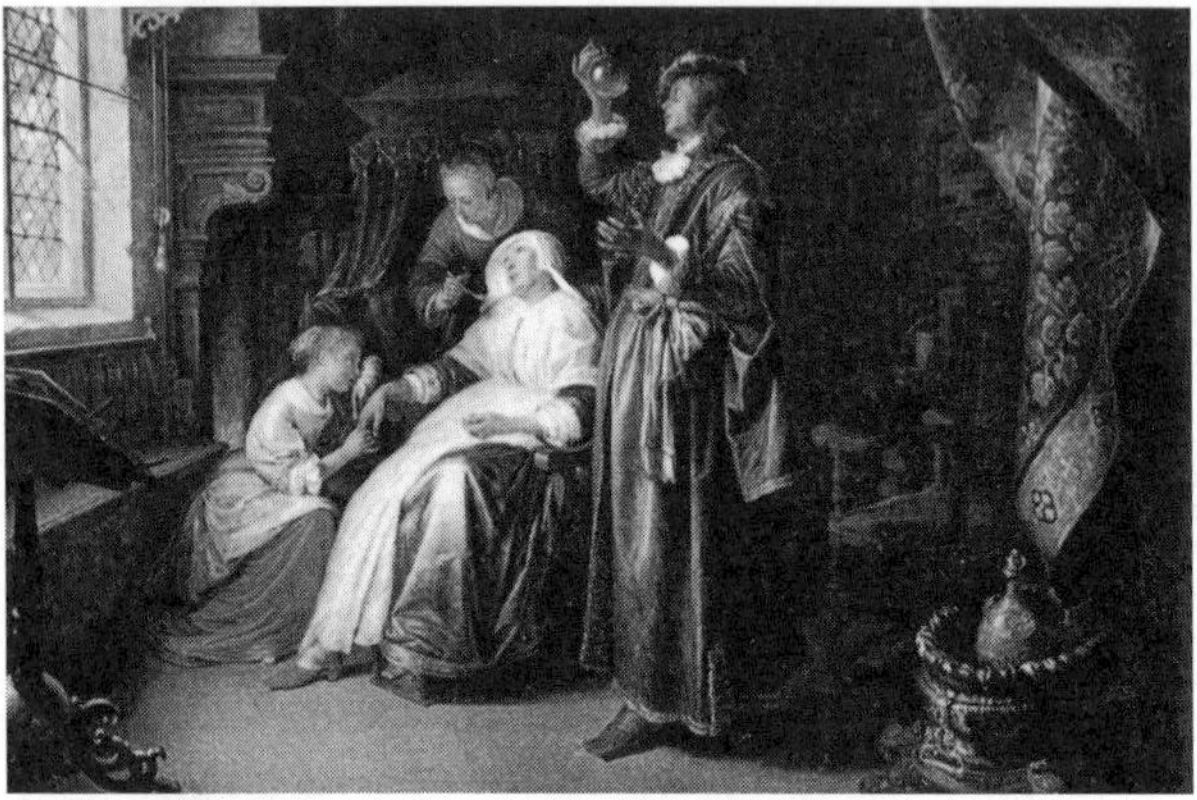

図9-1　西洋伝統医学における医師による尿診

血が標準的な治療法として広く用いられ、病気は体液の不均衡により生じると考えられていた。

これに対して「近代医学」では、医師は病院で患者の診察を行い、聴診・打診・体温などの身体所見と血液サンプルや医療画像などの検査所見を始め、客観的なデータに基づいて診断を行い、特定の化学的成分と作用をもつ薬剤や外科的・内視鏡的な治療法を幅広く用いる。さらに病気の原因や病態を組織・細胞・分子レベルで特定することを目指している。

このように西洋伝統医学は、医療の状況において近代医学とはまったく異なるが、医学教育機関で教えられる医学においても、近代医学とはまったく異なる内容と構造を持っていた。

†医学教育の方法

中世の大学での医学の授業は、一四世紀頃から理論と実地に分かれるようになった。医学理論では自然と人間に関する普遍的な原理を教え、医学実地では健康を保持し回復するための手段を教えた。北イタリアの大学では早い時期から医学理論と医学実地が分離しており、ボローニャ大学では一三二〇年代に、パドヴァ大学では一四世紀末に二つの教授職が分離していた。医学の教授はもともと理論と実地の両方を担当したが、実地を担当する教授に「実地」という呼称がまず用いられ、「理論」の呼称が遅れて用いられるようになった。

中世の大学医学部での授業は、スコラ的方法により行われた。すなわち、原典を講読し討論によって理解を深めるという方法である。原典としては主にヒポクラテスとガレノスの著作、それらを収録した教材集の『アルティセラ』、およびアヴィケンナの『医学典範』がよく用いられた。講読ではまず導入のための説明が行われ、続いて該当部分のテキストが朗読され、注釈が加えられる。討論では教授の指導のもとに学生が聴衆の前で議論を戦わせる。提案者が討論すべき問題を提示し、論駁者が反論を提示し、最後に教授が下す結論により締めくくられる。

一六世紀までの医学教育で用いられた教材は、一つにはギリシャ語から訳されたヒポクラテスとガレノスの著作であり、もう一つにはアラビア語から訳された『医学典範』などであった。これらは医学生・医師が本文を一読して内容を明晰に理解できるものではなく、教師による説明や注釈さらに討論を通して理解を深めていく必要があった。中世の大学で広く行われた講読・討論によるスコラ的な授業の形式は、用いられた教材に相応しいものであったと考えられる。

一六世紀中葉以降には、活版印刷技術の発展を背景に、包括的な医学書が新たに執筆され出版されるようになった。その最初期の代表的なものは、ブリュッセル生まれでパドヴァ大学のヴェサリウスによる解剖学書『ファブリカ』と『エピトメー』（一五四三年）、およびパリのフェルネルによる総合的医学書『普遍医学』（初版一五五四年、一五六七年に改題）である。

新たに書き下ろされた医学書では、古典の医学書を引用・参照することはあっても、本文（および解剖学書の場合には解剖図）を通読することで内容を理解できるように書かれており、スコラ的な講読・討論による授業スタイルは必要ではない。スコラ的な授業方法が廃れて、単純な講義による授業に置き換わった時期を明確に特定することは難しいが、医学書の出版状況から見ておおよそ一六世紀後半から一七世紀初頭にかけてであったようだ。

†西洋伝統医学教育の四教科

ヨーロッパの大学医学部での授業は、一四世紀頃から「医学理論」と「医学実地」に分かれるようになった。医学理論では自然と人間に関する普遍的な原理を教え、医学実地では健康を保持し回復するための手段を教えた。一六世紀からは解剖学が独立した教科として教えられるようになり、ヴェサリウスは一五三七年にパドヴァ大学で初めての解剖学・外科学教授になった。また一六世紀中葉から各地の大学に植物園・薬草園が作られるようになり、医学部に植物学の教授が置かれて植物園の管理を担当するようになった。こうして一七世紀以降には、主要な四教科として（1）医学理論、（2）医学実地、（3）解剖学・外科学、（4）植物学・薬剤学が教えられるようになり、西洋伝統医学教育の骨格ができあがった。

（1）医学理論

教材としては当初、サレルノ医学校で編まれた『アルティセラ』、アラビアのアヴィケンナの『医学典範』のラテン語訳がよく用いられた。一六世紀中葉以後には、さまざまな医師たちが独自の医学理論書を著すようになった。

最初の医学理論書と目されるのは、パリ大学のフェルネルが著した『医学』（一五五四年）であるが、『普遍医学』（一五六七年）と改題されたことからもわかるように、純粋な医学理論書ではなく医学実地の要素も含んだ総合的な医学書である。この書物は三部からなり、末尾に「隠れた事物の原因」が付属している。第一部は生理学で、解剖学（第一書）、ガレノス由来の体液生理学（第二〜六書）、発生学（第七書）を含んでいる。第二部は病理学で、疾患の原因（第一書）、診断のための徴候（第二・三書）に加えて、医学実地で扱われるべき疾患の各論（第四〜七書）を含んでいる。第三部は治療学で、治療法の種類（第一〜三書）、医薬（第四〜七書）を扱っている。

一七世紀前半にヴィッテンベルク大学のゼンネルトは、医学の理論および実地の両面にわたって長大な著作を著すなど、当時の医学および哲学に少なからぬ影響を与えた。『医学教程五書』（一六一一年）は古代以来の医学理論を継承した最も整備された医学理論書である。第一書の生理学はガレノスの体液理論に基づいており、第二書の病理学では疾患と症状、第三書の徴候学では診断に役立つ徴候とくに尿と脈拍、第四書の健康学では健康を維持する方法、第五書の治療学では治療薬と外科、治療の方法、薬剤について扱っている。

一七世紀にはデカルトにより古代以来の自然観が否定され、ガリレオやニュートンの研究で古典力学が成立して、機械論的自然観が広まった。一八世紀初頭のブールハーフェによる医学理論書の『医学教程』（一七〇八年）は、生理学、病理学、徴候学、健康学、治療学からなる伝統的な五部構成であるが、生理学の内容が大きく変更されまた拡張されている。ブールハーフェの生理学では人体の器官の機能を一つずつ取り上げ、微細な管と液体の流れを想定して機械論的に説明する。元素や体液といったガレノスの体液説は扱われないが、その説明が根拠の乏しい推論であるという点では同様であった。

（2）医学実地

医学実地書は、西洋伝統医学における医療マニュアルで多数の個別の疾患を取り上げ、診断の方法と特徴的な臨床像が述べられ、それに続いて治療の方法、とくに医薬の処方が扱われた。最初の医学実地書はガリオポントゥスの『受難録』であり、一六世紀のロンドレの『人体全疾患治療法』（一五六七年）など多くの医学実地書は、部位別の疾患を頭から足まで配列し、それに加えて全身性の熱病を取り上げた。医学実地書の大半はこの基本形で書かれた。それに加えて女性の疾患や小児の疾患を加えるもの、全く別の身体の機能による区分や、ＡＢＣ順の配列を採るものも現れた。

一七世紀のヴィッテンベルク大学のゼンネルトによる医学実地書は、最も内容の充実した浩瀚なものであり、『熱病について四書』（一六一九年）と『医学実地』全六書（一六二八〜三五年）に分けて出版されている。『医学実地』の第一〜三書は頭から足へ部位別の疾患を扱い、第四書は女性と小児の疾患、第五書は外科的疾患、第六書は熱病以外の全身性の疾患を扱う。

一八世紀初頭にライデン大学のブールハーフェは『箴言』（一七〇九年）という医学実地書を著した。この著作は疾患を分類することをやめ、九六の疾患を列挙するに留めたが、配列されている疾患を詳しく見ると、六群に区分されることがわかる。

第一群（一三項）は軽微な体質性の疾患、第二群（一九項）は外傷性・体表性の疾患、第三群（二一項）は全身的な熱性疾患、第四群（二一項）は局所的な急性疾患、第五群（一三項）は慢性疾患、第六群（九項）はその他の疾患であり、疾患の症状ないし病態によって疾患が区分されている。ブールハーフェは疾患を症状・病態によって分類するという新しい方法を提示した。

一八世紀には基本形の医学実地書が減って、疾患を症状・病態別に配列する医学書が広まった。一八世紀後半にモンペリエ大学のソヴァージュは『方式的疾病分類学』（一七六三年）を著し、症状・病態による疾患の分類を極限にまで推し進めて「疾病分類学」を創始した。この著作では疾患を植物と同様に系統的に分類し、疾患を一〇綱、四三目、二九五属に分類し、二三〇八種という膨大な数の疾患を列挙したが、そこで「疾患」とされたものは今日では「症状」と見なされるものであり、特定の原因・病態を有する今日の疾患とは異なる。ソヴァージュおよびその後の疾病分類学書で取り上げられる疾患でも、そして一八世紀までの医学実地書で取り上げられる疾患でも、体液の異常によって疾患を引き起こすという古代以来の疾病観が継承されていた。

(3) 解剖学・外科学

一六世紀のヴェサリウスの『ファブリカ』によって、解剖学は医学における最先端の研究分野となり、また外科学の発展にも大きく寄与した。

前述のように、フランスの外科医パレは、理髪師の徒弟をして外科医となり、従軍して火器による銃創に対する温和な治療法や血管の結紮術を開発し、フランス王に仕えて外科医の地位を向上させた。ヴェサリウスの解剖学を取り入れてフランス語で数々の外科学書を著した。『著作集』第二版(一五七九年)はパレの外科学の集大成であり、数多く版を重ねてラテン語、ドイツ語、オランダ語、英語にも訳された。第二〜五書は解剖学を扱っており、巻末の図版として『ファブリカ』の解剖図を多数転用している。

ヴェサリウスの『ファブリカ』の影響を受けて、一六世紀後半から一七世紀にかけて人体の機能を推論することを目的に人体解剖の研究が活発に行われた。その最大の成果はイギリスのハーヴィーによる「血液循環論」(一六二八年)であり、心臓が血液を拍出し、血液が動脈と静脈を通して循環することを論証した。これによりガレノスに由来する三大内臓(肝臓・心臓・脳)と脈管(静脈・動脈・神経)の学説が否定された。

さらに人体の重要臓器についてグリソンは『肝臓の解剖学』(一六五四年)、トーマス・ウィリスは『脳の解剖学』(一六六四年)を発表した。またバルトリンは『リンパ管』(一六五三年)でリンパ系の役割を見出し、ワルトンは『腺学』(一六五六年)で多くの腺が導管をもつことを見出し、液を分泌することを明らかにした。一七世紀末頃までの解剖学書では、人体の構造を記述するだけでなく、人体の機能についての推論が述べられていた。

一八世紀の解剖学は、医学と外科学の学習の基礎として位置づけられ、学習者向けの簡明な解剖学書が出版されて人気を博した。ロンドンの外科医チェセルデンは私的な解剖学講座を開き、その教材として『人体解剖学』(一七一三年)を英語で著した。ロンドンで第一三版(一七九二年)まで改訂され、アメリカ版とドイツ語版も出されている。

また、ダンツィヒの教師クルムスは『解剖学表』(一七二二年)をドイツ語で著した。この著作は無許可版も含めてドイツ語で一八一四年まで版を重ね、ラテン語訳、フランス語訳、オランダ語訳が刊行された。そのオランダ語版(一七三四年)が日本にもたらされ、前野良沢と杉田玄白らによって訳されて『解体新書』(一七七四年)となった。

(4) 植物学・薬剤学

一六世紀からヨーロッパの各地に薬草園が作られるようになった。薬草園はしばしば大学に付属して植物学の教授によって監督されていた。その多くは現在でも植物園として残されている。イタリアのピサ大学植物園(一五四四年)が最も初期のもので、ドイツではライプツィヒ大学植物園(一五八〇年)、スイスではバーゼル大学植物園(一五八九年)、オランダではライデン大学植物園(一五九〇年)、フランスではモンペリエ植物園(一五九三年)が古い。

医薬の処方の仕方を記した処方集は古くから書かれているが、公的な機関が作成したものは薬局方と呼ばれる。ヨーロッパでは一六世紀あたりから都市による薬局方が作られるようになり、その最初期のものにフィレンツェ医師協会による『新複合処方』(一四九八年)がある。各都市で処方集が作られる大きな契機となったのは、ドイツの医師ヴァレリウス・コルドゥスによる『薬品注解』である。コルドゥスはニュルンベルク市から報酬を得て著作を提供し、イタリア旅行中に病死したが、市はこれを一五四六年に出版した。

さらに、ドイツの医師アドルフ・オッコがアウグスブルク医師協会のための薬局方『必携』(一五六四年)を出版(一五七三年から『薬局方すなわちアウグスブルク協会のための医薬』と改題)して版を重ねた。その後ドイツ・オーストリアだけでなく、イタリア、フランス、ネーデルラント、イギリスなどヨーロッパ各地の都市から薬局方が出されている。一八世紀に入る頃から、国の薬局方が作られるようになった。

✝西洋伝統医学の三つの要素

一八世紀以前の西洋伝統医学は、教えられていた主要な四教科の内容からもわかるように、現代の医学と明らかに異なるものであった。その一方で西洋伝統医学には、他の伝統医学とある種の共通点があるように思われる。すなわち「経験的医療」と「推論的考察」というべき二つの要素である。

「経験的医療」という要素は、経験に基づいて行われる病気の診断や治療のことである。西洋伝統医学では、患者の主観的な訴えや尿の外観や脈拍の感触が診断の手がかりとして重視されていた。健康を回復するために飲食物・生活習慣・環境が重視されて、医薬として主に薬草からの植物薬が用いられた。これらの診断・治療法はいずれも長年の経験に基づいて編み出されたものであり、現代の診断・治療法のように科学的な根拠をもち有効性が検証されたものではなかった。

二つめの「推論的考察」という要素は、人体や病気について考察して、科学的な根拠に基づかない理論を作り上げることである。古代の哲学者や医師たちが論じてガレノスにより集大成された体液理論では、対立する二組四種類の性質（熱/冷、湿/乾）と、その性質を分け持つ四種類の体液（血液＝熱・湿、黄胆汁＝熱・乾、粘液＝冷・湿、黒胆汁＝冷・乾）を重視し、その不均衡により病気が生じると説明していたが、それは科学的な根拠のない推論である。一八世紀のブールハーフェは微細な管とその中の液体の流れで臓器の働きを機械的に説明しようとしたが、これもまた科学的根拠のない推論である。

経験的医療と推論的考察という二つの要素は、世界の他の伝統医学にも共通して見られる。中国伝統医学では、経験的医療として植物薬を中心とした漢方薬が処方され、鍼灸術《しんきゅう》も使われる。推論的考察としては「陰陽五行説《いんようごぎょうせつ》」が唱えられ、一二の正経脈が設定された。インドの伝統医学は「アーユル・ヴェーダ」と呼ばれる。経験的医療として内科的・外科的治療法が伝承・実践され、推論的考察としては「ドゥーシャ」と呼ばれる三種類の根本要素が重視され、そのバランスが崩れると病気になるとされる。

しかしながら西洋伝統医学には、この他に、「科学的探究」と呼ぶべき第三の要素、すなわち解剖学による人体の探究が見出される。古代ローマのガレノスによる現存する最古の解剖学書から始まり、一六世紀のヴェサリウスを経て人体解剖が最先端の科学となり、一七世紀には新たな発見が次々ともたらされた。

解剖学による科学的探究では、観察や実験により事実を確認し内容の正確さを検証することができる。しかし解剖学は外科手術の向上には多少役立ったが、内科的治療の向上にはまったく役立たなかった。これに対し経験的医療や推論的考察は、内容の正しさを検証することはないものの一定の治療効果があり、また医療に対する信頼を高めるのにも役立った。

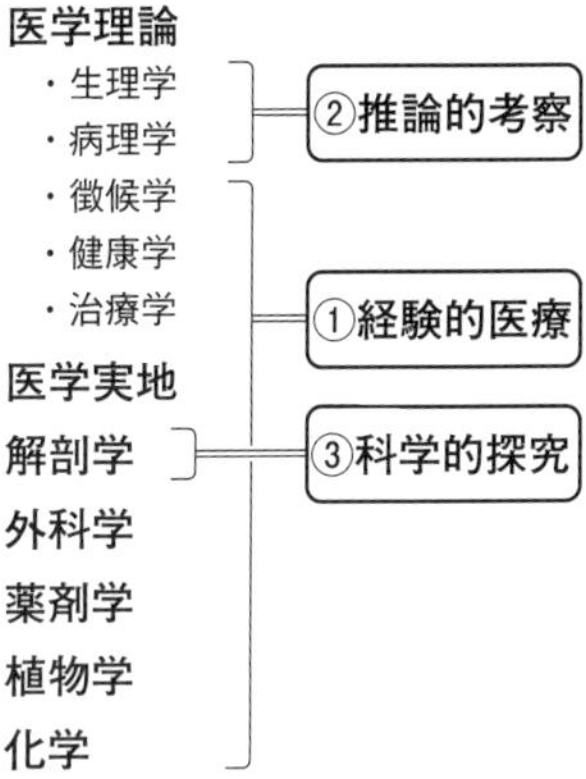

図9-2　西洋伝統医学における4教科と3つの要素

西洋伝統医学における医学教育の四教科の内容は、これら三つの要素に分類することができる。

①「経験的医療」と見なせるものは、医学実地、外科学、薬剤学／植物学、および医学理論の中の

徴候学・健康学・病理学である。②「推論的考察」と言えるものは、医学理論の中の生理学・病理学である。③「科学的探究」に当たるものは解剖学になる。

†西洋伝統医学における医学教育の実情

西洋伝統医学の教育を行っていた一八世紀以前の大学医学部の実情がどのようなものであったか、その実例として一七世紀前半のドイツのヴィッテンベルク大学におけるゼンネルトと、一八世紀初頭のネーデルラントのライデン大学におけるブールハーフェを紹介しておこう。

(1) ヴィッテンベルク大学（一七世紀前半）

ヴィッテンベルクはドイツ東部でエルベ川沿いにある人口五〇〇〇人ほどの小都市である。ザクセン選帝侯がこの地に宮廷を置き、一五〇二年に大学が設立された。ルターがこの大学の神学教授として一五一七年に「九五箇条の提題」を掲げ、ヴィッテンベルクを宗教改革の中心にするとともに、大学に多くの学生を集めて発展させた。一七世紀初頭に名声を高めて多くの学生を集めたが、三十年戦争と数度にわたる疫病の流行により、大学と都市は衰退した。

ヴィッテンベルク大学医学部では、一七世紀初頭にゼンネルトが医学教授を務めて名声を高めた。一五九〇年代から一六三七、三八年に疫病によって教授が次々と死亡するまでの五〇年ほどの期間に、常に三名ほどの教授がおり、二名が医学を、一名が解剖学・植物学を担当し、解剖学・植物学の教授から医学の教授へと昇進することが多かった。この期間に合計一二名の教授が在職したが、いずれもヴィッテンベルク大学の卒業生であった。

一五九〇年の時点では二名の教授がいた。解剖学を担当したアルベルティはヴィッテンベルク大学で哲学と医学を修め、自然学教授と解剖学担当教授になり、静脈弁、涙器《るいき》、回盲弁《かいもうべん》、蝸《か》牛《ぎゆう》、腎乳頭《じんにゆうとう》などの解剖学研究を行い、大学を辞してドレスデン侯の侍医になった。

医学を担当したファーベルは、ヴィッテンベルク大学で哲学と医学を学び、パドヴァ大学に留学して医学の学位を得た。ハイデルベルク大学に立ち寄り、各地で医業を行い、ヴィッテンベルク大学の教授になり医学を担当した。

ゼンネルトはヴィッテンベルク大学医学部の教授を卒業後間もない一六〇二年から死去する一六三七年まで務めた。化学を推進して薬学の発展に寄与し、理論および実地の両面にわたって長大な著作を著すなど医学の多くの領域で先駆的な業績を挙げて、当時の医学および哲学に少なからぬ影響を与えた。

代表的な著作に、医学理論書の『医学教程五書』(一六一一年)、医学実地書の『熱病について四書』(一六二八年)と『医学実地』全六書(一六二八〜三五年)があり、これらは一八世紀以前で最も充実し体系的に整備された医学書である。その他に自然学についての『自然科学要略』

（一六一八年）、化学についての『化学について　アリストテレスとガレノスの一致と不一致』（一六一九年）などがある。

一六二七年以後はゼンネルト、グレゴール・ニュンマン、ヨハン・ゲオルク・ペルスホーファーの三人で授業を担当していたが、一六三七年に疫病が流行してヴィッテンベルクでは多くの人々が罹患《りかん》し、三人の教授も次々と亡くなって医学部は壊滅状態となった。

(2) ライデン大学（一八世紀初頭）

ライデン大学は一五七五年に設立されたオランダ国内で最古の大学であり、その医学部は一八世紀初頭に名教授ブールハーフェによって名声を高め、ヨーロッパ各国から多くの学生を集めて教育し、ヨーロッパの医学教育に大きな影響を与えた。

ブールハーフェは一八世紀初頭に、四〇年弱の長きにわたって医学教育を担当したが、一六九〇年代から一七三八年に退任するまでの五〇年ほどの期間に、常に五名までの教授がおり、医学理論、医学実地、解剖学・外科学、植物学、化学を担当し、医学部の二名の教授が、聖セシリア病院での医学実地講座での教育を担当した。この期間に合計一五名の教授が在職しており、外国出身者が三名、ネーデルラント出身でライデン大学以外卒が三名、ライデン大学卒が九名であった。

一六九〇年頃のライデン大学医学部には毎年六〇人ほどの学生が入学していたが、それを教育する教授陣は弱体であった。医学実地担当のシャルルス・ドレリンクルティウス、解剖学・外科学担当のアントン・ヌック、植物学担当のパウルス・ヘルマヌスの三名の教授がいたが、空席の二名を埋めることができず、医学実地講座もヘルマヌス一名で担当し、講師のヤコブ・ル・モルトが化学を担当した。スコットランド出身のアーチバルト・ピトケルンを医学理論の教授に任命したが、翌年の夏期休暇にスコットランドに帰りライデンには戻らずに辞職した。この状況を改善するためにフレデリック・デッカースを医学実地教授、ゴバルト・ビドローを解剖学・外科学教授に任命し、ビドローは医学実地講座も兼任した。

ブールハーフェは一七〇一年に医学部の講師に採用された。このとき二つの教授職が空いていたが、経験不足ということで教授にはなれなかった。一七〇二年にフランクフルト大学教授でプロイセン王の侍医アルビヌス〔父〕が医学理論の教授に就任し、化学講師のモルトが教授に昇任して教授職に空きがなくなった。

ブールハーフェの授業の人気が高かったことと、一七〇三年にグローニンゲン大学から教授職の申し出があったことから、ライデン大学では教授職のどれかが空いたときに最優先で任用することを約束してブールハーフェを引き留めた。その後、ペトルス・ホットンが亡くなって後任の植物学教授になり（一七〇九年）、ビドローの後任として医学実地講座を兼任し（一七一四年）、モルトの死後にさらに化学教授を兼任し（一七一八年）、医学の講義も受け持った。

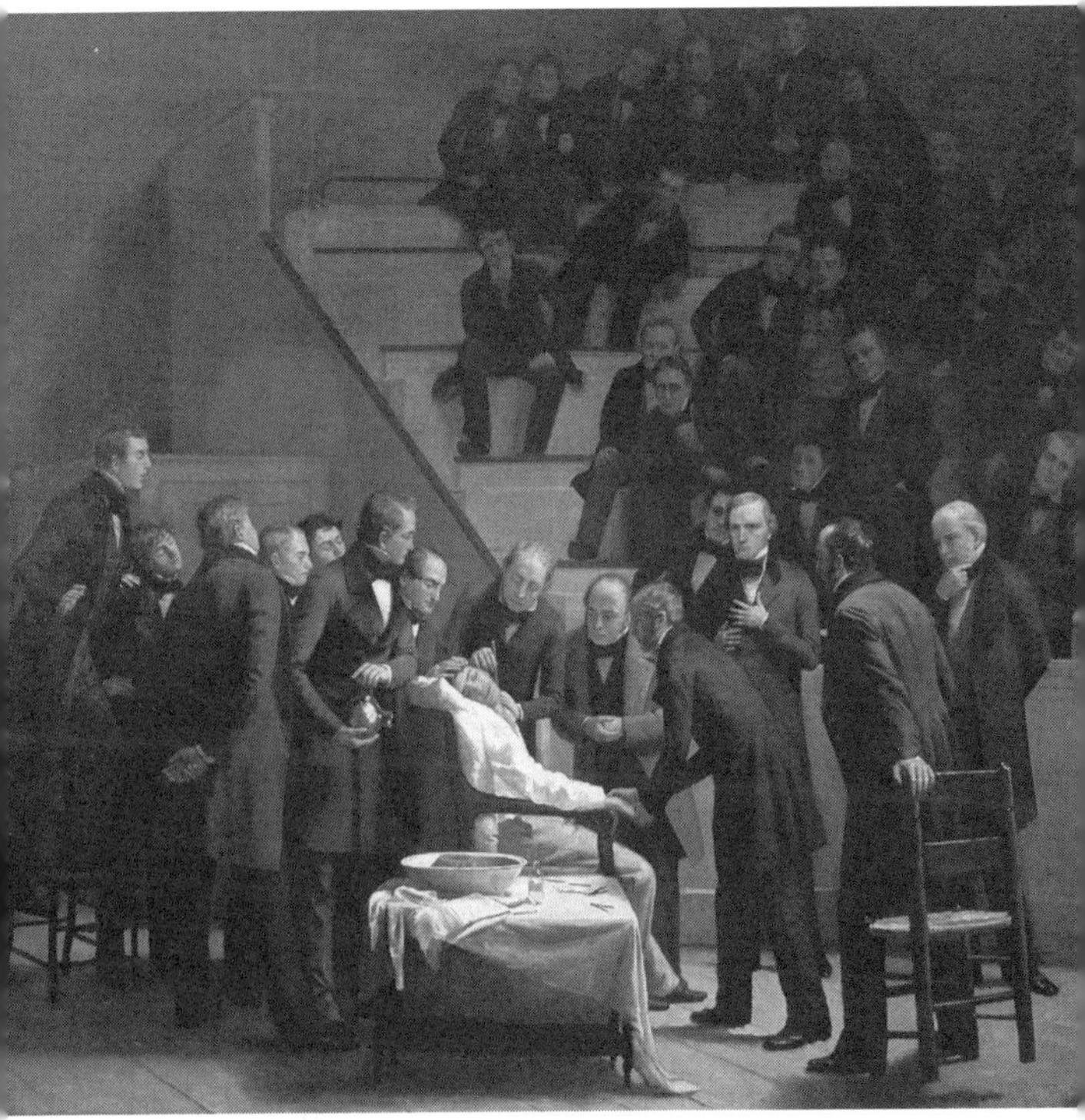

Ⅲ 一九世紀以後
——西洋近代医学への発展

マサチューセッツ総合病院で行われたエーテル麻酔による無痛外科手術(1846年10月16日)

一八世紀までの西洋伝統医学で、科学的探究といえるものは解剖学だけであったが、一九世紀以後に生理学、薬理学、病理学、生化学、衛生学、細菌学など、人体と病気を科学的に探究する基礎医学の諸学科が成立し、診療を行う諸学科は臨床医学を形成した。

一九世紀中葉に麻酔法と消毒法の登場によって、外科手術は苦痛のない安全なものとなり、消化器や呼吸器や脳などにまで治療の対象を広げた。二〇世紀後半以後には、マイクロサージャリーや内視鏡手術などにより、精度の高い侵襲《しんしゅう》の少ない手術が可能になった。

一八世紀末から病死体の肉眼的な剖検、顕微鏡による病理組織学によって死後の病気の診断が可能となった。さらに一九世紀末のX線、二〇世紀終盤のCTとMRIによる画像診断で、生体での病気の診断が的確に行われるようになり、医療水準は飛躍的に向上した。

感染症による疫病は、古代から大きな災厄であった。一八世紀末の種痘に始まるワクチンは感染症の予防を可能にし、一九世紀末には病原菌が発見された。二〇世紀中葉以後の抗生剤により細菌感染症が克服され、二〇世紀末には抗ウイルス剤も登場した。

心臓や脳といった重要臓器の循環障害は死に直結する。二〇世紀初頭以後の心電計、血管造影法といった診断法、二〇世紀後半以後の心臓ペースメーカー、心臓弁置換術、冠状動脈バイパス術・形成術などにより、多くの生命が重篤な心疾患から救われている。

乳癌は古くから外科手術の対象だったが、一九世紀後半から癌が細胞増殖の異常と認識され、さまざまな臓器の癌に外科手術が行われるようになった。二〇世紀後半から抗がん剤や放射線も加わって救命率が高まり、癌患者の心身のケアが重視されるようになった。

一七世紀から脳の解剖学が進歩し、精神の座と見なされるようになる。一九世紀に心と脳の疾患を治療する精神医学と神経学が誕生した。二〇世紀終盤から向精神薬により精神疾患の治療が急速に向上し、神経科学により脳の機能の解明が進んでいる。

一七世紀から女性の助産師が登場し、助産に関する書物がよく書かれ、一八世紀から分《ぶん》娩鉗子《べんかんし》が用いられるようになり、さらに一九世紀後半から帝王切開が安全にできるようになった。二〇世紀末からは排卵誘発剤や体外受精による不妊症治療も行われている。

慢性炎症によるさまざまな臓器の組織破壊は、現代医療の大きな課題となっている。慢性肝炎、慢性腎臓病（CKD）、慢性閉塞性肺疾患（COPD）、メタボリックシンドローム、リウマチと膠原病などに対して、さまざまな治療が行われている。

西洋伝統医学では、主に植物薬が用いられた。一九世紀あたりから植物から有効成分が抽出され、新たに化学合成された薬剤が用いられるようになった。二〇世紀中葉の抗生剤は感染症を制圧し、二〇世紀末以後にはさまざまな新薬が治療に用いられている。

第10章

基礎医学諸分野の成立

現代の医学は急速に発展し、高度な医療によって人々の生命と健康を守っている。社会における役割も大きくなり、一般の人たちも強い関心を持つようになっている。医師の他にさまざまな医療の職種があるが、それらは原則として大学（および一部は専門学校）での専門的な教育を受け、さらに国家試験に合格して、初めて資格を得ることができる。医師と他の医療職の教育においては、基礎医学を通して人体や病気全般について学び、さらに臨床医学を通してその職種に必要な実践応用的な知識・技術を学ぶことになる。

現代の医学教育では、まず解剖学や生理学などの基礎医学を学び、その後で内科学や外科学などの臨床医学を学ぶ。基礎医学と臨床医学はそれぞれ数多くの講座・研究室に分かれ、それぞれ教授・准教授・助教といった教員が在職する。医学部には数多くの教員が勤務している。たとえば順天堂大学医学部には基礎医学で二一、臨床医学で四五の講座・研究室があり、一八五名の教授と准教授・助教などを含め、一四五二名の常勤教員が学部・大学院と附属病院で研究・教育・診療にあたっている（二〇一八年三月現在）。

基礎医学の各学科はそれぞれ固有の内容をもつ学問分野であり、科学的探究をもとに学問的な内容が作り上げられている。これらのうちで解剖学だけは、一八世紀以前の西洋伝統医学においても科学的探究を行っていた。他の学科のルーツは経験的医療ないし推論的考察というべき内容をもち、一九世紀以後に初めて科学的探究としての営みを始めたのである。

†人体を探究する解剖学

解剖学は、人体の構造を探究する学問分野である。医学・医療の教育は人体について学ぶことから始まり、解剖学は人体についての学習の最重要の第一歩として位置づけられている。解剖学の歴史は古代に遡る。

現存する最古の解剖学書は、古代ローマのガレノスによるものである。ガレノスはサルなどの動物を解剖し、身体の構造を詳細に記述して解剖学の基礎を作り上げた。また動物の生体解剖を行って、脊髄や腎臓の機能を明らかにした。ガレノスの『身体諸部分の用途』などの解剖学書は、中東に伝わってアラビア語に訳され、中世・ルネサンス期のヨーロッパではラテン語に訳され、権威として尊重された。そして一四世紀頃から大学の医学部で人体解剖が行われるようになった。

一六世紀のヨーロッパでは印刷技術の発展で出版業が盛んになり、図入りの解剖学書が刊行されるようになった。パドヴァ大学のヴェサリウスは、ガレノスの解剖学についての深い学識と傑出した人体解剖の技術をもとに『ファブリカ』（一五四三年）を著した。ヴェサリウスは人体解剖を通して、権威の書物ではなく、自然の事物である人体こそ探究すべき対象であることを示し、また精緻で芸術的な多数の解剖図は大きな衝撃を与えた。それ以後、人体解剖が最先端の研究分野となり、一六世紀後半から一七世紀にかけて、人体についての数々の新発見がもたらされた。『ファブリカ』が「近代医学の原点」と評されるゆえんである。

一六世紀後半以後にもたらされた解剖学の最大の発見は、イギリスのハーヴィーによる「血液循環論」（一六二八年）である。その他、アセリとバルトリンによるリンパ管の発見（一六二七、五二年）、グリソンによる肝臓の解剖（一六五四年）、ワルトンによる腺の解剖（一六五六年）、トーマス・ウィリスによる脳の解剖（一六六四年）などがある（第7章参照）。

ヴェサリウスの解剖学は、外科手術にも大きな影響を与えた。フランスのパレは、外傷の治療法を改良し、フランス語で外科学書を出版して、外科医の地位を大いに向上させた。パレは解剖学を含む著作集（一五七五年）を執筆し、そこに『ファブリカ』の解剖図を流用している。パレの著作は版を重ねかつ各国語に訳され、また江戸時代の日本にももたらされ、紅毛流《こうもうりゅう》外科として広まった。

フランスのディオニスはパリ王立植物園の解剖学と外科学の教授で、フランス語で『人体解剖学』(一六九〇年)と『外科手術講義』(一七〇七年)を著している。ドイツのハイスターはヘルムシュテット大学の解剖学と外科学の教授で、ラテン語で『解剖学提要』(一七一七年)を、ドイツ語で『外科学』(一七一九年)を著した。どちらも人気の高い外科学書で、各国語に翻訳された。ネーデルラントのジャン・パルファンは、オランダ語で『外科解剖学』(一七一八年)を著し、ラテン語とフランス語に訳された。

一八世紀までのヨーロッパの大学の医学部で、医学の教育は医学理論と医学実地が中心であったが、解剖学・外科学と植物学・薬剤学も必要な教科と見なされ教えられていた。解剖学書はラテン語で書かれしばしば各国語に訳されていたが、一七世紀末頃から次第に各国語で書かれるものが増えてきた。一八世紀に入ると、学生向けに書かれた平易な解剖学書が登場して人気を博した。チェセルデンによる『人体解剖学』(一七一三年)やクルムスによるドイツ語の『解剖学表』(一七二二年)があり、後者のオランダ語訳(一七三四年)が日本にもたらされ、和訳されて『解体新書』(一七七四年)として出版された。

一九世紀に入って、解剖学の研究には大きな変化が生じた。第一に性能の向上した顕微鏡を利用して、生物のミクロの構造が観察され、細胞を生命の単位であるとする「細胞説」が提唱され(一八三八年)、ミクロの解剖学として組織学が確立した。またチャールズ・ダーウィンが

「進化論」を提唱して(一八五九年)、人間は自然界の一員として位置づけられ、多様な動物についての比較解剖学が成立した。また細胞説と系統進化をもとに、個体発生の過程を研究する発生学が登場した。

解剖学は医学教育において相変わらず主要な教科であり、機能別に整理した系統解剖学の教科書が数多く書かれ、ドイツではヤーコプ・ヘンレ、カール・ゲーゲンバウル、イギリスではジョーンズ・クエイン、ヘンリー・グレイ、フランスではレオ・テステュの教科書が著名である。

二〇世紀の解剖学では、光学顕微鏡のさまざまな染色法、電子顕微鏡、組織化学、共焦点顕微鏡などの技術により、細胞や細胞外の構造を分子のレベルに至るまで探究する細胞生物学が生まれた。二〇世紀後半から解剖学教育において臨床との関連が重視され、部位別に整理した局所解剖学や臨床解剖学の教科書が多く出されるようになった。

†伝統と近代――二つの生理学

人体の機能を研究するのが「生理学」であるならば、それを始めたのは古代ローマのガレノスである。動物の生体解剖を行って、サルの脊柱をいろいろな高さで切断して脊髄の機能を調べる実験、イヌの尿管を結紮・切断して腎臓の機能を調べる実験を行っている。

医学の一分野として生理学が認知されるようになったのは、一六世紀中葉である。フランスのフェルネルが『医学』（一五五四年）の第一部「生理学」の中で、四種類の体液、精気と内在熱、霊魂の役割など、古代ガレノスの体液理論を扱った。その後に書かれたさまざまな医学理論書は、生理学、病理学、徴候学、健康学、治療学の五部構成で編まれており、第一部の生理学では主に体液理論が扱われた。ただし一八世紀初頭オランダのブールハーフェの『医学教程』（一七〇八年）の「生理学」では機械論に基づいて、器官を構成する線維や微細な管の中を液体が流れて機能を営むと説明した。

その後、五部構成の医学理論という形式は廃れ、単独の生理学書が書かれるようになった。ハラーがラテン語で著した『生理学初歩』（一七四七年）は名著として広く読まれ、各国語に訳された。ドイツのブルーメンバッハの『生理学教程』（一七八六年）では、形成力、収縮性、刺激感応性、感覚性という四つの生命力をもとに生命現象を説明した。これら一八世紀までの生理学という教科では、観察や実験による証拠のない推測に基づいた理論が教えられていた。

一九世紀に入って生理学の内容と性格は大きく変貌し、動物を用いて器官や組織の機能を検証する実験が行われるようになった。フランスのフランソワ・マジャンディはパリで動物実験を行う講座で学生を教え、『生理学基礎概論』（一八一六〜一七年）を著した。クロード・ベルナールはマジャンディの後任としてコレージュ・ド・フランスの教授になり、内臓や交感神経の機能について重要な発見をした。科学の方法論についての『実験生理学序説』（一八六五年）は名著として名高い。

ドイツではヨハネス・ミュラーがベルリン大学教授になって（一八三〇年）、顕微鏡を用いた解剖学や実験的な生理学の研究を幅広く行い、『人体生理学提要』（一八三三〜四〇年）を著した。またヘンレ、テオドール・シュヴァン、エミール・デュ・ボア＝レイモン、ヘルマン・フォン・ヘルムホルツ、ルドルフ・フィルヒョウなど多くの弟子を育て、一九世紀最大の発見とされる細胞説は、ミュラーの研究室から生まれた。

また、カール・ルートヴィヒはライプツィヒ大学生理学研究所の所長となり（一八六九年）、生理現象の定量的な分析法を開発し、幅広く生理学研究を行った。ロシアのイワン・パヴロフ、スウェーデンのロバート・ティーゲルシュテットなど国内外に弟子を育て、実験生理学の研究を世界に広めた。

二〇世紀に入ると、イギリスのウィリアム・ベイリスとアーネスト・スターリングによるホルモンと内分泌現象の発見（一九〇二年）、カナダのフレデリック・バンティングによるインスリンの抽出（一九二二年）、イギリスのチャールズ・シェリントンによる神経反射の研究（一九〇六年）、イギリスのアラン・ロイド・ホジキンとアンドリュー・フィールディング・ハクスリーらによる活動電位の解析（一九五二年）、同じハクスリーによる筋収縮機構（一九五四年）など、器官と組織の機能について数々の重要な発見がもたらされた。

†薬剤学から薬理学へ

薬を扱う分野は古代からあり、「薬剤学」と呼ばれ、植物薬を中心とした生薬を扱っていた。古代ローマのディオスコリデスの『薬物誌』は、権威ある医薬書として中世・ルネサンス期まで広く用いられた。一五世紀末頃から精細な図入りの薬草書がしばしば刊行され、一六世紀から都市や大学が薬草園・植物園を設置するようになった。そして医学部でも薬剤学・植物学が教えられるようになった。

一八世紀末頃から、植物から有効成分が抽出されるようになる。キツネノテブクロからジギタリスが抽出され（一七八五年）、心臓強壮剤として広く用いられた。アヘンからモルヒネが抽出され（一八〇四年）、鎮痛剤として現在でも用いられている。キナの樹皮から抽出されたキニーネ（一八二〇年）は、抗マラリア薬として多くの人命を救った。

一九世紀の中葉からドイツのユストゥス・フォン・リービヒやイギリスのウィリアム・パーキンらによって有機化学が発展し、有機化合物の分析や合成により新たな薬剤が開発され、工業的に生産されるようになった。こうして薬の作り方・使い方を扱う「薬学」が登場した。

フランスのマジャンディとベルナールは、さまざまな薬品を用いて実験的な生理学研究を行った。ドイツのルドルフ・ブーフハイムはドルパト大学で薬剤の効能の実験的な研究を行った。その弟子のオスヴァルト・シュミーデベルクはシュトラスブール大学で薬理学研究室を設立し（一八七二年）、医薬の作用について数々の研究成果をあげ、『薬理学基礎』（一九〇二年）を著した。薬の作用を研究する「薬理学」を確立し、国内外に数多くの薬理学者を育成した。

†病気の原因を探求する病理学

病気の原因を探求するのが「病理学」であるとするなら、古代のヒポクラテスの文書「空気、水、場所について」は一種の病理学で、風、水、太陽など人間を取り巻く外的な条件と病気の関連について述べられている。そしてガレノスが著した疾患と症状の種類と原因について四種類の著作は、古代の病理学の集大成であり、その後の西洋医学に大きな影響を与えた。

一六世紀にフランスのフェルネルは『医学』（一五五四年）を著し、その第二部に「病理学」という表題を与え、ガレノスの病理学の理論と個別の疾患の診断・治療・予後を解説した。それ以後に書かれた五部構成の医学理論書でも、第二部の病理学ではガレノスの病理学理論を教えていた。

「剖検（病理解剖）」は、病気の原因を探求するために行われる人体解剖である。イタリアのモルガーニは生涯にわたる病理解剖の所見を『病気の座と原因』（一七六一年）として発表して大きな反響を呼んだが、病気の原因を明らかにするには至らなかった。一八世紀末頃から病院で病理解剖が活発に行われ、臓器の病的な変化が疾患の原因として注目されるようになった。

フランスのルネ・ラエンネックは『間接聴診法』(一八一九年)を著して聴診の有用性を示すとともに、病理解剖によって肺の病変と肺疾患の存在を明らかにした。イギリスのリチャード・ブライトは猩紅熱後に水腫で死亡した患者の病理解剖で腎臓の病変を発見して『症例の報告』(一八二七年)で報告し、腎臓病は「ブライト病」と呼ばれるようになった。

一九世紀に入る頃から、病理学という教科では、疾患の原因を扱う総論(一般病理学)と個別の疾患の診断・治療を扱う各論(特殊病理学)を教えるようになった。内科的疾患を扱う臨床医学書には「特殊病理学」の表題がしばしばつけられ、医学部の病理学講座は内科的疾患の治療を担当する臨床医学の講座になった。一九世紀後半から剖検を担当する基礎医学の講座が作られて病理解剖学(二〇世紀に入る頃から病理学)と呼ばれた。これに対して内科的疾患を治療する臨床の講座は病理学ではなく内科学と呼ばれるようになった。

一九世紀中葉から顕微鏡を用いて臓器病変を観察する病理組織学が登場した。ウィーン大学のカール・ロキタンスキーは内科学のヨゼフ・スコダらと協力して病理組織学を精力的に研究し、『病理解剖学提要』(一八四二〜四六年)を著した。ベルリン大学のフィルヒョウは『細胞病理学』(一八五八年)により細胞の病変が疾患の原因であると主張して一世を風靡した。

二〇世紀初頭頃から、病気の原因や病態を解明するために動物実験を行う実験病理学が登場した。イリヤ・メチニコフはマクロファージが活性化されて病原微生物を貪食する食作用を発見し、『感染症の免疫』(一九〇一年)を発表した。東京大学の山極勝三郎《やまぎわかつさぶろう》と市川厚一は、ウサギの耳にコールタールを塗布《とふ》して発癌に成功した(一九一五年)。

†医学と化学が交わる生化学

化学と医学は古くから関係がある。薬剤を作るために、植物からエキスを抽出したり、アルコールを蒸留したり、金属化合物を調整したりといった、錬金術に由来する化学的方法が用いられた。医学部では薬剤学のための化学が教えられ、ブールハーフェの『化学要論』(一七三二年)は人気を博した。

「生化学」は、有機化合物についての化学が発展し、生理学と結びついて新たに生まれた分野で、当初は生理化学と呼ばれた。ドイツのフェリックス・ホッペ=ザイラーはシュトラスブルク大学の生理化学教授になり(一八七二年)、生理化学の同義語として生化学を提案した。

二〇世紀前半にはドイツのオットー・フリッツ・マイヤーホフやハンス・クレブスらの研究により、糖が代謝されてATPを生み出すエネルギー代謝の過程が明らかにされた。

†健康を保持するための衛生学

西洋伝統医学の「衛生学」は健康に関する分野で、ガレノスは『養生法について』や『食物の諸力について』など健康法についての著作を残し、一六世紀以降の医学理論書では、第四部の健康学が健康保持の方法を扱っている。

現代の衛生学は、健康に関わる環境条件の科学として始まった。ドイツのマックス・フォン・ペッテンコーフェルが衛生学講座の設置を提言し、ミュンヘン大学の衛生学教授に就任した(一八六五年)。

†病原菌を研究する細菌学

人類の歴史の中で、さまざまな流行病が発生して大きな災厄をもたらした。歴史に残された記録から、天然痘、腺ペスト、マラリア、発疹チフス、赤痢《せきり》、ジフテリア、コレラなど、感染症と推定されるものもあるが、流行病の原因は長らく特定できなかった。一九世紀初頭には、特定の潜在力が伝搬して生じる伝染病と、一般的な潜在力が広まって生じる瘴気病《しょうきびょう》が区別された。

ドイツのロベルト・コッホは病気の原因となる微生物を発見し、「細菌学」という学問分野を作り上げた。炭疽菌《たんそきん》（一八七六年）、結核菌（一八八二年）、コレラ菌（一八八三年）を発見し、ベルリンの感染症研究所の所長になった（一八九一年）。コッホは多くの弟子を育て、エミール・アドルフ・フォン・ベーリングと北里柴三郎《しばさぶろう》はジフテリア菌（一八八三年）と破傷風菌（一八八九年）を発見し、北里は帰国してから香港で調査をしてペスト菌（一八九四年）を発見した。

†西洋伝統医学から西洋近代医学への道のり

現代医学の中で基礎医学の諸学科は、それぞれ人体と病気に関する特定の対象・領域について研究・教育を行い、また臨床医学の諸診療科は、それぞれ身体の部位や診断・治療方法によって分かれて疾患の診断・治療ならびに研究・教育を行っている。現代の基礎医学と臨床医学において、多数の学科・診療科はいずれも固有の研究領域をもち、科学的探究を行っている。西洋近代医学は一九世紀に登場し、科学的探究を発展させて現代医学を生み出した。一八世紀以前の西洋伝統医学が経験的医療と推論的考察を中心としたのとは、まったく異なっている。

現在ある基礎医学の諸学科は、それぞれ固有の研究領域において科学的な探究を行っている。またそれぞれに歴史的な起源があるが、一八世紀以前の西洋伝統医学において科学的探究を行っていたのは解剖学のみである。それ以外の基礎医学の諸分野は、一八世紀以前には経験的医療ないし推論的考察であり、また一九世紀以後に新たに他の基礎医学分野から派生したものだ。

	研究領域	18 世紀以前	19 世紀以後
解剖学	人体・器官・細胞の構造を探究	③科学的探究 古代：人体構造の探究、機能の推測（ガレノス） 16 世紀：解剖図による描写（ヴェサリウス） 18 世紀：構造の客観的記述、実地解剖（剖検）	③科学的探究 19 世紀：組織学、発生学、系統解剖学
生理学	人体・器官・細胞の機能を探究	②推論的考察 古代：人体と病気についての体液理論 16 世紀：医学理論の 1 部門「生理学」 18 世紀：人体の機械論、医学理論から独立	③科学的探究 19 世紀中葉：実験生理学
生化学	人体・器官・細胞の構成物質を探究	①経験的医療 中世：錬金術 18 世紀：鉱物薬の化学	③科学的探究 19 世紀後半：生理化学、生化学(生理学から派生)
病理学	病気の原因・機序を探究	②推論的考察 古代：病気の分類と原因についての体液理論 16 世紀：医学理論の 1 部門「病理学」	③科学的探究 19 世紀：病理解剖学、病理組織学 20 世紀：実験病理学
薬理学	薬剤の作用を探究	①経験的医療 古代：植物薬、薬物誌 16 世紀：薬草園、植物園、薬局方、薬剤学	③科学的探究 19 世紀：薬効成分、合成薬 19 世紀末：薬理学
細菌学	病原体を探究	(－)	③科学的探究 19 世紀末：病原菌の発見（衛生学から派生）
免疫学	生体防御機構を探究	(－)	③科学的探究 1980 年代：免疫学(病理学から派生)
衛生学	健康・疾患の環境要因を探究	①経験的医療 古代：養生法 16 世紀：医学理論の 1 部門「健康学」	③科学的探究 19 世紀後半：生活環境の科学

表 10-1　基礎医学のルーツ

すなわち古代からの西洋伝統医学の中で人体の構造を対象とする解剖学として行われていた科学的探究が、一九世紀になって人体と病気に関わるさまざまな対象に広がって、西洋近代医学の基礎医学になったのである。

臨床医学の諸診療科は一八世紀までの経験的医療から出発し、一九世紀初頭に基礎医学から分かれてから、病理組織診断や病原菌の発見など基礎医学の研究成果を取り入れて病気の原因・病態を解明し、さまざまな医療技術の開発によって診断・治療の力を向上させていった。

一八世紀以前のヨーロッパの医学教育では、基礎医学と臨床医学の区別がなく、四つの教科が教えられていた。また医学部そのものが小規模で、大学や時代にもよるがおおむね一から五名程度の教授が授業を担当していた。一八世紀以前の西洋伝統医学で四教科を教える小規模な大学医学部は、一九世紀以後の西洋近代医学で基礎医学と臨床医学を教える大規模なものへと、どのように成長し変貌してきたのだろうか。その過程をハイデルベルク大学の歴史資料から読み取ることができる。

ハイデルベルクはドイツ南西部で、フランクフルトの南七五キロほどのところにある人口一五万人ほどの都市である。ハイデルベルク大学は現在四分野に分かれ、自然科学・数学・コンピュータ科学系で四学部、人文科学・神学系で三学部、法学・経済学・社会科学系で三学部、医学系でハイデルベルクとマンハイムに二学部、計一二学部を有し、三万人の学生が学ぶ大規模な大学である。一三八六年に設立された当初の大学は神学部、法学部、医学部、哲学部の四学部を有しており、ハイデルベルクでの医学教育には六三〇年以上の長い歴史がある。

大学の創立六〇〇年を記念する事業として、『ハイデルベルク教師辞典』全四巻（一九八六〜二〇〇九年）が刊行され、一九八六年までに在職した大学の全教師の情報が網羅されている。この資料から、一三九〇〜一九八六年のほぼ六〇〇年間を七期に分けて、医学部の教授数を年ごとに集計した（図10-1）。一八世紀までの第一〜四期は教授数が一〜六人程度、一九世紀前半の第五期は六から一二人程度、一九世紀後半からは一〇人を超えて増えて平均三〇人になった。一九三三年に教授数が激減したのは、ナチスによる第三帝国が成立し、多くの教員・学生が大学を去らざるを得なかったためである。一九六〇年代以降に医学部教授は急激に増えて平均一五〇人に達している。

さらにハイデルベルク大学医学部の六〇〇年ほどの歴史を通じて、教授の担当する教科を調べてみると、その内容が大きく変わってきたことがわかる。一八世紀までの西洋伝統医学の時代（第一〜四期）、一九世紀前半の移行期（第五期）、一九世紀後半からの西洋近代医学の時代（第六・七期）である。

第一期には古代ギリシャ・ローマの医学書を用いてスコラ的な授業が教えられ、第二〜四期には、生理学・病理学・治療学の組み合せで、あるいは四教科の組み合せで、教科書の講義と

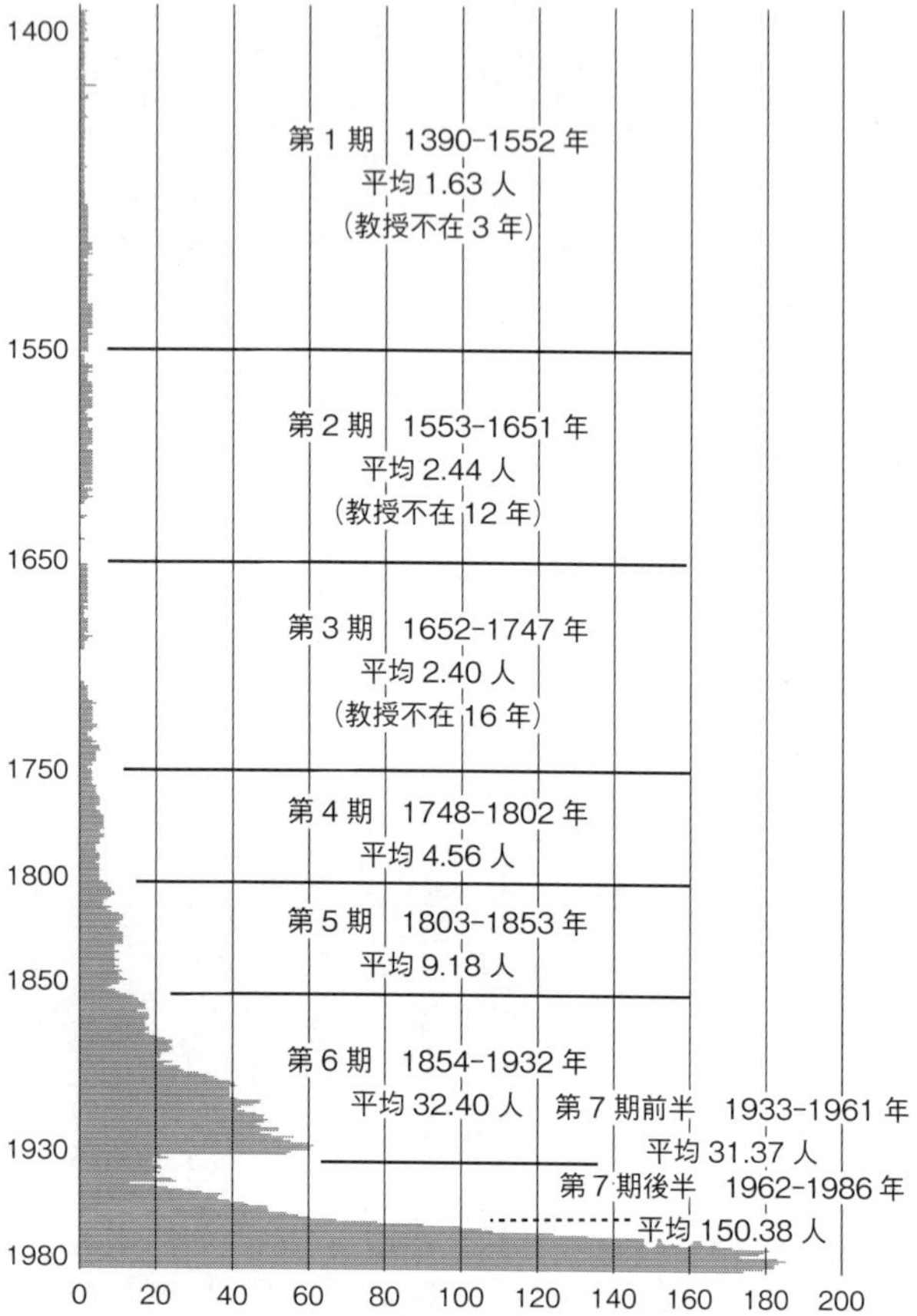

図 10-1　ハイデルベルク大学医学部の教授数推移（坂井建雄編『医学教育の歴史――古今と東西』〔法政大学出版局、2019 年〕より）

実習による授業が行われていた。ここまでが西洋伝統医学の時代である。移行期に当たる第五期には、基礎医学と臨床医学が一応分かれて別の教員が担当することになったが、学科の数は少なく未分化であった。西洋近代医学の第六・七期には、基礎医学と臨床医学が本格的に分離し、数多くの学科・診療科が成立していった。

第11章
外科手術の発展

体表の病変を切除したり、外傷に包帯をしたりといった外科的な処置や、骨折と脱臼の整復といった整形外科的な処置は、古代から行われていた。西洋医学では解剖学によって人体の構造が明らかにされて、外科の技術は少なからず向上した。一八世紀までの外科手術は、身体を切り裂く苦痛のために短時間で終える必要があり、また感染の危険のために内臓領域を扱うことが困難であった。一九世紀に全身麻酔と消毒法が実用化されて、外科手術は苦痛のない安全なものに変わり、その応用範囲が多種多様な臓器に広がった。

†近代以前の外科の著作と外科医

古代ギリシャのヒポクラテスとその周辺の医師たちによる『ヒポクラテス集典』は、現存する最古の医学文書集である。その七四編の文書のうちに六編の外科的な文書がある。「頭部の損傷について」では頭蓋骨の構造に続いて、頭部に生じる損傷の仕方のさまざまな種類を述べ、負傷の手当の仕方と骨にできた目に見えない疾患の見つけ方、最後に穿頭術《せんとう》の仕方について、「診療所内について」では、包帯を用いた手当の仕方や縛り方について主に述べている。

「骨折について」では、他の医者たちによって行われる腕の包帯の仕方を批判し、骨折および脱臼の手当と包帯の仕方を、前腕、上腕、足、下腿《かたい》、大腿、膝、肘の順に扱い、また骨に壊死《えし》が生じた場合の処置について。「関節について」では、関節の脱臼とその整復法を、肩、肩峰《けんぽう》、鎖骨、肘、手、顎、鼻、耳、脊柱、肋骨、股関節、脛、手首、膝、の順に扱い、骨折や壊疽《えそ》についても述べている。

「梃子の原理を応用した整復法」は、前二編の内容をほぼ要約したものである。「損傷について」は、外傷と潰瘍《かいよう》の処置と治療法を扱ったマニュアルのような著作である。

ヒポクラテスの時代には、体表の病変の治療と外傷の処置、および骨折と脱臼に対する整形外科的な処置、産科的な処置が行われていたことがわかる。

古代ローマの著述家ケルススによる『医学論』では、八書のうち最後の二書が外科・整形外科的治療を扱っている。第七書では外科的治療が扱われ、外科の歴史を述べた後、総論として打撲傷、さまざまな膿瘍、外科における徴候、瘻、飛び道具の摘出を扱い、各論として局所の治療を頭から足へと順に述べる。眼の疾患（麦粒腫《ばくりゅうしゅ》、霰粒腫《さんりゅうしゅ》、翼状片《よくじょうへん》、白内障など）、腸管のヘルニア（臍《さい》ヘルニア、鼠径《そけい》ヘルニア、腹壁外傷によるヘルニア）、尿道と膀胱の結石、死亡胎児の摘出、肛門の疾患（痔瘻《じろう》、痔核《じかく》）などの治療が含まれる。第八書では整形外科的治療が扱われ、骨の解剖学と骨の治療法総論に続いて、骨折の各論を頭と上肢について、また脱臼の各論を頭部、上肢、下肢について部位ごとに述べる。古代ローマで使われていた外科器具が、ポンペイやエフェソスなどの遺跡から多数発見されている。

古代における最大の医師であるガレノスは、多数の解剖を行って人体の構造を熟知しており、またペルガモンで剣闘士の医師を務めて外科に習熟していたはずであるが、外科・整形外科的な治療に関する著作は残していないものの、ヒポクラテスの外科・整形外科的な著作の注釈は著している。

アンダルスの医師アルブカシスは、三〇巻からなる『医学の方法』を著し、その一部が『外科学』としてラテン語に訳され、手写本として広まった。第一書は焼灼、第二書は外傷と体表の疾患の治療、第三書は骨折と脱臼の整復を扱っている。

中世ヨーロッパで最も有名な外科医は、一四世紀のフランスのショーリアクである。彼は『大外科学』（一三六三年）を著し、標準的な外科学書として、また外科医の必携書として広く用いられてラテン語で広まった。『大外科学』は八論からなり、序論で外科学の歴史を、第一論で解剖学、第二～五論で外科治療の総論、第六論で各論、第七論で解毒薬を扱う。

一六世紀にヴェサリウスは『ファブリカ』（一五四三年）の多数の精緻な解剖図によって人体の構造を詳細に図解した。これによって人体解剖の理解が深まり、外科学にも大きな影響を与えた。

この時代にフランスの外科医パレは、外科に関して多数の著作をフランス語で著した。『火縄銃その他の創傷の治療法』（一五四五年）では、銃創に対する温和な治療法や血管の結紮による止血を考案した。外科の著作をいくつか（『外科一〇書』（一五六四年）、『外科五書』（一五七二年）、『外科二書』（一五七三年））刊行し、それらを含めた『著作集』（一五七五年）では解剖学と外科医が行うさまざまな治療を扱い、数多く版を重ねてラテン語、ドイツ語、オランダ語、英語にも訳された。我が国では伊良子《いらこ》光顕《みつあき》がオランダ語版から『外科《げか》訓蒙《くんもう》図彙《ずい》』（一七六九年）として抄訳している。

一七世紀にドイツのゼンネルトは、ヴィッテンベルク大学で医学を教え、充実した医学理論書と医学実地書を著

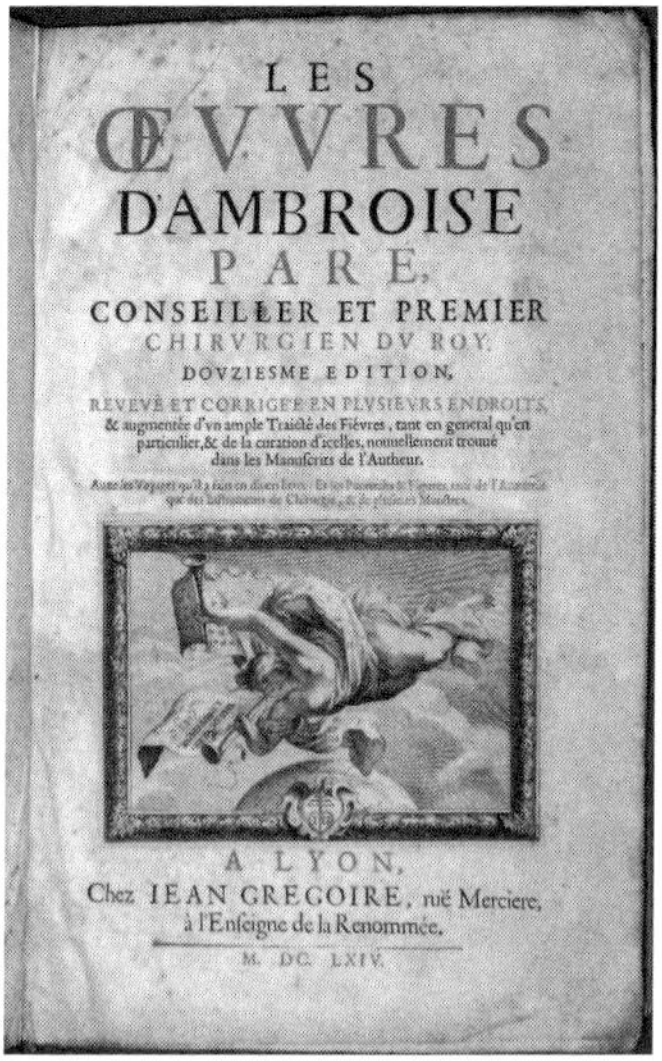

図 11-1　パレ『著作集』（1664 年）

した。その『医学実地』全六書の第五書（一六三四年）は表在性疾患の外科的処置を扱っている。この本は六部からなり、体表の腫瘤、潰瘍、皮膚の異常と、外傷、および骨折と脱臼を扱っている。一八世紀以前の外科学書の多くは大学教育を受けていない外科医のために各国語で書かれていたが、ゼンネルトのこの著作はラテン語で書かれている。部位別の疾患についての各論的な記述を含んでおらず、外科治療の総論が体系的に扱われている。

一八世紀には、フランスのディオニスとドイツのハイスターによる外科学書がよく読まれた。ディオニスはパリ王立植物園の解剖学と外科学の教授で、『人体解剖学』（一六九〇年）と『外科手術講義』（一七〇七年）をフランス語で書き、どちらも多数の版を重ね、英語、ドイツ語などに訳されている。『外科手術講義』は一〇示説からなり、第一示説では外科手術の道具を扱い、第二〜九示説で部位別に外科手術の説明をする。外科治療の総論的な内容は含まず、部位別の疾患と治療についての各論的な記述を中心としている。

ハイスターはアルトドルフとヘルムシュテットの大学で解剖学と外科学の教授を務め、人気のある医学書を多数著した。解剖学書の『解剖学提要』（一七一七年）、医学理論書の『医学の基礎』（一七三六年）、医学実地書の『医学実地提要』（一七四三年）をラテン語で著し、『外科学』（一七一九年）をドイツ語で著した。『外科学』は三部からなり、第一部は外科的治療法を総論的に扱い、第二部は各論的に部位別に手術の方法を述べ、第三部では包帯法を扱っている。ゼンネルトの外科学書に遡る総論的な内容と、ディオニスの外科学書に遡る各論的な内容の両方を含んだ、包括的な外科学書になっている。

ジョン・ベルと弟のチャールズ・ベルは、イギリスの代表的な解剖学者・外科医である。ジョンはエジンバラで解剖学校を開き、後に外科に専念した。チャールズはロンドンに出て解剖学校を開き（一八〇五年）、ロンドン大学の解剖学・外科学・生理学の教授（一八二七年）、エジンバラ大学の外科学教授（一八三六年）になった。二人は共著で『人体解剖学』（一七九七〜一八〇四年）を著した。兄のジョンは『外科学原理』（一八〇一〜〇八年）を著し、弟のチャールズは『外科手術体系』（一八〇七〜〇九年）を著している。

†近代以前の外科手術

一九世紀初頭までの外科手術で治療の対象となったのは、事故や戦争による外傷、整形外科的な骨折と脱臼、体表の腫瘤や潰瘍、および外から見える身体の部位ごとの特異的な疾患であった。顔では眼の白内障や眼瞼《がんけん》の異常、腹部ではヘルニア、骨盤部では膀胱結石・痔疾・陰嚢《いんのう》水腫などが治療の対象となった。カテーテルを用いるなど少しずつ手術の方法が改良されたが、脳や胸腹部内臓の腫瘍が治療の対象となることはなかった。また、難産のときに胎児を救い出すために帝王切開も行われたが、母親の救命を目的としたものではなかった。

戦争による外傷を治療するのも、古代以来の医師の重要な仕事であった。ケルススの『医学論』第七書には、飛び道具の摘出が扱われ、矢、幅広の飛び道具、鉛弾《えんだん》や小石、毒の付いた飛び道具の摘出法が述べられている。火薬はもともと中国で発明され、ヨーロッパでは一四世紀末から火薬が製造されて銃砲に用いられ、戦争の様相が大きく変わった。一六世紀には、火薬の毒を消毒するために銃弾による外傷は熱した油で焼灼され、苦痛と傷の悪化をもたらしていた。一六世紀のパレは卵黄やバラ油などで温和に治療する方法で良好な治療を得て、『火縄銃その他の創傷の治療法』(一五四五年)を著した。

穿頭術は頭蓋に錐《きり》などで孔を明ける手術で、現在では脳の血腫や膿瘍を除去して脳圧を下げたり、また検査の目的で行われる。古代においては世界各地で呪術的な目的で行われ、石器時代の遺跡から穿頭術を行って治癒した痕跡のある頭蓋が見つかっている。『ヒポクラテス集典』の「頭部の損傷について」には、頭部の外傷のときに穿頭術を行う方法についての記述がある。「流行病第四巻」「流行病第五巻」には、頭部の外傷後に開頭をした症例が述べられている。ディオニス、ハイスター、ベルの外科学書でも、頭部の手術の項目の中で穿頭術が扱われている。

チャールズ・ベルの『外科手術体系』(一八一四年)では、穿頭術の適応として、骨の陥凹《かんおう》や変形による髄膜の刺激を抑えること、壊死した骨部分の除去、骨と硬膜の間に広がった血液の除去、大きく陥凹した頭蓋骨の挙上《きょじょう》を挙げており、頭部外傷の治療に用いられていた。

膀胱など尿路に生じる結石を摘出する切石術は、古代から行われていた。『ヒポクラテス集典』の「誓い」には、「結石患者に対しては、決して切開手術は行わず、それを専門の業とする人に任せます。」(『新訂ヒポクラテス全集』第一巻「誓い」、エンタプライズ、大槻マミ太郎訳)と述べられている。

また、ケルススの『医学論』第七書には、切石術の発案者としてアレクサンドリアのアンモニウスの名が挙げられ、その方法が述べられている。患者を切石位(仰向けで開脚して股関節と膝関節を曲げる)にして、医師は肛門に指を差し入れて石を膀胱頸まで動かし、会陰部《えいん》を横切開して石を摘出する方法で、「小手術」と呼ばれる。

一六世紀初頭に会陰を正中《せいちゅう》で縦に切開して道具で結石を取り出す大がかりな手術が始まり、「大手術」と呼ばれ、イタリアの医師フランシスコ・ロマーノが開発し弟子のサント・マリアーノが広めたとされる。一七世紀には、会陰の左側で坐骨結節の内側から前立腺を横断して膀胱頸を切る「外側手術」が始まった。一八世紀にイギリスのチェセルデンは外側手術を大きく改良して、小さな孔から消息子《しょうそくし》を入れてメスで膀胱頸と尿道を切る方法で、一分以内に手術を行いよい成績を上げ、さらに『結石の高位手術論』(一七二三年)を著した。

†麻酔法がもたらした痛みのない手術

一九世紀初頭までの外科手術は、痛みをこらえさせて身体にメスを入れる、苦痛に満ちたものであった。一九世紀になって麻酔法が開発されて、時間のかかる大きな手術が可能になり、外科手術の範囲が大きく広がった。

全身麻酔による外科手術を初めて行ったのは、我が国の華岡青洲《はなおかせいしゅう》である。漢方の麻酔薬の処方を研究し蔓陀羅華《まんだらけ》を主体とする経口麻酔薬の麻沸散《まふつさん》（通仙散《つうせんさん》）を開発し、全身麻酔下での乳癌摘出手術に世界で初めて成功した（一八〇四年）。青洲が手術をした乳癌患者は一四三人にのぼり、青洲の学塾兼医院の春林軒《しゅんりんけん》には全国各地から多くの弟子が集まった。しかし青洲の麻酔法は、適切な容量の範囲が狭く使用法が難しいために、広く普及することがなかった。

一九世紀前半に笑気《しょうき》（亜酸化窒素）やエーテルを吸入すると麻酔状態になることが知られ、娯楽目的であるいは実験的に用いられた。麻酔薬として最初に広く用いられるようになったのはエーテルであり、そのきっかけをつくった最大の功労者はアメリカのウィリアム・モートンである。モートンはボルチモア歯科大学で学び、麻酔に関心をもちエーテルでの麻酔実験を行った。一八四六年九月三〇日にマサチューセッツ総合病院でエーテルによる無痛抜歯の公開実験に成功し、一〇月一六日にはエーテル麻酔による下顎血管腫の切除術が行われ、無痛での手術に成功した。その手術室は今でもマサチューセッツ総合病院にあり、「エーテルドーム」と呼ばれている。

エーテル麻酔発見のニュースはたちまち欧米諸国に広まり、各国で麻酔下での無痛手術が行われ、麻酔法の改良や新たな開発が試みられた。ロンドンでは一八四六年一二月に麻酔による最初の抜歯と下腿切断術が行われた。パリでは麻酔下での手術の成功が一八四七年一月に医学アカデミーで報告されている。一八四七年にはエーテルの使用法についての著作がいくつか出され、エーテルを効率的に気化するためのさまざまな気化器が数年のうちに開発された。パリの生理学者マリー＝ジャン・ピエール・フルーランは、麻酔の深さによって中枢神経の部位が順に影響を受けることを示した。

イギリスの内科医ジョン・スノーは、麻酔の臨床症状を科学的に研究して、その安全性を飛躍的に高めた。『外科手術でのエーテル蒸気の吸入』（一八四七年）ではエーテル麻酔の深度を五期に分類し、麻酔を安全に行うためにエーテル濃度を調整できる吸入器を製作した。一八四八年以後にはエーテル以外のさまざまな揮発性麻酔薬を研究し、とくにクロロフォルムを推奨した。ヴィクトリア女王が一八五三年四月に第八子のレオポルド王子を出産する際に、スノーはクロロフォルム麻酔を担当した。

クロロフォルム麻酔は少量で効果があり、導入が速やかで不快感が少ないという利点があるが、迷走神経を抑制して心停止を起こす危険や、肝障害を起こす毒性の問題がある。またエーテルには引火性の問題がある。エーテルとクロロフォルムのどちらを用いるかは、国や地域によって違いがあったが、一八七〇年代以降にはエーテル麻酔が広く用いられるようになった。笑気の鎮痛作用は一九世紀初頭から知られ一八六〇年代から関心を持たれていたが、一八七〇年代に減圧弁の開発や、長時間使用のために酸素を混合するようになり、広く用いられるようになった。

†消毒法がもたらした安全な手術

外傷が化膿することは古くから知られていた。ローマ時代のケルススは『医学論』の中で炎症の四つの徴候（熱、痛み、腫脹、発赤《ほっせき》）を挙げ、炎症から化膿に至りやすいことを述べている。中世には創傷が治癒する過程であると見なされ、しばしば「めでたい膿」と呼ばれた。一八世紀のイギリスの外科医ジョン・ハンターは、戦場での経験から炎症と治癒に関心を持ち、『血液、炎症、銃創についての研究』（一七九四年）を著した。ハンターは炎症を三つの型ないし段階に分け、①粘着性炎症では線維性の粘着によって炎症が局在化して治癒が起こり、②化膿性炎症では炎症が進んで膿を生じ、③潰瘍性炎症では重篤な炎症のために壊れた組織が除去されて欠損を生じると考えた。

一九世紀中葉にイグナーツ・ゼンメルヴァイスは、消毒による細菌感染を防止する先駆的な仕事を行った。彼はハンガリーで生まれてウィーン大学で医学を学び、産科医になった。急死した法医学教授ヤコブ・コレチュカの病理解剖記録を読んで、産褥熱《さんじょくねつ》で亡くなった産婦と共通点があることから、産褥熱は傷口の汚染によって生じた膿血症ではないかと考えた（一八四七年）。

病理解剖をよく行う医師が担当する第一病棟で産褥熱が多く、助産婦が分娩を行う第二病棟では少ないことともこのことからよく説明できた。そこで、自分の担当する病棟で医師と学生の手指の消毒を実施したところ、産褥熱の発生を劇的に抑えることができた。産褥熱が創傷からの感染により生じるという本質を洞察し、的確な予防法を実践した重要な業績であった。

しかしこれは産褥熱が医師により引き起こされる医原病《いげんびょう》であることを意味しており、産科教授のヨハン・クラインには受け入れられなかった。ゼンメルヴァイスの説の支持者もいたが激しい反対もあり、賛否両論を巻き起こした。その後にゼンメルヴァイスはウィーンを辞して故郷のハンガリーに戻り一八五五年にペスト大学の産科教授になり、産褥熱の予防に関する大著『産褥熱の病因、概念、予防』（一八六一年）を著したが、ヨーロッパの産科医に認められることはなかった。ゼンメルヴァイスの業績が評価されるのは、ジョゼフ・リスターが外科手術の消毒法を広めた一八七〇年代以後である。

一八七〇年代からは内臓領域の手術に取り組み、食道切除術（一八七二年）、喉頭切除術（一八七三年）を成功させた。胃の切除をした後にどのような生理学的変化が起こるか、胃の幅広い断端をどのように細い小腸と吻合《ふんごう》するか、吻合部が胃酸に耐えられるかなどを動物実験で研究し、その成果をもとに胃癌での幽門切除術（一八八一年）、胃切除術（一八八五年）を成功させ、消化管切除術の一二四症例を一八九〇年に学会で報告し大きな反響を得た。胃を切除し小腸と吻合する二つの術式は、現在でも「ビルロート」の名で呼ばれている。

また胆嚢《たんのう》切除術は、ドイツの外科医カール・アウグスト・ランゲンブッフが一八八二年にベルリンのラザルス病院で初めて成功した。

虫垂炎《ちゅうすいえん》は、異物などで内腔《ないくう》が閉塞し腸管内細菌が感染して生じ、外科手術の対象となる。急性虫垂炎が穿孔《せんこう》すると、限局性に膿瘍を形成したり、腹膜炎を起こして生命の危険もある。虫垂炎の存在が初めて気づかれたのは一八世紀で、ハイスターが病理解剖例で見出したが、この記録は注目されなかった。フランス生まれのイギリスの医師クラウディウス・アミヤンが、一一歳の少年で鼠径ヘルニアと急性虫垂炎の手術を行った（一七三五年）が、これも長らく知られることがなかった。

一八六七年にアメリカのウィラード・パーカーは、急性虫垂炎が進行して壊疽、穿孔性潰瘍、膿瘍といった合併症を起こして危険であることを報告した。病理解剖で入念な調査が行われるようになり、消化管穿孔の危険性が知られて虫垂炎の早期手術の必要性が認識され、ルドルフ・クレンラインがチューリヒ（一八八四年）で、リチャード・ジョン・ホールがニューヨーク（一八八六年）で、ウィリアム・モートンがフィラデルフィア（一八八七年）で虫垂切除術を行い成功させた。ハーバード大学のレジナード・フィッツは虫垂炎の臨床症状を明確にして「虫垂炎」の病名を提唱し、チャールズ・マクバーニーは、虫垂炎の徴候として右上前腸骨棘《じょうぜんちょうこつきょく》から臍《へそ》に向かう線上で五センチの位置の圧痛を提唱し（一八八九年）、この位置はマクバーニー点として知られている。

乳癌の手術は単に乳房の癌腫を切除するだけでなく、癌の転移しやすい腋窩《えきか》リンパ節を合わせて切除することが必要になるが、その手術手技を確立したのは一七世紀のフランスの外科医ジャン＝ルイ・プティで、その著書『外科疾患とその手術論』（一七七四年）は死後に出版された。また先述のように、我が国の華岡青洲は独自の麻酔薬を開発して、一八〇四年以後に一四三人に乳癌手術を行っている。

欧米では一八七〇年代以降に、麻酔法と消毒法を用いて多くの外科医が乳癌手術を行ったが、その五〇％近くで局所に癌が再発して良好な成績が得られなかった。ボルチモアのジョンズ・ホプキンス大学の外科医ウィリアム・ハルステッドは、幅広い乳腺組織に加えて大胸筋と小胸筋を切除し、腋窩リンパ節を徹底的に切除する乳癌根治手術を開発して（一八八九年）、局所再発率を六％に抑えて良好な成績を得た。ハルステッドの手術は乳癌の標準的な手術として広く受け入れられた。

帝王切開は子宮壁を切断して胎児を娩出させる方法で、通常の分娩が困難な場合に行われる。「帝王切開」の語源については諸説があり、古代ローマの遺児法（カエサル法）で妊婦が死亡した場合に埋葬前に子宮を開いて胎児を取り出すことを定めてられていたことから、あるいはラテン語の「切る」から生じたとされる。中世から一八世紀まで帝王切開はときおり行われたが、子宮から大出血を起こしたり、数日中に感染症を生じたりして、母体の死亡率はきわめて高かった。

一九世紀中葉まで、感染を防ぐために帝王切開後の子宮は縫合すべきでないと誤って考えられていた。イタリアの医師エドアルド・ポーロは、帝王切開後の出血を止めるために子宮摘出術を行って母体を助けた（一八七六年）。帝王切開後に子宮を縫合することは一八五〇年代からときどき行われたが、ドイツの医師マックス・ゼンガーの学位論文『子宮線維腫における帝王切開』（一八八二年）で子宮の縫合を提唱して広まり、帝王切開での死亡率は急速に低下した。

†二〇世紀以後の外科技術の進歩

マイクロサージャリーとは、外科手術を双眼の実体顕微鏡で視野を拡大して行う方法で二〇世紀後半に発展し、微細な血管や神経などを扱う手術で幅広く用いられている。スウェーデンの耳鼻科医カール＝オロフ・シゲッソン・ニレンは、単眼の顕微鏡を用いて慢性中耳炎の手術を行い（一九二一年）、それがマイクロサージャリーの第一例となった。グンナー・ホルムグレンは双眼の実体顕微鏡を開発して耳硬化症の手術を行った（一九二三年）。

マイクロサージャリーは一九五〇年代以降に外科のさまざまな領域に急速に広まった。眼科ではドイツのH・ハルムスが実体顕微鏡を用いた手術を初めて行い（一九五三年）、コロンビアのホセ・イグナチオ・バラケーは手術用の実体顕微鏡を改良し角膜の手術に応用して、マイクロサージャリーの必要性と有用性を示した（一九五六年）。

整形外科では、アメリカのロナルド・モルトが一〇歳男児の切断された上腕の再結合に成功して（一九六二年）大きな反響を呼び、奈良県立医大の玉井進は切断された母指の再結合に初めて成功した（一九六五年）。形成外科ではアメリカのハリー・バンケがサルの指を切断・再結合し（一九六五年）、ウサギの耳を切断・再接着する（一九六六年）など実験的な手術を報告して、「形成外科の父」と呼ばれている。脳神経外科ではトルコ出身でチューリヒのマームート・ガージ・ヤサーギルとアメリカのヴァーモント大学のレイモンド・ドナギーが相次いで頭蓋の外と中の動脈枝の吻合に成功した（一九六七年）。

内視鏡手術は、腹部や胸部を大きく切り開くのではなく、腹壁ないし胸壁に小さな孔を数カ所開けて、腹腔鏡や胸腔鏡で内部を見ながら、鉗子や電気メスで行う手術である。身体に対する侵襲を大幅に減らして、患者の体力を温存し術後の生活の質（QOL）を向上させることができる。

内視鏡手術の第一例は、ブラジルのJ・C・タラスコニによって行われた卵管切除術（一九七五年）である。ドイツのクルト・ゼムは腹腔鏡を用いて虫垂切除術に成功し（一九八一年）、その後もさまざまな種類の腹腔鏡手術を行って「腹腔鏡手術の父」と呼ばれている。フランスのフィリップ・モレは腹腔鏡での胆囊摘出術に初めて成功し（一九八七年）、大きな反響を呼んだ。日本での第一例は帝京大学の山川達郎《たつお》による腹腔鏡下胆囊摘出術（一九九〇年）である。現在では内視鏡手術は、女性生殖器の疾患（子宮内膜症、子宮筋腫など）の治療、消化管の癌（早期胃癌、大腸癌など）による切除術、胆囊切除術など幅広く用いられている。

手術支援ロボット「ダ・ヴィンチ」は、内視鏡カメラとロボットアームを備えた手術支援ロボットで、アメリカのインテュイティヴ・サージカル社が開発し一九九九年から販売されている。二〇〇九年に日本国内での製造販売が承認され、二〇一二年に前立腺癌全摘術に保険適用され、先進医療としては胃切除術、咽喉頭《いんこうとう》切除術、広汎子宮切除術にも認められている。急速に普及しており、日本ロボット外科学会の統計で導入台数は世界で三八〇三台、日本で二三七台（二〇一六年九月末現在）、手術実績は二〇一四年に世界で四四万九〇〇〇件、二〇一五年に日本で一万三〇〇〇件ほどである。

第12章

体内を可視化する診断技術

身体の内部には、生命に不可欠の重要臓器がいくつもあり、血管や神経がすみずみまではり巡らされている。これらの器官や脈管に生じる病的変化を目で見ることできれば、疾患のほとんどは的確に診断し、治療することができる。しかし人体の内部はそうたやすく見えるものではない。

人体の内部を観察する手っ取り早い方法は、死体を解剖することである。古代ローマのガレノスは動物を解剖して、詳細な解剖学文書を書き残した。一六世紀のヴェサリウスは人体を解剖して体内の構造を詳細に観察し、『ファブリカ』(一五四三年)の精細な解剖図を作り上げた。一九世紀になってようやく、疾患の診断のための人体解剖すなわち剖検が幅広く行われるようになった。さらに一九世紀中葉以後には、摘出された臓器の組織を顕微鏡で観察する病理組織学が行われるようになり、診断の精度は飛躍的に向上した。しかし剖検を通して行われる診断は、あくまでも患者の死後に行われるので、診断がついてもその患者の治療には役立たない。

生きている人体の内部を観察したいという希望は、X線や内視鏡により部分的にかなえられた。二〇世紀末に登場したCTやMRIという画像診断技術は、人体の断面を画像として見えるようにして、診断・治療の精度を大幅に向上させ、医療は大きく進歩した。

病理解剖の始まり

人体を解剖して臓器の病変を探索する病理解剖は、一七世紀後半には「実地解剖」と呼ばれ、この頃から人体の構造を探求する「正常解剖」から意識的に区別されるようになった。病理解剖を扱ったこの時期の著作にボネーの『墓、すなわち実地解剖学』（一六七九年）と、ブランカールトの『理性的実地解剖学』（一六八八年）がある。

人体の病理解剖を初めて系統的に行ったのは、第8章で前述したボローニャ大学のモルガーニで、五〇年間にわたる多数の病理解剖の報告を『病気の座および原因について』（一七六一年）として発表した。モルガーニの病理解剖学は大きな反響を呼んだが、観察した病変を古代以来の体液説に基づいて考察しており、また病変を示す図版を用いなかったために、疾患の原因について新たな視点をもたらすには至らなかった。またドイツの医師ゲオルク・クリストフ・コンラディは『病理解剖学提要』（一七九六年）を著した。この著作はそれ以前の解剖学書から病変についての記述を収集・整理したものであるが、病理解剖学という表題を採用した初めての著作である。

臓器の病変を図版で示す病理解剖学書は、一八世紀の終盤から出版されるようになった。ライデンのエドゥアルト・サンディフォルトは、『解剖病理学的観察』全三巻(一七七七〜八一年)を出版し、各巻末に銅版画による先天異常や病変の図を掲載している。ハンター兄弟の甥のマシュー・ベイリーは『人体の最重要器官の病死解剖学』(一七九三年)を著した。この著作は二四章からなり、心臓、心膜、胸腔、肺、後縦隔《こうじゅうかく》、腹腔、胃、腸、肝臓、胆嚢、脾臓、膵臓、腎臓と副腎、胆嚢、精嚢《せいのう》、前立腺、尿道、精巣と精索《せいさく》、子宮、卵巣、卵管、腟、外陰部、脳と髄膜の病変を扱っており、それに付属する銅版画の病変図集『一連の彫版画および説明』(一七九九〜一八〇三年)を出版した。ベイリーの病理学書は臓器の病変についての独自の観察所見を図版を用いて解説したもので、ドイツ語、フランス語、イタリア語にも訳されてその後の医学と病理学に大きな影響を与えた。

†病理解剖による診断

フランス革命が始まり、政治的な混乱の中で医学校と病院は改組され、若手の医師たちに活躍の場が与えられて、医学に大きな革新の波が押し寄せた。一九世紀前半のパリで活躍した医師たちは、患者の臨床的な病状の観察と病理解剖による病変の調査を通して病気の原因について新たな概念を生み出し、「パリ学派」と呼ばれている。

コルヴィサールはシャンパーニュ地方の出身で、パリのシャリテ病院で働き（一七八八年）、臨床と病理解剖を結びつけて教育と優れた臨床能力で高い評価を得た。新たな医学校としてできた健康学校の臨床医学の教授（一七九四年）、コレージュ・ド・フランスの医学教授（一七九七年）、ナポレオンの侍医長（一八〇四年）を務めた。『心臓および大血管の疾病に関する研究』（一八〇六年）は打診による診断と病理解剖の所見をもとにした画期的な著作で、心膜の疾患、心筋の疾患、心臓弁の疾患、心臓のその他の疾患、大動脈瘤を区別している。アウエンブルッガーによる打診についての埋もれていた著作『ヒト胸部打診の新考案』（一七六一年）をフランス語に翻訳（一八〇八年）して広く紹介した。

ラエンネックはブルターニュの出身で、パリの健康学校でコルヴィサールから学び、一時市《し》井《せい》で開業した後、ネッカー病院に務めた。間接聴診法を開発して肺と心臓の正常と異常のさまざまな音を区別し、病理解剖の所見と合わせて『間接聴診法』（一八一九年）を著した。コレージュ・ド・フランスの教授（一八二二年）を務めたが早逝した。

ガブリエル・アンドラルはパリの医家の子息で、若くしてパリ大学衛生学教授（一八二八年）、内部病理学教授（一八三七年）、フランソワ・ジョセフ・ヴィクトル・ブルッセーの後任として一般病理学治療学教授（一八三九年）となり、長年にわたりパリ医学界の第一人者と目された。

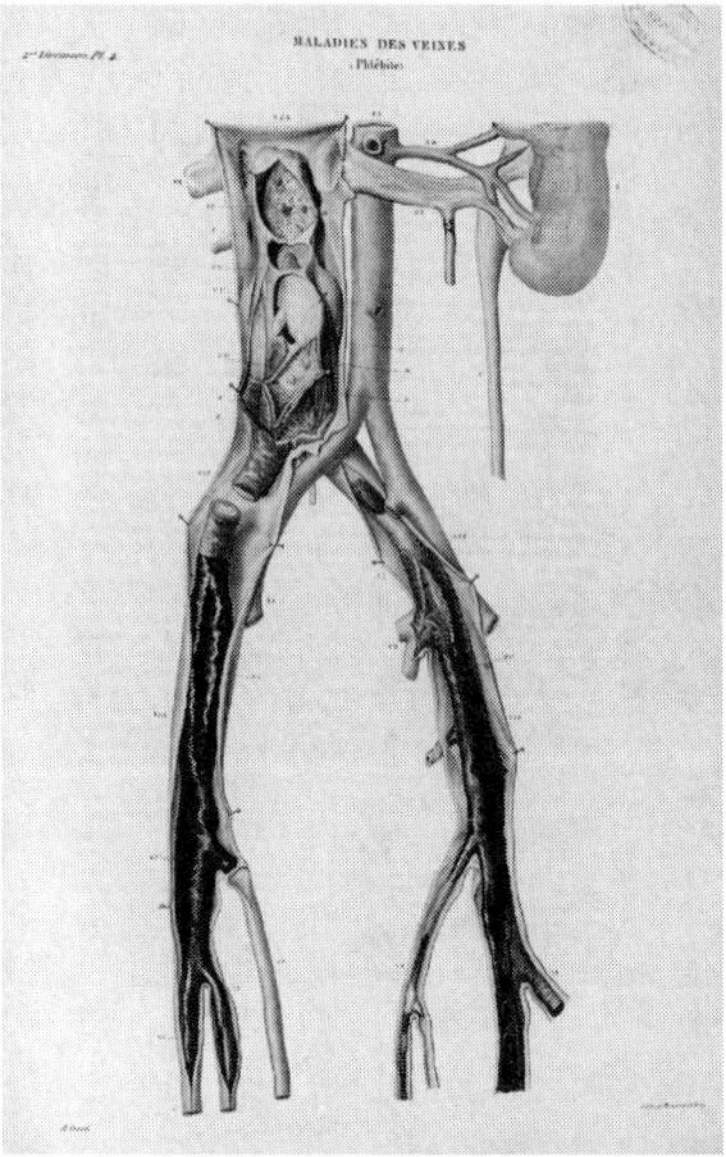

図12-1　静脈の病変（クリュヴェイエ『人体病理解剖学』第2巻第2部より）

『医学臨床』はシャリテ病院で自身が扱った多数の症例について臨床講義と病理解剖の所見を記した著作で、初版四巻（一八二三～二七年）は熱病（第一巻）、胸部（第二・三巻）、腹部（第四巻）の疾患を、第二版五巻（一八三一～三三年）は腹部（第一・二巻）、胸部（第三・四巻）、脳（第五巻）の疾患を扱っている。『病理解剖学概論』二巻（一八二九年）は病理解剖の教科書で、第一巻の総論では病気の原因として循環、栄養、分泌、血液、神経の障害を扱い、第二巻の各論では消化器、循環器、呼吸器、分泌装置、生殖器、神経の病変を扱う。『内部病理学講義』三巻（一八三六年）は内科疾患の教科書で、消化管、横隔膜以上の消化管、循環器、呼吸器の疾患のそれぞれについて解剖所見、原因、症状、経過、予後、処置を述べる。いずれも大家の教科書として人気を集め、英語、ドイツ語、スペイン語、イタリア語にも翻訳された。

ジャン・クリュヴェイエは軍外科医の子息で外科医のギヨーム・デュピュイトランに入門し、モンペリエ大学外科教授（一八二三年）、パリ大学外科教授（一八二五年）、病理学教授（一八三六年）になった。リトグラフによる優れた解剖図を用いた病理解剖図譜『人体病理解剖学』六巻（一八二九〜四二年）および『一般病理解剖学概論』五巻（一八四九〜六四年）を出版して、病理解剖学の発展と普及に貢献した。

イギリスではパリ学派の影響を受けて、一八二〇年代からロンドンの病院で患者の臨床観察を病理解剖と合わせた研究が行われ、いくつかの疾患が新たに発見された。ブライトはブリストルの豊かな銀行家の子息で、エジンバラ大学で医学を学んで学位を得るとともに、その間にロンドンのガイ病院でも修練を積んだ。一八二〇年からガイ病院の医師となり、猩紅熱発症後に水腫となって死亡した患者の病理解剖で腎臓に病変があることを発見して『症例の報告』（一八二七年）として発表した。

この発見により、腎臓病は「ブライト病」と呼ばれるようになった。ブライトの同僚のトーマス・ホジキンは炎症を伴わないリンパ節と脾臓の腫大を報告し（一八三二年）、これが「ホジキン病（悪性リンパ腫の一種）」の最初の症例報告となった。またトマス・アジソンは『副腎の疾患の体質的および局所的影響』（一八五五年）で原発性慢性副腎皮質機能低下症（アジソン病）の症例を報告した。

アイルランドのダブリンでも、エジンバラで学んだ医師たちが活躍していた。ジョン・チェーンはダブリンのミース病院に勤め、一八一八年の剖検例の報告でチェーン・ストークス呼吸を正確に記載した。その三六年後にミース病院のウィリアム・ストークスは『心臓と大動脈の疾患』(一八五四年)で同じ症状が心臓弁の障害が原因で起こることを記載している。ロバート・ジェームズ・グレーヴスはエジンバラで医学を学んだ後、ドイツとフランスに遊学して、ダブリンのミース病院に勤め、慢性甲状腺腫(グレーヴス病、バセドウ病)の症例を一八三五年に報告している。

ウィーンの大規模な総合病院とウィーン大学医学部は一九世紀初頭にヨハン・ペーター・フランクにより改革されて面目を一新したが、その後しばらく低迷していた。カール・フォン・ロキタンスキーはチェコの出身でプラハとウィーンで医学を学び、総合病院病理主任とウィーン大学病理解剖学助教授(一八三四年)、教授(一八四四年)になった。フランスの病理解剖と医学から強い刺激を受けて、同僚の内科学教授ヨゼフ・スコダと協力して病理解剖の研究を精力的に行った。

『病理解剖学提要』(一八四二〜四六年)を著し、さまざまな疾患の病理変化を正確に記述して、病理解剖学を学問として樹立するとともに、病理解剖所見が臨床診断に役立ち科学的根拠となることを示した。その一方で性急な体系化を試みて、血液の全身的ないし局所的な混和の異常によりあらゆる病気が起こるとする説（クラーシス説）を主張したが、激しい批判を浴びた。そのため改訂版の『病理解剖学教科書』全三巻（一八五五～六一年）では、クラーシス説はもはや取り上げられなかった。

†細胞病理学説と病理組織学

一九世紀に入って顕微鏡の改良が進み、人体のミクロの構造が詳しく観察できるようになった。ドイツのマティアス・ヤコブ・シュライデンとシュヴァンが、植物でも動物でも細胞から細胞が生じるという「細胞説」（一八三八～三九年）を提唱し、細胞が生命の単位として一躍脚光を浴びるようになった。人体の組織を顕微鏡によって観察する組織学は、ヘンレによる『一般解剖学』（一八四一年）によって先鞭をつけられ、アルベルト・フォン・ケリカーの『人体組織学提要』（一八五二年）により体系的な学問分野として確立した。

細胞と組織についての研究が進む中、フィルヒョウはベルリン大学での病理学講義を『細胞病理学』（一八五八年）として出版し、この中で病気が細胞の病的変化によって生じると主張した。この頃から標本を薄切するミクロトーム、パラフィン包埋法、アルコール脱水法、ホルマリンによる固定など顕微鏡の周辺技術が開発され、顕微鏡を用いて臓器の病変を観察する病理組織学の研究が活発に行われ、多くの研究成果が『病理学的解剖学・生理学と臨床医学宝函』

（一八四七年創刊、一九〇三年から『フィルヒョウ宝函』）などの学術誌に報告されるようになった。

炎症は病気の過程で重要な役割を果たすが、その実態は長らく謎であった。フィルヒョウ門下のユリウス・フリードリヒ・コーンハイムは「炎症と化膿について」という論文（一八六七年）を発表し、炎症の際に血管から白血球が漏出すること、白血球が集まって膿を作ることを明らかにした。コーンハイムはライプツィヒ大学教授となり、その著書『一般病理学講義』全二巻（一八七七～八〇年）は、広く読まれて大きな影響を与えた。

コーンハイム門下のカール・ワイゲルトはフランクフルトの病理解剖研究所長となり、組織の連続切片法や特殊染色法を開発し、さまざまな疾患で組織病変を観察して、組織の変性と壊死の過程を明らかにした。エルンスト・ツィーグラーはチューリヒ、チュービンゲン、フライブルクの病理学教授を務め、その教科書『一般および特殊病理解剖学教科書』全二巻（一八八一～八二年）は病理学の標準的な教科書として多くの医師に愛用された。

ルートヴィヒ・アショフは二〇世紀前半の最も著名な医師で、マールブルクとフライブルクで病理学教授を務め、その『病理解剖学』（一九〇九年）は第八版（一九三六年）まで改訂を続け、二〇世紀前半の代表的な病理学書として広く用いられた。アショフは貪食性のマクロファージと異物摂取作用をもつ諸器官の間葉細胞を共通の性質をもつ生体防御システムと見なし、「細《さい》網内皮《もうないひ》系《けい》」（一九二四年）の概念を提唱し、一世を風靡した。

†X線撮影とその応用

一九世紀末に登場したX線は、生きている人間の体内が見えるということで、大きな衝撃を与えた。X線は硬組織の骨関節や、空気を含んだ肺の可視化に優れており、整形外科と呼吸器疾患の診断に威力を発揮した。

ドイツのヴュルツブルク大学の物理学教授ヴィルヘルム・レントゲンは、実験中に見出した新しい陰極線が厚紙や木やゴムや薄い金属を透過して蛍光を発することを発見し、「X線」と名付けて報告した（一八九六年）。この発見は瞬く間に世界に広まり、人体内部を透過して観察できることから医療に応用され、単純X線撮影は骨折や脱臼など整形外科の診断や、胸部内臓の肺結核などの診断に威力を発揮した。

X線発見のニュースは日本でもすぐに反響を呼んだ。物理学者の村岡範為馳《はんいち》はX線発見のニュースを聞いてレントゲン本人に詳細を問い合わせ、一八九六年にはX線発生装置を製作してX線写真を撮影し、『レントゲン氏X放射線の話』（一八九六年）を刊行した。陸軍軍医の芳賀栄次郎はドイツ留学中にX線装置の操作・撮影法を学び、私費でX線装置を購入して帰国した（一八九八年）。一八九九年には東京日本橋の医療器械店の田中杢次郎《もくじろう》がX線器械の輸入販売を始めている。

X線撮影で体内の構造を観察できることは、社会的にも大きな関心を集めた。一九一二〜一九二三年頃のサナトリウムを舞台としたトーマス・マンの小説『魔の山』(一九二四年)では、X線写真に見える骨格の形状や病巣の状態が記述され、それを見せられる登場人物らの興奮と驚きが語られている。

X線では物質の密度の違いが見えるだけなので、形のわかる臓器は一部に限られている。X線を透過させない造影剤を人体に投入することで、X線による診断の可能性は大幅に向上した。ポルトガルの神経内科医アントニオ・エガス・モニスはヨードを含む造影剤を開発して脳動脈の造影に成功し(一九二七年)、『脳腫瘍の診断と脳動脈造影の試み』(一九三一年)を発表した。また二酸化トリウムを含む造影剤(トロトラスト)を開発し(一九三四年)、静脈まで造影できる血管造影が可能になった。

消化管などの造影剤として当初はビスマス剤が用いられたが、その毒性が問題となっていた。ボン総合診療所のパウル・クラウゼが、硫酸バリウムが毒性の少ない造影剤であることに気づいて報告し(一九一〇年)、広く用いられるようになった。千葉大学医学部の白壁彦夫《しらかべひこお》と市川平三郎は、硫酸バリウムに加えて発泡剤を用いて炭酸ガスで胃を膨らませるX線二重造影法を一九六〇年代前半に開発して、胃癌の診断精度を飛躍的に向上させた。

†内視鏡で人体内部をのぞき見る

内視鏡は体内の腔所を観察する光学器械で、気道、消化管、尿道、体腔などを観察するさまざまな種類がある。フランスのアントワーヌ・ジャン・デソルモは『内視鏡とその尿道と膀胱の疾患の診断と治療への応用』（一八六五年）を著して内視鏡の語を広めた。

食道・胃などを観察する上部消化管内視鏡の始まりは、ドイツのアドルフ・クスマウルが考案した硬い通常の硬性胃鏡で、剣を呑む曲芸師の胃を観察した（一八六八年）。二〇世紀になってドイツのルドルフ・シンドラーは多数の鏡を組み合わせて柔軟性のあるガストロスコープを開発し（一九三二年）、アメリカに移住してこの半軟性鏡を広めた。

第二次大戦後に東京大学医学部の宇治達郎はオリンパス光学工業と協力して、小さなカメラと光源を柔軟な管の先に取り付けた胃カメラを発明した（一九五〇年）。胃カメラは東大病院の他の医師たちによって改良されて普及したが、胃の内部を直接観察できないという欠点があった。

アメリカのバジル・ハーショヴィッツは細いガラス線維を束にしてファイバースコープを用いて内視鏡を開発し（一九五七年）、胃の内部を直接観察できるようになった。一九七〇年代以降には、CCDカメラを取り付けたり、画像精度と画質を高めたり、内視鏡の径を細くしたりといったさまざまな改良が積み重ねられ、現在では食道・胃・十二指腸の範囲で粘膜の観察・診断と、腫瘍の切除術が行われている。

大腸内視鏡も一九世紀末頃から硬性鏡を用いて行われていたが、ファイバースコープによる胃内視鏡が実用化されて、東京大学の丹羽《にわ》寛文《ひろふみ》らが大腸に応用し、東北大学の山形敞一《しょういち》が改良して実用的な大腸鏡ができあがった（一九七〇年）。

気管支鏡の始まりは、ドイツのグスタフ・キリアンが考案した硬性鏡（一八九七年）である。ファイバースコープを用いた軟性の気管支鏡は、国立がんセンターの池田茂人が一九六六年に開発した。

膀胱鏡は尿道から差し込んで膀胱内腔を観察する内視鏡で、その始まりはドイツの軍医フィリップ・ボッツィーニが試作した硬性鏡（一八〇五年）である。フランスのデソルモは反射鏡を使って照明する硬性膀胱鏡を開発した（一八五三年）。ファイバースコープを用いた膀胱鏡はドイツの企業家カール・シュトルツが開発し市販した（一九六七年）。

胸腔鏡と腹腔鏡は、胸壁ないし腹壁に孔を開けて胸部・腹部内臓を観察する内視鏡で、スウェーデンのハンス・ヤコベウスによって初めて報告された（一九一〇年）。

†画像診断が医療を大きく変えた

超音波検査法は体表の探索子から超音波を送り、体内からの反響を映像化する画像検査法である。超音波による体内の初めての検査は、オーストリアのカール・テオドル・ドゥスィクが頭部に超音波を当ててその透過像を観察したものである（一九四九年）。一九五〇年代から超音波をパルス状に照射して反射像を観察する方法が研究され、アメリカのジョン・ジュリアン・ワイルド、順天堂医科大学の和賀井《わかい》敏夫らは臨床に応用できる装置を開発し、一九七〇年代から普及した。超音波診断装置は装置が小型で簡便に使える上に、生体に対する侵襲がほとんどないので、肝臓などの腹部内臓、心臓の弁や血流、頭部の内臓と動脈硬化、妊娠中の胎児などの診断に幅広く使われている。

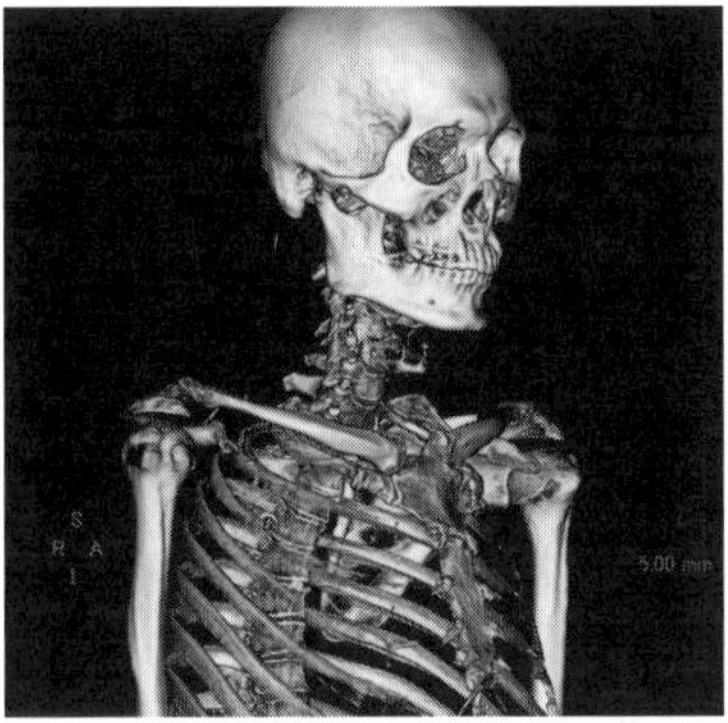

図12-2　CT画像から再構成した胸部と頭部の骨格（順天堂医院放射線科撮影、著者提供）

コンピュータ断層撮影（CT）では、X線源を人体の周りに回転させ対向する検出器で記録し、X線の吸収結果からコンピュータを用いて解析し断面画像を再構成する。複数の器官の印影の重なった従来のX線像と異なり、身体の一断面を描画できる画期的な技術である。

イギリスのEMI研究所のゴットフリー・ハウン

ズフィールドは一九七二年にCTを開発し、一九七九年にノーベル生理学医学賞を受賞した。CTの技術は急速に進歩し、線源が螺旋《らせん》状に回転して多数の断面を短時間に撮影できるヘリカルCTが一九八六年に、X線源から扇状に照射して検出器を多列化して広い範囲の撮影ができる多列検出器CT（MDCT）が一九九八年に開発されている。

磁気共鳴撮像《さつぞう》（MRI）は核磁気共鳴を用いた撮像法で、人体に高周波の磁場を与えて水素原子の共鳴現象を検出し、その信号からコンピュータを用いてフーリエ変換により断面画像を再構成する。アメリカの化学者ポール・ラウターバーがMRIの原理を提案し（一九七三年）、イギリスの物理学者ピーター・マンスフィールドは高速で撮影する方法を開発し（一九七七年）、二人は二〇〇三年にノーベル生理学医学賞を受賞した。

MRIはCTと同様に断面画像の撮影が可能であり、CTのようにX線被曝の心配がなく、軟部組織の描出に優れているので、医療画像の撮影に広く用いられている。機能的MRI（fMRI）は、神経活動に伴う血流量増加を検出して、脳の機能や活動部位を画像として計測する方法である。この方法の元になるBOLD効果（脱酸化ヘモグロビンの減少）が一九九二年に報告され、脳科学の新しい研究手法として注目されている。

現在の日本で死亡原因の第一位となっているのは、さまざまな臓器の癌である。消化管の癌については、内視鏡による診断・治療が威力を発揮している。体表から触れる乳癌についても、

X線によるマンモグラフィーの診断が行われる。中枢神経やその他の胸腹部内臓の診断・治療は、CTとMRIの登場により的確に行えるようになった。

死因の第二位の心疾患、第三位の肺炎、第四位の脳血管疾患の診断・治療にあたっても、画像診断はきわめて有用である。画像診断が登場する一九七〇年代まで、重篤な疾患の診断・治療は闇夜に手探りで行われてきたようなものだと言っても、言い過ぎではないと思う。

第13章　感染症との闘い

人類の歴史の中では、さまざまな流行病が流行し大きな災厄をもたらしてきた。流行病には何か共通の原因があるに違いないと人々は考えた。その多くはある種の病原体の感染によって生じる感染症であったが、栄養不足や毒性の物質によるものもあった。

天然痘は古代から世界中で何度も流行を繰り返した。ペストは一三〇〇年から一八〇〇年頃までヨーロッパを襲い、「黒死病」と恐れられた。梅毒は一四九〇年代からヨーロッパで突然流行し、「フランス病」と呼ばれた。これらの流行病に対しては、患者を隔離したり、生活環境を改善したりする公衆衛生的な対策が採られていた。

ヨーロッパの医学では、古代ギリシャ・ローマ以来長らく、病気は体液の不均衡によって生じると考えられ、特定の病原体の存在はほとんど想定されていなかった。一六世紀のフラカストロは、伝染する病気がいくつかあることを初めて指摘したが、流行病の原因が毒性の物質によるのか伝染する病原体によるのかという意見の対立がなおも続いた。さらに一九世紀後半には、重要な伝染病について病原体が次々と発見され、またワクチンなど免疫力を利用する予防や治療が始まった。

†歴史上の流行病

流行する病気があることは、古代から知られていた。古代ギリシャのトゥキュディデスはペロポネソス戦争の歴史を記述し、紀元前四三〇年に悪性の疫病が起こったことを記している。患者は高熱と激しい咳から始まり、続いて嘔吐を起こし、七～九日で激しい痙攣と苦痛のうちに死を迎え、アテナイ軍の兵士四〇〇〇人のうち一〇五〇人が疫病で亡くなったという。トゥキュディデスはこの病気が「飢饉《ききん》」ではなく「疫病」であると述べ、伝染性のものと考えていたようだ。この疫病の原因については発疹チフス、麻疹、天然痘などが想定されている。

天然痘は、天然痘ウイルスによる感染症で、約一二日間の潜伏期間の後に急激に発症して高熱、頭痛、筋肉痛を起こし、二～五日後に特徴的な発疹を生じて膿疱《のうほう》を作り、感染が激しいと臓器への出血などで死亡する。確実に天然痘だと考えられる最古の記録は『続日本紀《しょくにほんぎ》』の中に残されており、七三五年に「豌豆瘡《えんどうそう》（俗に裳瘡《もかさ》という）」が流行して死者を多数出したと書かれている。七三七年には再度流行し、藤原氏の武智麻呂《むちまろ》、房前《ふささき》、宇合《うまかい》、麻呂《まろ》が相次いで罹患し亡くなった。

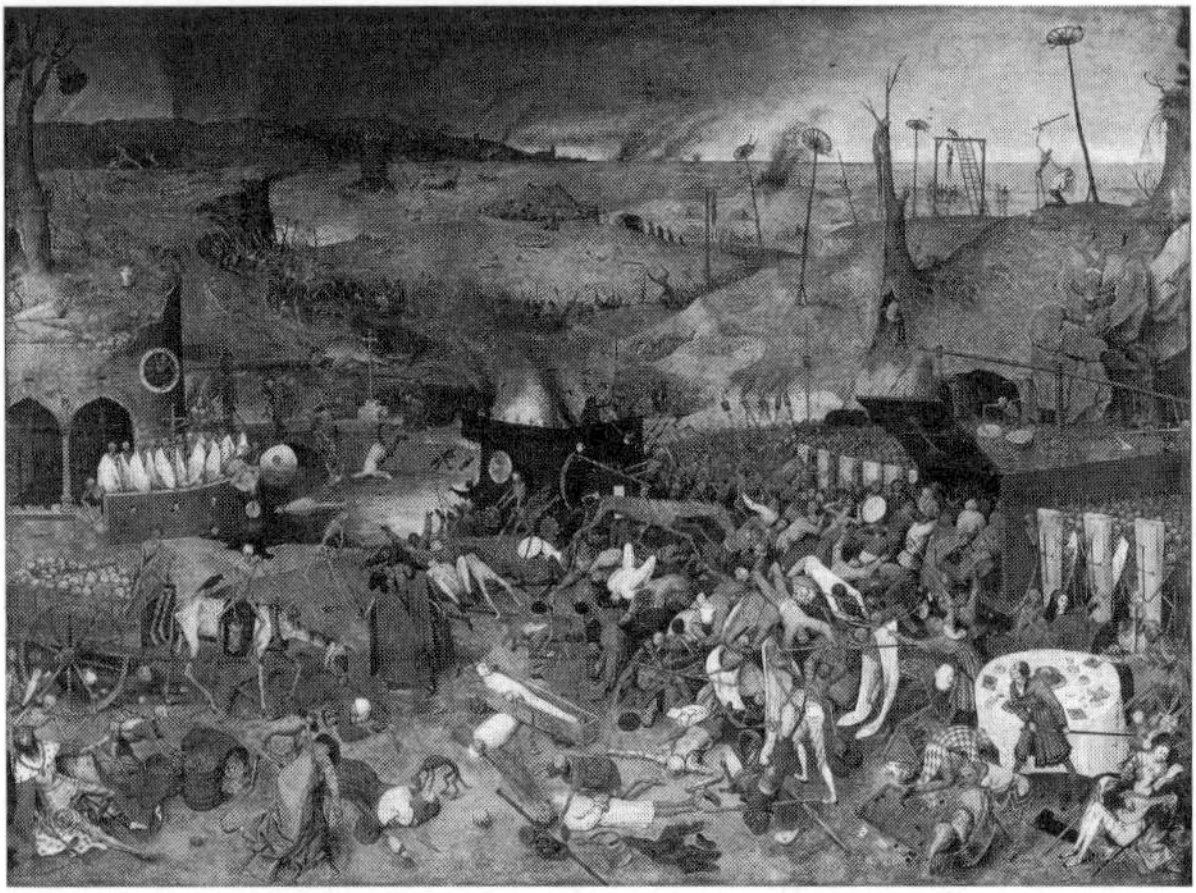

図 13-1　1347 年のペストの流行（ブリューゲル『死の勝利』〔1562 年頃〕）

アラビアのラーゼスは『天然痘と麻疹の書』を著して天然痘と麻疹が別の疾患であると区別している。一一世紀から一三世紀にかけて行われた十字軍の遠征により、またイスラームのアンダルシア侵攻により、天然痘はヨーロッパ全土に広がった。コロンブスのアメリカ大陸発見以後、天然痘は新大陸に伝搬して大きな災厄をもたらしたが、ジェンナーの種痘により予防が可能となり、現在では根絶された。

腺ペストの原因菌は齧歯《げっし》類のペスト菌で、ノミを介して人に伝染する。感染から六日以内にリンパ節が大きく腫脹して横痃《よこね》になり、その後一週間で約六〇%が死亡する。

歴史上の腺ペストの流行は三期に分かれる。第一期は五四二年に始まるユスティニアヌスの疫病でコンスタンティノープルを襲い、地中海全域で二〇〇年間にわたって再燃を繰り返した。第二期は一三四六〜四七年にクリミアとコンスタンティノープルで始まり、七年間にわたって中東とヨーロッパで猖獗《しょうけつ》を極め、黒死病として恐れられた。その死亡率は三〇〜五〇%であったと推定されている。一五〜一七世紀には公衆衛生の手段が工夫されて安定していたが、一八世紀中頃から第三の流行が中央アジアから広まり、世界中に拡散して一九世紀初頭頃までに終熄《しゅうそく》した。

マラリアはマラリア原虫による感染症で、ハマダラカにより人から人に伝染する。主に三種の原虫があり熱型が異なる。紀元前四世紀までマラリアはギリシャの地方病で、間欠性の熱病としてヒポクラテスにも知られていた。ローマ時代には地中海周辺地域に広がり、ケルススやガレノスの医学書にも間欠性熱病が記述されている。ローマ帝国の滅亡後、間欠性熱病の記録は影を潜めるが、一七〜一八世紀にはアルプス以北のヨーロッパにも発生するようになり、間欠性熱病は医学実地書で扱われる重要な疾患であった。シデナムはロンドンで発生したマラリアを観察し、他の病気から明確に区別した。「マラリア」の語はイタリア語の「悪い空気(マル・アリア)」に由来する。

発疹チフスはリケッチアによって起こる急性感染症で、衣《ころも》ジラミにより伝搬する。五〜一五日の潜伏期を経て発症し、発熱、衰弱、疼痛、広範な発疹を生じ、死亡率はさまざまである。寒冷地や劣悪な環境でよく発生し、刑務所熱、船熱、兵営熱、飢饉熱などと呼ばれる。

発疹チフスと思われる病気は、一五・一六世紀の戦争で繰り返し報告され、フラカストロは『伝染と伝染病と治療』(一五四六年)の中で「レンズ状ないし点状出血性熱病」として発疹チフスの特徴的な症状を報告した。一九世紀前半に発疹チフスは劇的に流行し、一八一二年のナポレオンのロシア遠征で流行し、一八一六〜一九年のアイルランドでは大流行して七〇万人が倒れた。発疹チフスと腸チフスは同様の発疹が出るので混同されていたが、アメリカの医師ウィリアム・ウッド・ゲラードが腸チフスのみに腸病変があるのを見出して、両者は区別されるようになった。腸チフスはサルモネラ菌の感染による全身疾患で、糞便から経口的に感染し、発症は緩やかである。発熱が続き、頭痛、咳、胃腸症状と特徴的な薔薇疹《ばらしん》が見られる。死亡率は一〇%前後である。

赤痢は血液や粘液の混じる粘液便を頻繁に排泄する急性大腸炎の総称で、主に赤痢菌などの細菌によって生じ、赤痢アメーバによるものもあり、糞便から経口的に感染する。この病態は古代から知られており、ガレノスも『症状の原因について』第三巻で言及している。一一世紀から始まる医学実地書においても腹部の疾患の一つとして必ずと言っていいほど取り上げられ、一八世紀のソヴァージュの『方式的疾病分類学』(一七六三年)では第九綱「流出」の第二目「腹部の流出」の第一〇属「赤痢」に位置づけられている。一七七九年にフランスで猛威を振るい、少なくとも一七万五〇〇〇人が死亡したとされる。一八九八年に志賀潔《しがきよし》が赤痢菌の純粋培養に成功して病原体と同定した。

ジフテリアはジフテリア菌による急性伝染病で、咽頭、喉頭、鼻腔《びくう》などの上気道粘膜を冒して特有の偽膜を形成し、菌の産生する毒素によって循環系や神経系を傷害する。似たような病気の記述は一八世紀以前の文献にも見られるが、フランス人医師のピエール・ブルトンノーが一八二〇年代にジフテリアの大流行を経験して『粘膜組織に特異的な炎症とくにジフテリアについて』(一八二六年)を著してこの病気の概念を確立した。

猩紅熱はA型溶血性連鎖球菌による感染症で、五〜一五歳に好発する。上気道に感染して発熱、頭痛を起こし、毒素によりリンパ節腫脹、苺状舌、全身の発疹が急速に生じる。しばしば急性糸球体腎炎やリウマチ熱を合併する。イタリアの医師ジョヴァンニ・イングラシアが『反自然的な腫瘤』(一五五三年)で猩紅熱に特徴的な緋色の発疹を記載している。

一七世紀には表皮剝離、腎炎、水腫といった猩紅熱の症状も知られるようになったが、決まった名称はなかった。シデナムは『急性病の病誌と治療についての医学的観察』(一六七六年)の中で「猩紅熱」という名前を与えている。猩紅熱は一八世紀末から一九世紀中葉まで各地で大流行をおこし、小児の感染性疾患の中で死亡原因の筆頭であった。

コレラはグラム陰性桿菌《かんきん》の感染症で、一〜三日の潜伏期間を経て激しい水性下痢と嘔吐、それによる脱水症とアシドーシスを起こす。インドに土着の病気で一六世紀にインドを訪れたヨーロッパ人に知られるようになり、一九世紀に入って世界各地に広まり流行を起こすようになった。コレラ菌は一八八三年にコッホにより分離培養された。

†流行病の原因についての考え方

流行する病気があることは古代から知られていたが、流行を引き起こす特定の原因があるとは考えられていなかった。ヒポクラテスとガレノスは、病気は気候や飲食物などの影響を受けて体液の不均衡によって生じるとし、病気が伝染するとはあまり考えていなかった。『ヒポクラテス集典』には、「流行病」全七巻が含まれているが、気候条件によって病気が流行すると考えられている。ガレノスも『病気の原因について』で、疾患の原因として体液の不均衡、器官の形や数や大きさや配置の異常、連続性の破断を挙げるが、外来の病原の存在は考慮されていない。

流行する病気に特定の原因があり、その原因が伝染することを初めて想定したのは、第6章で述べた一六世紀のイタリアの医師フラカストロである。彼は『シフィリスあるいはフランス病』(一五三〇年)という詩を著し、これが梅毒の病名の起源となっている。

病気の伝染について論じたのは『伝染と伝染病とその治療』(一五四六年)である。この著作は三書からなり、第一書は伝染の理論を扱い、伝染の性質、種類、原因、伝染病と非伝染病と毒の違い、伝染の徴候を論じる。第二書ではさまざまな伝染病、すなわち伝染熱、天然痘、麻疹、伝染熱、発疹チフス、疫病、伝染性瘰癧、狂犬病、梅毒、象皮病、癩病、疥癬《かいせん》、皮膚感染症を扱う。第三書ではそれぞれの伝染病の治療を述べる。フラカストロは何らかの病原が伝搬することを想定して、「伝染」という新しい概念を創出した。しかし伝染による病気という考え方が広まることはなく、体液の不均衡により病気が生じるという古代以来の考え方が一八世紀まで広く受け入れられていた。

一九世紀初頭にドイツのヨハン・ルーカス・シェーンラインは『一般特殊病理学と治療』(一八三二年)の総論で、伝染病の概念と区分について説明している。

「有害な潜在力であり、動物体の中で生じ、他に伝搬し、常に基本的に同じ病気を引き起こす。常に偶発的な病気で一人ないし数人から生じる。(…)個体において特定の潜在力の影響下で、疥癬症や梅毒のような特定の伝染病だけが生じる。これに対する一般的なもの(瘴気病)は、複数の個体から高度に広まった流行病で同時に生じ、たとえば猩紅熱のように再び解消する。一時的な性質である。」(引用者訳)

伝染病とその原因についての通念は、このように漠然としたものであった。この頃にヘンレは『病理学的研究』(一八四〇年)を著し、その第一部で瘴気と伝染について理論的な考察をしている。ヘンレは流行病を、①瘴気により生じる流行病(マラリアなど)、②瘴気で始まり伝染源を生じて伝染する瘴気的伝染病（天然痘、麻疹《はしか》、猩紅熱、コレラ、ペストなど）、③始めから伝染源により生じる伝染病（梅毒、疥癬、狂犬病など）、の三種類に分けた。伝染源の本態について考察して、「生きた伝染源」に違いないと結論した。また伝染源が個体の中で病気を生じる原因であって、病気そのものに発展する病気の種子ではないと強調した。

†病原菌の発見

一七世紀に初期の顕微鏡を用いて、自然界の事物や動物の組織の観察が行われた。ネーデルラントのレーウェンフクはロンドンの王立協会に多数の書簡を書いて、その観察結果を報告した。その中にたしかに酵母《こうぼ》など微生物の観察が含まれているが、それが発酵や病気の原因と結びつけて考えられることはなかった。

発酵は、古くからパン、ワイン、ビールなどを造るときに起こる現象として知られていた。体内での食物の消化や吸収の過程も、しばしば発酵になぞらえられていた。微生物の存在とその働きは、一九世紀に発酵が突破口となって明らかにされた。まずドイツのテオドール・シュヴァンは、顕微鏡で酵母を発見しその作用で発酵が起こると発表した（一八三七年）。しかしこの発酵の酵母説は、有力な化学者のイェンス・ベルセリウスとリービヒによって非難され、シュヴァンはその後の研究を断念した。

フランスのリール大学の化学教授パストゥールは、ビート糖の発酵障害について相談を受けて研究し、アルコール発酵が微生物の作用により起こることを明らかにし（一八六〇年）、その微生物を酵母と呼んだ。また空気中に存在する微生物が腐敗の原因であり、微生物が自然発生的には生じないことを実験的に証明した（一八六二年）。さらに発酵についての研究を発展させ、ワインの醸造（一八六六年）およびビールの醸造（一八七六年）の研究を発表し、パリのソルボンヌ大学教授になった。パストゥールの研究は、リスターによる外科手術の防腐法の開発に大きなヒントを与えた。

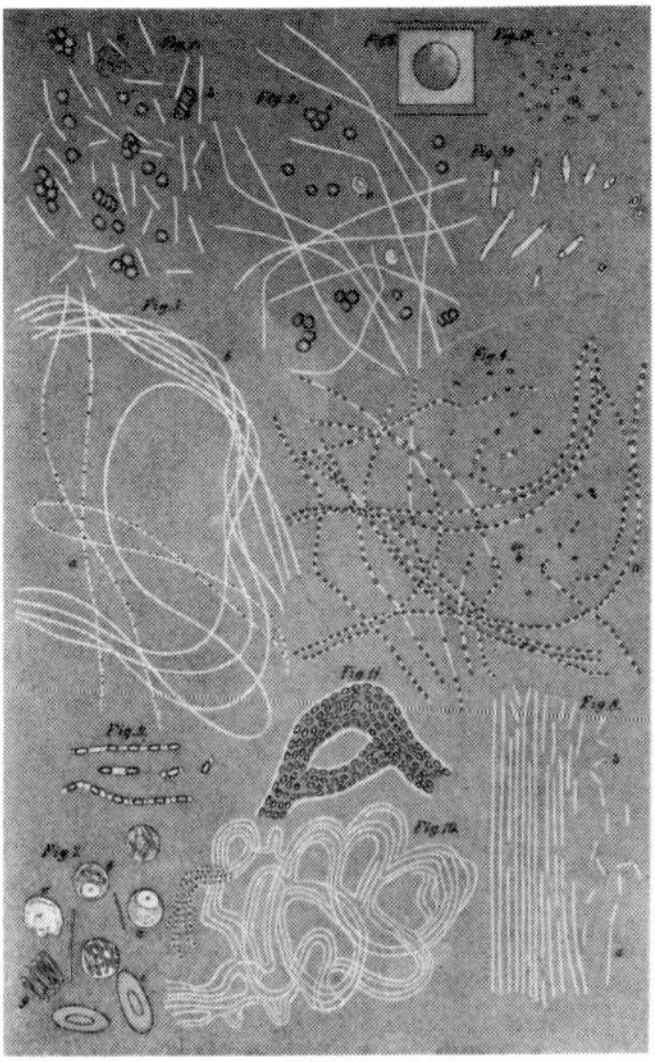

図 13-2　炭疽菌の観察図（コッホ「炭疽病の病因」〔1876 年〕より）

病気の原因となる微生物は、ドイツのコッホによって発見された。コッホはゲッティンゲン大学で医学を学び、地方の小都市で医官として働きながら炭疽の研究を行い、炭疽菌の芽《が》胞《ほう》形成と病原性を明らかにした（一八七六年）。創傷感染症についての研究に取り組んで、創傷に続いて起こる敗血症や膿血症が、微生物の感染によって起こることを動物実験と細菌学的検索によって示した（一八七八年）。

一八八〇年にベルリンの帝国衛生院に職を得て研究を開始、細菌の染色法や培養法を開発して細菌学の発展に大きく貢献し、当時の重大な感染症であった結核の原因菌を発見した（一八八二年）。ドイツの調査隊を率いてエジプトとインドでコレラの調査・研究を行い、コレラ菌を発見した（一八八三年）。ベルリン大学の衛生学教授に任じられ（一八八五年）、新たに設立された感染症研究所の初代所長になった（一八九一年）。結核菌の培養濾液からツベルクリンを生成し、結核の特効薬として発表したが、これには治療効果がないことがわかり、現在では結核菌の感染の診断に用いられている。一九〇五年にノーベル生理学医学賞を受賞した。

微生物が感染症の病原体として特定できる条件を示した指針として、「コッホの原則」がよく知られている。コッホ自身が明確な形で述べたものではないが、コッホの弟子のフリードリッヒ・レフレルがジフテリアの病原体についての論文（一八八四年）の中で、「①疾患部位において微生物が典型的に証明される。②疾患部位で病変に意味のある微生物が分離され純粋に培養される。③（培養した微生物を）接種して病気が再び発生する」という三条件を挙げた。コッホはコレラの病因についての論文（一八八四年）でこれを補足して、微生物が病原体であることを証明するために「接種した動物から得た微生物を健康な個体に接種して同じ病気が生じる」ことが必要であると述べた。これを加えた四項目が、「コッホの原則」として広く知られている。
コッホの衛生学教室および感染症研究所では、多くの研究者が集まり病原菌の研究を行った。ベーリングと北里柴三郎はジフテリア菌（一八八三年）と破傷風菌（一八八九年）を発見し、北里は日本に帰国してから香港でペストの調査をしてペスト菌を発見した（一八九四年）。パウル・エールリヒは細菌の染色法を開発し、後に抗体の特異性を研究して免疫学の基礎を築き、ゲオルグ・ガフキーはコッホの後任として伝染病研究所所長を務め、結核の等級分類表である「ガフキー表」を開発した。

さらに病原体の発見を通して感染症に対する治療と予防への道が拓かれた。赤痢菌は志賀潔によって発見され（一八九七年）、マラリアを引き起こすマラリア原虫はロナルド・ロスによって発見された（一八九八年）。病原体の発見によって、病気は特定の原因によって生じるという確信が生まれ、その原因を解明するための研究が進められていった。

感染症の予防のために最初に編み出された方策は、牛痘の接種による天然痘の予防、すなわち種痘である。これは一九世紀末に病原菌が発見されるよりも前の一七九六年に、イギリスのジェンナーにより始められた。パストゥールは病原体を弱毒化して接種、その病原体による病気の発症を予防・治療する方法を開発し、ジェンナーの栄誉を称えて「ワクチン」と呼んだ。

パストゥールは炭疽菌を弱毒化して羊に接種し、炭疽の予防に成功し（一八八一年）、また狂犬病のワクチンを用いて、狂犬に噛まれた少年の治療に成功した（一八八五年）。狂犬病あるいはその疑いのある動物に噛まれた多くの患者が治療のためにパストゥールのもとを訪れ、一八八六年一〇月までに二四九〇人以上がワクチン接種を受けた。パリ科学院の提案によって狂犬病治療のためにパストゥール研究所が一八八八年にパリに作られ、パストゥールはその所長になった。

†免疫による生体防御

人体が病原体の二度目の感染に対して強い抵抗力をもつこと、免疫が生じることはジェンナーの種痘や、パストゥールによるワクチンの有効性からも広く知られていた。そして病原体に対する免疫がどのような仕組みで生じるのか、注目されるようになった。

ロシア出身のメチニコフはパリのパストゥール研究所で研究中に、免疫された動物に含まれる物質がマクロファージを活性化して病原微生物を食べるようになる食作用を発見し、『感染症の免疫』（一九〇一年）を発表して免疫の食作用説を提唱した。ドイツのベーリングはマールブルク大学の衛生学教授を務め、血清中の抗体が毒素と特異的に結合して中和することを見出してジフテリアに対する血清療法を開発した。

エールリヒはコッホの伝染病研究所を経てフランクフルト実験治療研究所所長になり、血清療法の研究を定量的に行った。抗体産生機構について、細胞表面の側鎖すなわち受容体があり、抗原がこれと結合することで多量の受容体が産生されて抗体になるという「側鎖説」を提唱した（一九〇〇年）。免疫学の業績によってベーリングは一九〇一年に、メチニコフとエールリヒは一九〇八年にノーベル生理学医学賞を共同受賞した。これ以後、血清中の抗体が免疫の主役として注目されるようになった。

さまざまな抗原に対して特異的な抗体がどのように産生されるかが、解決すべき問題として残されていた。メルボルン医学研究所のフランク・マクファーレン・バーネットはウイルス性疾患について研究を行い、一九四〇年頃から抗体産生機構について文献的な調査と研究を行った。一九四九年には獲得免疫寛容を説明する理論を提唱し、これにより一九六〇年にノーベル生理学医学賞を受賞した。

さらに「クローン選択説」を発表し（一九五七年）、あらゆる抗原に対して特異的に反応する抗体を作るリンパ球が先天的に用意されていて、抗原が体内に侵入するとそのリンパ球のクローンが選択されて急激に増殖し、成熟して形質細胞となって抗体を大量に産生すると提唱した。さらに一九五九年には『獲得免疫のクローン選択説』を著している。彼が提唱した「クローン選択説」は現在でも基本的に正しいと認められている。

しかし、多様な抗体を作るリンパ球のクローンが用意される仕組みは、謎のままであった。

利根川進がバーゼルの免疫研究所で免疫グロブリンの遺伝子の研究を行い、免疫グロブリンの可変部の四つの領域がそれぞれ複数の遺伝子からなり、リンパ球発生の初期に各領域からそれぞれ一個ずつが選ばれて連結され多様な抗体ができること、すなわち免疫グロブリンの遺伝子再構築による抗体の多様性の仕組みを発見した（一九七六年）。これにより利根川は一九八七年にノーベル生理学医学賞を受賞した。

†抗生剤による細菌感染症の克服

最初に実用化された抗菌剤はエールリヒと秦佐《はたさ》八郎《はちろう》が開発したサルヴァルサン（一九一〇年）で、これは化学的に合成された化学療法剤で、梅毒に対する画期的な治療薬となった。しかし一般の細菌に対する抗菌剤として有効な薬剤の化学合成はなかなか成功しなかった。

続いて登場した新たな抗菌剤は、化学合成された化学療法剤ではなく、カビから抽出された抗生剤であった。最初の抗生剤は青カビから抽出されたペニシリンである。ロンドンの聖メアリー病院医学校の医師アレクサンダー・フレミングは、培養皿に混入した青カビがブドウ球菌の繁殖を阻むことを発見し、青カビの産生する抗菌因子を「ペニシリン」と名付けて発表した（一九二九年）が、ペニシリンが不安定なために精製することはできなかった。

また、オックスフォード大学の生化学者エルンスト・チェインはフレミングの論文に注目し、ペニシリンの抽出に成功し（一九四〇年）、病理学者のハワード・フローリーは人間の患者に投与してペニシリンの効果を実証した。この三人は一九四五年にノーベル生理学医学賞を受賞した。ペニシリンは第二次大戦中にアメリカの製薬会社によって大量生産され、戦場で多くの生命を救った。

ペニシリンの発見が契機となり、自然界から新しい抗生剤を探す調査が精力的に行われ、抗生剤のレパートリーを拡げていった。ストレプトマイシンは放線菌の一種に由来し、一九四四年にウクライナ出身のアメリカの微生物学者セルマン・ワクスマンによって発見された。これは結核に有効な初めての抗生剤であり、結核の治療に威力を発揮した。クロラムフェニコールは放線菌の一種に由来し、一九四七年にパーク・デービス社により発見された。広範な抗菌スペクトラムを持つが、再生不良性貧血などの重大な副作用があるため、コレラなど一部の感染症の治療に用いられている。

テトラサイクリンは放線菌の属に由来し、一九四七年にアメリカの植物生理学者ベンジャミン・ダガーにより発見された。抗菌スペクトラムが広く、とくにリケッチア、クラミジアに有効である。セファロスポリンはサルジニア島の下水で見つかったボタンタケ類の一種から見出された分子群で、オックスフォード大学のエドワード・エイブラハムらによって分離された。抗菌スペクトラムが広くグラム陰性菌にも有効で、副作用が少なく、また抗菌力・抗菌スペクトラムが改善されて広く用いられている。

　第二次大戦後に抗生剤が普及したことは、死亡の原因に大きな影響を与えた。わが国では戦前まで結核が最大の死亡原因であったが、一九四五年以後に結核の死亡率が急速に低下し、一九五〇年頃から一九八〇年頃までは脳卒中が最大の死亡原因となった。癌の死亡率は着実に増え続け、一九八〇年頃以後には最大の死亡原因となった。死亡原因の変化には、生活環境の改善や医療技術の全般的な向上、平均寿命の向上などさまざまな要因が絡んでいるが、抗生剤による感染症とくに結核の克服が、大きな役割を果たしたことは間違いない。

†抗ウイルス剤の登場

　抗生剤は細菌に対して有効であるが、ウイルスに対してはまた別の治療薬が必要である。一九五〇年代から抗ウイルス効果のある物質が発見され、臨床応用が試みられた。一九五七年に発見されたインターフェロンは、ウイルス感染症治療薬として期待されたが、副作用が強く、B型肝炎とC型肝炎の治療薬として使われている。また一九八三年にエイズの原因ウイルス（HIV−1）が同定され、抗エイズ薬の開発のための研究が世界中で行われ、エイズやインフルエンザなど病気、またウイルスの生活環や転写因子などウイルス増殖のプロセスごとに、さまざまな抗ウイルス薬が研究・開発されている。

二〇二〇年に発生した新型コロナウイルスによるパンデミックに対しても、ワクチンとともに有効な抗ウイルス薬の開発が強く期待されている。

第14章　循環器疾患との闘い

†血液循環が発見されるまで

人体解剖は紀元前二世紀頃に、アレクサンドリアのヘロフィロスとエラシストラトスによって初めて行われた。その後も人体や動物の解剖が積み重ねられ、二世紀のガレノスは詳細な解剖学書を著した。

ガレノスの『身体諸部分の用途』全一七巻は、解剖学の知見をもとに人体の器官がそれぞれ果たしている役割と、それによって人体の生命が維持される仕組みについて論じた。三大臓器と脈管を中心にしたこの理論は、中世からルネサンス期までの医師たちに広く受け入れられた。

この理論の骨子は、①腸で吸収された栄養が門脈を通して肝臓に運ばれて静脈血が作られる。静脈血は栄養を豊富に含み、肝臓から静脈を通して全身に配分される。②静脈血の一部が右心室から心室中隔を通り抜けて左心室に達し、外界から吸い込まれた大気中の精気が肺と肺静脈を通って加わり動脈血が作られる。動脈血は生命精気を豊富に含み、動脈を通して全身に配分される。③動脈血の一部が頸動脈を通って脳底の血管まで運ばれ、鼻を通して吸い込まれた大気中の精気が加わって神経液が作られる。霊魂精気を豊富に含んだ神経液は脳室に蓄えられて脳の機能を営むとともに、末梢神経を通って全身に運ばれ、随意運動と感覚の働きをする。

三大臓器と脈管の理論を含む『身体諸部分の用途』はアラビアに伝えられ、その前半部分に相当するアラビア語版『器官の用途』全一〇巻が編まれた。この著作は一二世紀にラテン語に訳されてヨーロッパに広まった。また『身体諸部分の用途』は一四世紀初頭にギリシャ語原典からラテン語に訳され、一五世紀末以降には出版されたラテン語訳ガレノス全集に収録されて広まった。

ガレノスの三大臓器と脈管の理論は、一六世紀以後の解剖学書の記述の中でよく取り上げられた。ヴェサリウスの『エピトメー』(一五四三年)は、六章からなり、第一章の骨格と第二章の筋肉に続いて、第三章では腹部内臓を中心に肝臓と全身の静脈、第四章では胸部内臓を中心に心臓と全身の動脈が、第五章では頭部の器官を中心に脳と全身の末梢神経が扱われ、第六章では生殖器が扱われており、全体がガレノス説にしたがって構成されている。

また、ラウレンティウスの『解剖学誌』(一六〇〇年)では、総論(第一〜五巻)に続いて、腹部内臓(第六〜八巻)、胸部内臓(第九巻)、頭部の器官(第一〇・一一章)、四肢(第一二章)が扱われるが、ガレノス説を踏まえて、人体の機能に関する既存の多数の解剖学書の記述についての議論が展開されている。

ハーヴィーは「血液循環論」（一六二八年）を発表し、動物の生体解剖での実験や、皮静脈の弁が血液を逆流させない観察、さらに定量的な考察により、心臓から拍出された血液が全身を循環して心臓に還流することを論証した。この血液循環論により、ガレノスの三大臓器と脈管の理論は根幹部分が否定され、一七世紀後半からは、血液が循環することを前提にして人体の臓器の機能をどのように説明するかが、解剖学の議論の重要なテーマになった。

その頃に出版された解剖学書では、人体の構造の記述だけでなく、血液循環に基づく人体の機能についての推論が大きく取り扱われている。第7章で述べたように、ディーメルブリュックの『人体解剖学』（一六七二年）、ブランカールトの『改新解剖学』（一六八七年）、フェアハイエンの『人体解剖学』（一六九三年）、ディオニスの『人体解剖学』（一六九〇年）などが例として挙げられる。

†心臓の構造と心拍動の自律性

ガレノス説において、心臓は内在熱を生成する器官であり、心臓と動脈の拍動は動脈血が含む生命精気の性質であると説明されていた。心室だけが心臓であり、右心房は肝臓を中心とする静脈系の一部、左心房は静脈から心臓に向かう静脈性動脈（肺静脈）の一部と見なされていた。また、一六世紀のレオナルドの解剖手稿に描かれる心臓は、心房を取り除かれた心室だけであり、ヴェサリウス『ファブリカ』（一五四三年）第三巻六章直前に掲載された全身の静脈の図では、右心房は静脈の一部として描かれている。心耳《しんじ》は大静脈と肺静脈から張り出した心臓の付属物と考えられていた。

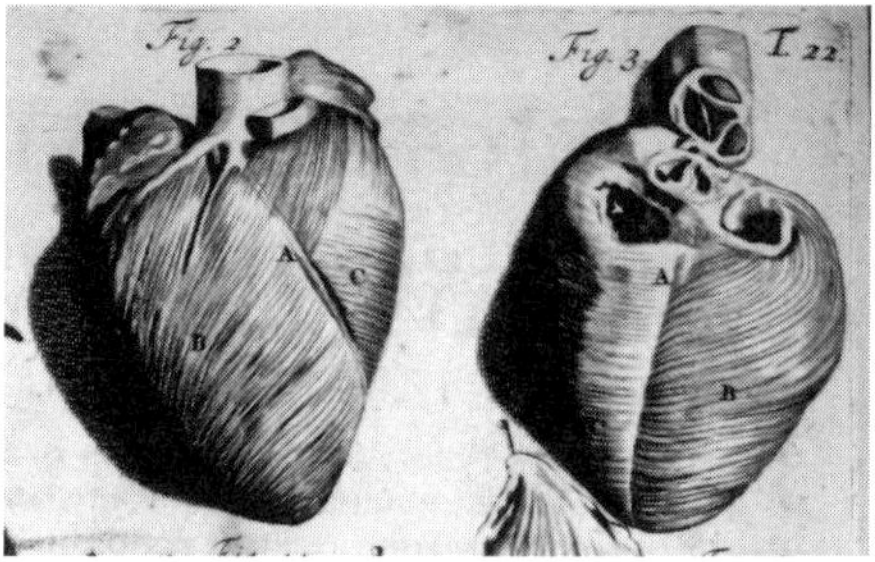

図 14-1　心臓図（ビドロー『人体解剖 105 図』〔1685 年〕より）

ハーヴィーの血液循環論（一六二八年）によって、心臓は血液を拍出するポンプと見なされ、心臓の壁は筋肉でできており、収縮力により血液を拍出すると考えられるようになった。一七世紀末のビドローの『人体解剖一〇五図』（一六八五年）の心臓図では心房のない心室だけが描かれており、ディオニス『人体解剖学』（一六九〇年）の第五示説では心房はまだ大静脈の一部と考えられていた。一八世紀前半のクルムス『解剖学表』（一七二二年）では心房の存在は認められておらず、大静脈は心臓から出て上下に二分岐するように扱われている。一八世紀末のベル兄弟の『人体解剖学』（一七九七～一八〇四年）でようやく心房が心臓の一部で独立した部屋として認められるようになった。

心臓が規則的に収縮する原因については、長らく謎であった。ゲッティンゲン大学のハラーは心臓内の血液が心筋の被刺激性を生じると推測し、フランスのセザール・ルギャロワは脊髄を挫滅《ざめつ》する実験から心拍動が神経により支配されると考えた。一九世紀前半に自律神経と心臓内外の神経節が発見され、神経と心臓を電気刺激する実験から、心拍動の神経説が支持された。その一方、チェコのヤン・エヴァンゲリスタ・プルキンエは心筋内に特殊な線維（プルキンエ線維）を発見してチェコ語（一八三九年）とドイツ語（一八四五年）で発表した。ドイツのヴィルヘルム・ヒスは房室束（ヒス束）を発見（一八九三年）していた。

マールブルク大学の病理学者アショフのもとに留学した田原淳《たわらすなお》は『哺乳類心臓の刺激伝導系』（一九〇六年）を発表し、房室結節（アショフ・田原結節）を発見するとともに、それまでに発見されていた刺激伝導系の要素を整理し、心拍動が心筋によって生じるとする筋原説《きんげんせつ》を確証した。その後にアーサー・キースらが洞房結節《どうぼうけっせつ》（キース・フラック結節）を発見し（一九〇六年）、刺激伝導系のすべての要素が見出された。刺激伝導系の構造は、ウィレム・アイントホーフェンが開発した心電計により測定された波形と見事に一致するものであった。

†循環系の病気の歴史

心臓の拍動が停止すること、すなわち血液循環の停止は人間の死と見なされる。また生命に不可欠な脳や心臓の血液循環が障害されると、生命は重大な危機を迎える。脳血管疾患は一九五〇〜七〇年代には死亡の最大の原因で、現在でも死因の第四位に位置し、突然に麻痺を生じることから「卒中《そっちゅう》」としてよく知られている。心疾患は一九八〇年代以後に死亡の第二の原因であるが、激しい胸痛から「狭心症《きょうしんしょう》」と呼ばれている。

「卒中」の病名には、『ヒポクラテス集典』の中でも、ガレノスの疾患に関する著作の中でも、何度か言及されている。一ないし二世紀のアレタイオスは『急性病と慢性病の原因と症状』の中で、卒中を他の類似疾患（対麻痺、不全麻痺、麻痺）から区別して、全身性の麻痺で感覚、理解、運動が損なわれ、急激に生じると述べている。

その後の医学書では、卒中は脳の疾患であるとはっきり認識されている。アヴィケンナの『医学典範』では、第三書の第一教説が頭部の疾患を扱い、その第五論の運動作用に対する脳の疾患の中に、めまい、悪夢、癲癇とともに位置づけられ、「卒中では、脳の中の通路、および感覚と運動の霊魂の力が停止すること、運動器官と呼吸の働きが止まるか弱くなり、呼吸が困難になる」（引用者訳）と述べられている。

一一世紀から一八世紀まで、個別の疾患の診断・治療・予後を扱う医学実地書が多数出版された。その多くは部位別の疾患（頭から足へ）と全身性の疾患（熱病）の基本型で書かれており、卒中は脳の疾患ないし症状として位置づけられていた。

一八世紀初頭のブールハーフェの医学実地書『箴言』(一七〇九年)では、症状・病態によって疾患を配列した。「卒中が存在するのは、突然に五つの外部感覚とすべての内部感覚が、すべての随意運動とともに消失し、ただ脈拍が残ってたいていは強く、呼吸は困難で激しくいびきを伴い、深く果てしなく眠るように見える時である」(引用者訳)と、脳卒中による昏睡と不随の状態をよく摑んでいる。

モルガーニは『病気の座および原因について』(一七六一年)の中で脳の剖検について初めて報告し、漿液《しょうえき》性卒中と血液性卒中を区別した。イギリスのロバート・クックは『神経疾患論文』(一八二〇年)の中で、卒中の大部分が出血性であると書いている。ドイツのヨハン・ルードヴィヒ・ショラントの『人体特殊病理学と治療教科書』(一八三二年)では、出血性病変のある血液性卒中の他に、稀なものとして病変の見当たらない神経性卒中を記述している。その後、脳の循環障害が病理学的に区別されるようになり、アドルフ・シュトゥリュンペルの『内部疾患の特殊病理学と治療教科書』(一八八三年)では、脳出血(脳卒中)、脳塞栓《のうそくせん》・脳血栓を区別するようになった。「卒中」の語は次第に時代遅れとなり、現代の医学語彙からは姿を消している。

冠状動脈の狭窄《きょうさく》・閉塞による虚血《きょけつ》性心疾患は、激しい胸痛《きょうつう》を特徴とする。胸痛を起こす疾患にはさまざまなものがあるが、イギリスのウィリアム・ヘバーデンは心臓が原因となる痛みを「狭心症（アンギナ・ペクトリス）」と呼んで区別した（一八六八年）。「アンギナ」という語は「嵌頓《かんとん》」という意味のギリシャ語に由来して「絞扼感《こうやく》を伴う激痛」を意味し、咽喉炎の同義語としても用いられていた。

狭心症の原因は長らく不明であったが、次第に冠状動脈の血流障害が原因であることがわかってきた。シュトゥリュンペルの『内部疾患の特殊病理学と治療教科書』（一八八三年）では心臓の神経症に分類され、激痛を伴う症候群でさまざまな心疾患（重症心筋炎、大動脈不全など）の合併症としてよく起こるとされた。

ウィリアム・オスラーの『医学の原理と実地』（一八九二年）では心臓と血管のさまざまな病変、とくに大動脈基部の動脈硬化と冠状動脈の変化に伴う症状であるとしている。ラッセル・セシルの『医学教科書』第四版（一九三七年）では「狭心症症候群」と呼ばれ、心筋の虚血が原因ではないかと推測している。ようやくハリソンの『内科学原理』（一九五一年）で、動脈硬化性心疾患の中で、狭心症と心筋梗塞が区別されるようになった。

†循環系の機能検査

動脈の血圧は、血圧計と圧迫帯と聴診器を用いて間接的に測定される。上腕を圧迫帯で巻い

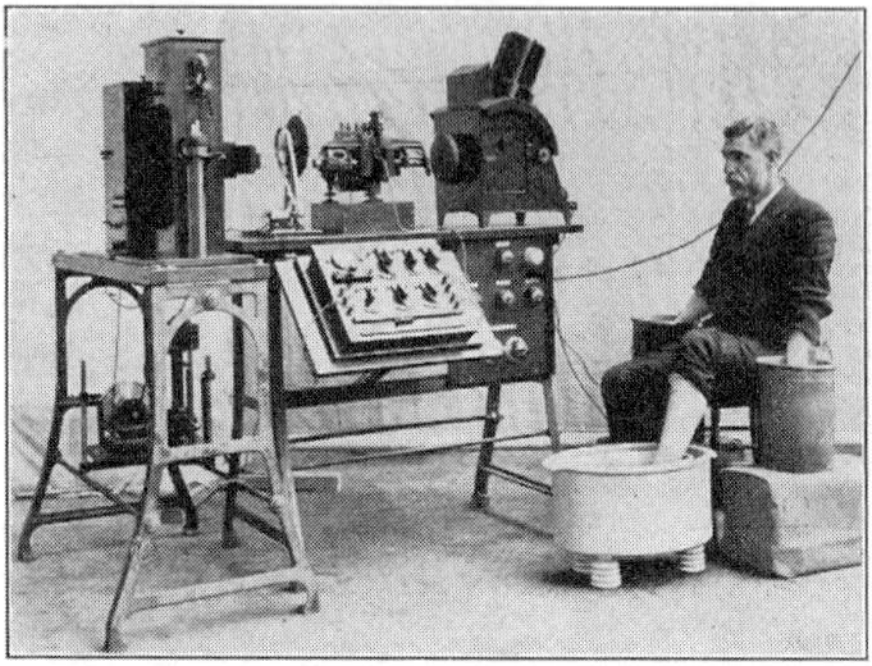

図 14-2　イギリス最初の心電計（1911～12 年）

て血圧計で圧を測定しながら空気を送って加圧し、次いで空気を抜いて減圧しながら肘の前面で血管音を聴取し、血管音が始まる圧を最高血圧、消える圧を最低血圧とする。間接式の血圧計は、ウィーン大学実験生理学教授のザムエル・ジークフリート・カール・フォン・バッシュによって開発された（一八八一年）。バッシュの血圧計は、水を圧迫帯に注入し水銀柱で圧を測定するものであった。

イタリアの医師シピオーネ・リヴァ＝ロッチは圧迫帯を腕の周りに巻くように工夫して血圧計を現在の使いやすい形に改良した。最高血圧と最低血圧を血管音の消長《しょうちょう》で決める方法は、ロシアの医師ニコライ・コロトコフにより考案された。コロトコフはウクライナのハリコフ大学とモスクワ大学で医学を学び、軍医となってアジアに派遣され、ペテルブルグに戻って軍医アカデミーで血圧測定の方法を発表した（一九〇五年）。血圧測定の際に聴取する血管音は「コロトコフ音」と呼ばれる。

人体の電気的活動の測定装置のうちで、心電計（ＥＣＧ）は最も早く実用化され、心臓の不整脈や虚血性心疾患などの診断のために医療において日常的に用いられている。人体で心臓の電気活動の測定は一九世紀中頃以降から試みられたが、イギリスの生理学者アウグストゥス・デジレ・ウォーラーが初めて成功して論文として発表し(一八八七年)、講演によって広めた。しかし装置が複雑で難しいために、実用には適さないと考えられていた。

心電計の実用化に成功したのは、オランダの生理学者ウィレム・アイントホーフェンである。ユトレヒト大学の生理学教授のF・コルネリウス・ドンデルスは心臓の活動電位を研究しており、アイントホーフェンはその門下生でライデン大学の生理学教授になった(一八八六年)。アイントホーフェンは第一回国際生理学会(一八八九年)でアウグストゥス・デジレ・ウォーラーの実験を見て心電計の研究を始め、測定装置を改良して実用化に成功し論文を発表し(一九〇三~〇八年)、さらに一九二四年にはノーベル生理学医学賞を受賞した。アメリカの医師ジェームズ・ヘリックは鎌状《かまじよう》赤血球症の発見で有名だが、冠状動脈閉塞による心筋梗塞が心電図上でT波の変化を示すことを報告し(一九一八年)、心電計の臨床的有用性を拡大した。

†心疾患の治療に向けて

ジギタリスは野草のキツネノテブクロから抽出され(一七八五年)、心筋に作用して収縮力を増強させ、二次的に血圧上昇、利尿、浮腫の軽減などの作用を有する。心房細動に有効であることが確認され（一八九七年）、心臓疾患の治療に広く用いられ、その有効成分として抽出されたジゴキシンが急性心不全の治療と予防によく用いられている。

心臓の冠状動脈は大動脈の起始部から分岐するので、その造影のためには末梢の動脈からカテーテルを差し込んで心臓近くまで進めることが不可欠である。この心臓カテーテルの技術はドイツの若手医師ヴェルナー・フォルスマンによって実行された。フォルスマンは自分の腕の静脈からカテーテルを挿入して六五センチ進め、X線で撮影してカテーテルが心臓に達していることを確認する実験を単独で行い発表したが（一九二九年）、彼の実験は危険で無価値と見なされて長年無視されていた。

また、フランス出身のアメリカの医師アンドレ・クールナンとディキンソン・リチャーズは心臓カテーテル法を報告して（一九四一年）、カテーテルを用いた血管造影法は一九四〇年代から心臓を始め各種臓器の検査に広く用いられるようになった。フォルスマン、クールナン、リチャーズは一九五六年にノーベル生理学医学賞を受賞した。

†現代の循環器系医療技術

血液循環が停止すると数分のうちに生命は失われる。心臓と血管の疾患を治療するために、さまざまな医療技術が開発され、数多くの人たちの生命が救われている。

不整脈は心臓の拍動が不規則になったり拍数が異常になったりする状態で、主に刺激伝導系の障害により生じる。めまいや失神など心不全の症状を起こす重症の不整脈を治療するために、心臓ペースメーカーが用いられる。ペースメーカーによる治療を最初に行ったのはアメリカの医師アルバート・ハイマンで、一九三〇～三二年にかけて心臓を規則的に電気刺激する装置を開発して、実験動物と人の患者で使用した。

アメリカの工学者アール・バッケンは携帯可能な心臓ペースメーカーを開発し、患者は心臓ペースメーカーをつけたまま病院内を移動することが可能になった。スウェーデンのルーン・エルムクイストは体内植え込み型の心臓ペースメーカーを一九五八年に試作したが、電源となる水銀電池の寿命が二年ほどで電池の交換に手術が必要で、患者にとっては大きな負担であった。

一九七〇年代になって性能のよいリチウム電池が電源として使えるようになり、植え込み型心臓ペースメーカーは急速に広まった。我が国のペースメーカー植え込み手術の件数は年間三万六〇〇〇件ほどである（二〇一五年現在、日本循環器学会調べ）。

狭心症や心筋梗塞などの虚血性心疾患は、冠状動脈の動脈硬化によって心筋への血流量と酸素供給が低下するために生じ、生命の危険がある。冠状動脈バイパス術は、血管の一部を採取して他の動脈と冠状動脈の間に迂回路を形成する手術で、アメリカのロベルト・ゲッツが内胸動脈を用いて初めて成功・報告した（一九六一年）。

この手術は身体に対する侵襲が大きいために、心臓カテーテルを用いたより侵襲の少ない冠状動脈形成術がよく用いられるようになってきた。バルーン血管形成術はバルーンのついたカテーテルを用いて冠状動脈の狭窄部を拡張するもので、ドイツの放射線科医アンドレアス・グリュンツィヒが一九七七年に初めて成功した。しかし拡張した部分が再狭窄を起こす問題が解決されていない。冠状動脈ステントは、金属製・網目状の筒を冠状動脈の狭窄部位に留置・拡張するもので、フランスの心臓内科医ジャック・ピュエルが一九八六年に初めて行い、広く用いられている。

人工心臓弁は、大動脈弁と僧帽弁《そうぼうべん》の狭窄や閉鎖不全といった心臓弁膜症の患者で、弁の機能を代替するために移植される。最初の人工心臓弁はアメリカの外科医チャールズ・ハフネイゲルによって開発され、一九五二年に三〇歳の女性患者に移植された。初期の人工心臓弁はボール弁で樹脂ガラス製のボールとカゴからできていて雑音を発したが、後にシリコン処理された素材に変更された。一九六〇年代後半には傾斜円板型弁が開発されて血球への障害が減少したが、経年劣化により弁が破断する弱点がある。一九七九年に二葉弁が開発され、現在も広く用いられているが、わずかに逆流する問題点が指摘されている。機械弁を移植すると血栓の発生を防ぐために抗凝固剤を終生服用する必要がある。

近年は、ウシの心膜やブタの心臓弁を加工した生体弁も多く用いられるようになっている。生体弁では抗凝固剤の服用は術後一定期間のみでよいが、耐久性に限界があり一五〜二〇年で二〇〜三〇%の割合で再手術が必要になる。心臓弁を修復する心臓弁形成術は、腱索と弁尖《べんせん》の形状を矯正したり弁尖を切り開いたり弁口の線維輪を補強したりして、弁の機能を回復する手術である。

フランスの心臓外科医アラン・カルパンティエは一九六〇年代後半から僧帽弁の形成術を独自に開発して実績を重ね、一九八三年に論文「心臓弁外科——フランス方式」を米国の『胸部心臓血管外科雑誌』に発表して大きな反響を呼び、ここから心臓弁形成術が急速に広まった。

破裂の危険のある大動脈瘤の治療には、人工血管による置換術が行われる。人工血管には合成繊維ポリエステル製（ダクロン）のものや合成樹脂のテフロンを成型したものが用いられる。人工血管置換術の基礎となる血管吻合の技術は、フランス出身のアメリカの外科医アレクシス・カレルにより開発され、これによりカレルは一九一二年にノーベル生理学医学賞を受賞した。

人での人工血管手術に初めて成功したのはアメリカの心臓外科医マイケル・デバキーで、一九五四年にダクロン製の人工血管を用いて行った。アルゼンチンの外科医ホアン・パロディは、腹大動脈の大動脈瘤に対して合成樹脂で被覆したステントグラフトを留置する治療法を一九九一年に初めて行い、低侵襲の大動脈瘤治療法として注目され広まりつつある。

第15章

癌との闘い

癌などの悪性新生物は、現在の日本人の死亡原因の第一位である。癌に相当する悪性の腫瘍が存在することは、古代から知られていた。乳癌は体表から気づかれるために、近代以前の癌で最も多く注目された。華岡青洲は漢方の処方をもとに全身麻酔剤を開発し、数多くの乳癌手術を行って成功させた。一九世紀中葉に麻酔法と消毒法が登場して外科手術が安全なものとなると、乳癌のみならず内臓領域の外科手術も広く行われるようになった。

一九世紀の細胞説の登場と病理組織学により、癌は細胞の異常な増殖により生じることが明らかになった。実験病理学により癌を生じる原因も解明されていった。現代では、外科手術に加えて抗がん剤と放射線を組み合わせた複合的な治療により治療成績が向上し、癌は必ずしも死に至る病ではなく、共存しながら生きる病へと変わりつつある。

体表に見える腫瘍は、古代から知られていた。『ヒポクラテス集典』では単なる腫瘍「ピューマ」と致死的な悪性腫瘍「カルキノス」を区別していた。「カルキノス」は元々「蟹」を意味する語である。「婦人病第二巻」第一三三章には、出産後の乳房に硬い浸蝕性の腫瘍が生じ、全身が衰弱して死亡する例が述べられている。一世紀のケルススの『医学論』では、悪性腫瘍をラテン語で「カルキノマ」と表記した。

ガレノスは『反自然的な腫脹について』で身体の病的な腫脹「オンコス」を扱い、その冒頭の部分で、肥満などの「自然な腫脹」、体液の貯留《ちょりゅう》による「中間的な腫脹」の他に反自然的すなわち「病的な腫脹」を区別した。『医術』第二〇章では、反自然的腫脹に炎症、発赤、硬化、腫瘍を区別している。ガレノスが「カルキノス」としたものは必ずしも悪性腫瘍ではなく、体表の腐食ないし潰瘍であり、黒胆汁が過剰になって生じると考えた。ギリシャ語の「オンコス」は「腫瘍学（オンコロジー）」の語源になっている。

一六世紀には解剖学の理解が深まり、外科医は体表の腫瘍の切除術を積極的に行うようになった。フランスのパレは自らの外科手術の経験を集大成して『著作集』（一五七九年）をフランス語で表し、その第六・七章で「反自然的な腫瘍」を扱っている。反自然的な腫瘍は①大きさ、

②偶有的性質（色、痛み）、③原因物質（自然的な温と冷の体液、非自然的な血液、胆汁、粘液、黒胆汁）、④部位により区別される。黒胆汁の過剰により生じるのが硬腫（スキル）で、その中で周囲に広がっていく悪性のものが癌（シャンクル）である。癌が生じる部位で最も多いのは乳房であり、体内の器官では腸と子宮にも生じると述べている。フランスのディオニスは『外科手術講義』（一七〇七年）の第五示説「胸と頸で行われる手術」の乳房の手術のところで癌を扱っている。

ドイツのハイスターによる『外科学』（一七一九年）は一八世紀の最も人気のある外科学書であった。その第一部では外科的な疾患として外傷、骨折、脱臼、腫瘍を扱い、腫瘍の第一五章で硬腫（スキルス）、第一六章で癌（クレブス）を扱い、次のように述べている。

硬腫は炎症の結果生じる硬い腫瘍で身体のさまざまな場所に生じ、痛みがなく、腺に含まれる液が濃厚になり硬化したものである。硬腫が分散したり軟化したりせず、また切り取ることができず、悪化したり外科治療が失敗したりすると、激しい痛みが生じ、腫瘍が不均一に広がる。この硬腫の悪化

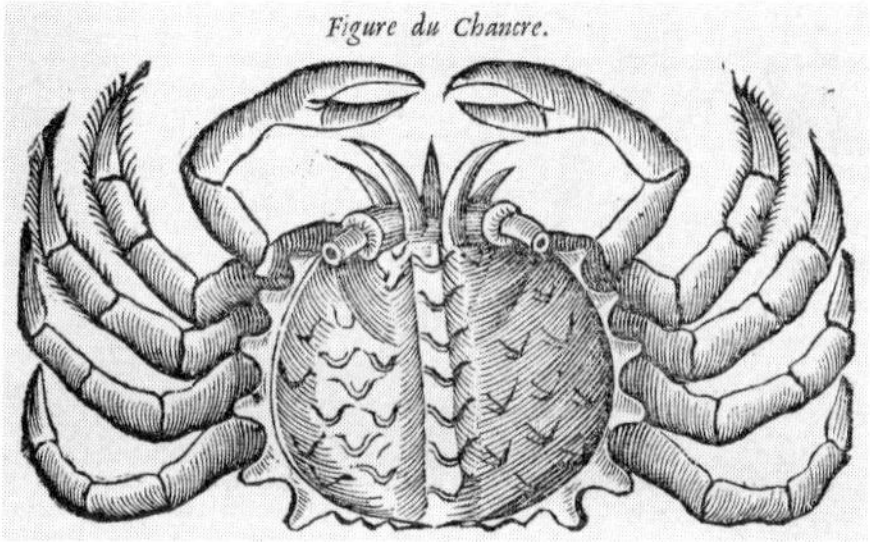

図 15-1　癌の形を意味する蟹の図（パレ『著作集』〔1664 年〕より）

した状態が癌と呼ばれ、その部の静脈が拡張し彎曲《わんきょく》し、蟹の爪に似た様子になる。癌が最も多く生じる部位は女性の乳房であり、その他には口唇《こうしん》、歯肉、口峡《こうきょう》、舌、鼻、子宮を挙げており、腹部消化器や肺など内臓領域の癌はほとんど対象になっていなかった。

前にも述べたように、我が国の華岡青洲は蔓陀羅華を主体とした漢方の麻酔薬「麻沸散」を改良して独自の処方を開発し、ハイスターの外科学書のオランダ語訳を参考にして、世界に先駆けて全身麻酔による乳癌摘出術を成功させた(一八〇四年)。青洲の医院・医学塾は紀州の春林軒(現:和歌山県紀の川市)と呼ばれ、その患者名簿『乳嵓姓名録《にゅうがんせいめいろく》』には一七七人の名前が記されている。

そのうち青洲が治療したのは一五六人で(手術拒否三人)、一五三回の手術を一四三人に対して行った(再発手術六人、三発手術二人)。松木明知《あきとも》氏の調査によれば三三名の死亡日が特定され、平均術後生存期間は四七カ月であった。これは当時の西洋の外科事情を勘案すると圧倒的に優秀な治療成績である。青洲の春林軒および弟の華岡鹿城《ろくじょう》の家塾である大阪の合水堂《がっすいどう》(現:大阪市北区中之島)には全国から多数の弟子が入門した。その人数は一八八三人であり、青洲の外科術と麻酔法を学んで、全国に広めた。

一八四〇年代から麻酔法、一八六〇年代から消毒法が用いられるようになり、外科手術が時間をかけて安全に行えるようになり、手術の適用範囲が大幅に広がった。乳癌についてはアメリカの外科医ハルステッドが、幅広い乳腺組織に加えて大胸筋と小胸筋を切除し、腋窩《えきか》リンパ節を徹底的に切除する乳癌根治手術を開発して（一八八九年）、治療成績を大幅に向上させた。

また胸腹部の内臓領域の癌も外科手術の対象になった。ドイツの外科医ビルロートは胃癌での幽門切除術（一八八一年）と胃切除術（一八八五年）を成功させ、肺癌のための肺全摘術は、アメリカの外科医エヴァーツ・グラハムが一九三三年に初めて成功させた。

†癌の原因は何か

癌の原因については、古代以来さまざまな説が考えられてきた。ガレノスは黒胆汁の滞留が原因になると考えた。一七世紀初頭にリンパ管が発見されると、リンパ液の鬱滞《うったい》が原因になると考えられるようになった。一八世紀末にフランスのベルナール・ペリルはリヨンの科学文芸学会の懸賞問題「癌とは何か」に対して『癌の学術論文』（一七七四年）を提出して賞を獲得した。ペリルは癌が伝染性の癌毒によって生じるかをさまざまな実験を行って検証したが、決定的な証拠を得ることはできなかった。

一九世紀初頭から病死体の病理解剖が行われ、臓器の癌病変が観察されるようになった。フランスのガスパール・ベールは三〇〇〇体ほどの解剖を行い、その知見が没後に『癌性疾患論』全二巻（一八三三〜三九年）として出版された。この著作は四部からなり、第一部は癌の総論、第二部は各論で三四臓器の癌を扱っている。

オーストリアの病理学者ロキタンスキーはウィーン大学医学部の病理解剖学の初代教授になり、病理解剖学の体系化に尽力した。『病理解剖学教科書』全三巻（一八五五～六一年）の第一巻で病理学の総論を扱い、その第九章「新生物」の有機的新生物（＝腫瘍）の中で癌を扱った。癌の種類は組織像から線維癌、髄様癌、表皮様癌、膠様《こうよう》癌、小束癌が区別された。

一八三八～三九年のシュライデンとシュヴァンによる細胞説により、生命の単位としての細胞が認識され、器官の素材である組織の顕微鏡的構造を扱う組織学は、ケリカーの『人体組織学提要』（一八五二年）により体系的に整理された。フィルヒョウは『細胞病理学』（一八五八年）で、病気の原因を細胞の病的変化によって説明することを主張した。それ以後、顕微鏡を用いた病理組織学の研究が活発に行われ、組織構造によって癌の由来と悪性度が判定され、分類されるようになった。エドゥアルト・リントフライシュは『病理学的組織学教科書』（一八六七、六九年）を著し、癌では間質細胞の間に腫瘍細胞が進入していることから、癌は上皮細胞に由来すると見なした。

コーンハイムは『一般病理学講義』全二巻（一八七七～八〇年）の第二部「栄養の病理学」の中で腫瘍を扱い、良性と悪性の腫瘍の違いを述べ、悪性の腫瘍では癌が上皮由来で肉腫が非上皮由来であると定義した。それ以後の病理解剖学書では腫瘍は非上皮性と上皮性とに分類され、その中の悪性のものが肉腫と癌であると記述されるようになった。この区分は現在でも用いられているが、悪性腫瘍は全般に「がん」と呼ばれ、上皮性の悪性腫瘍は癌、非上皮性の悪性腫瘍は肉腫と呼ばれ、悪性の白血病なども癌に含められている。

悪性腫瘍では組織を構成している細胞が本来の性質を失い（脱分化）、急速に増殖し、周囲に浸潤し、遠方に転位する。こういった癌細胞への変化を引き起こす発癌の原因が探求されてきた。化学物質が発癌の原因になることについては、一八世紀にイギリスのポットが煙突掃除人に陰囊癌が多発することを報告し、煤《すす》が発癌の原因であると推論していた（一七七五年）。

二〇世紀初頭に、東京大学医学部の山極勝三郎がウサギの耳にコールタールを繰り返し塗布し、化学物質による人工的発癌に成功した（一九一六年）。アメリカのペイトン・ラウスは鶏の肉腫細胞の移植を研究し、細胞から抽出した因子が悪性腫瘍を発生させることを発見した（一九一一年）。ラウスは一九三〇年代から発癌の研究を再開し、ウイルスによる発癌説を主張し、一九六六年にノーベル生理学医学賞を受賞した。

X線がレントゲンによって医療に応用され（一八九五年）、放射性元素のラジウムがピエール・キュリーとマリー・キュリー夫妻によって発見され（一八九八年）、一九一〇年代以降にX線と放射線による発癌も報告された。ドイツのオットー・ヴァールブルクは細胞呼吸に関する研究でノーベル生理学医学賞を受賞したが（一九三一年）、癌細胞の呼吸が障害されていることを見出し、酸素の欠乏が発癌の原因になると主張して（一九五六年）大きな議論になった。

†癌の治療法

悪性腫瘍の治療には、外科手術による切除の他に、抗癌剤や放射線などさまざまな治療法が組み合わせて用いられる。

抗癌剤には多くの種類があるが、アルキル化剤はＤＮＡ複製を阻害するもので、「マスタード」という毒ガスから派生した。その代表的なシクロフォスファミドは一九五九年にアメリカで認可され、日本では一九六二年から販売されている。代謝拮抗剤は核酸や蛋白《たんぱく》合成過程の代謝産物と類似の物質で、核酸合成などの代謝を阻害する。その代表的なメソトレキサートは葉《よう》酸《さん》の代謝を阻害するもので、一九五〇代に固形癌への治療効果が報告され国際的に使用され、日本では一九六八年から販売されている。

放射線による悪性腫瘍の治療は、一八九五年にレントゲンがＸ線を発見した直後から試みられ、またキュリー夫妻の発見したラジウムによる治療も試みられたが、放射線による障害が早くから指摘されて広まらなかった。一九三〇年代からイギリスのラルストン・パターソンが安全な放射線治療の研究を進めて、一九五〇年代から放射線治療が普及した。現在ではＸ線や陽子線などによる外部放射線治療とラジウムなどの小線源による内部放射線源が治療に用いられている。

一九八〇年代から分子生物学と免疫学が発展し、癌発生の仕組みが大きく解明され、分子標的薬などの新しい治療薬が開発されている。増殖・浸潤《しんじゅん》・転位をする癌細胞が生じるまでには、放射線・化学物質・ウイルスなどさまざまな外的要因により、また細胞内で生じた活性酸素によるDNAの損傷が蓄積して細胞の増殖・分化を調節する機構が障害され、癌細胞が生じる。

一方、身体には癌細胞が生じないようにする機構も備わっている。活性酸素を減らす抗酸化機能、DNAの損傷を修復する機能、障害が生じた細胞を自死（アポトーシス）させる機能、さらに癌細胞を排除する免疫監視機能などがある。モノクローナル抗体を利用した分子標的薬としては、乳癌に対するトラスツズマブ（商品名：ハーセプチン）、非小細胞肺癌に対するニボルマブ（商品名：オプジーボ）などが開発されている。

日本を含む先進国では第二次世界大戦後から、衛生環境の改善と抗生剤の使用によって、感染症による死亡が激減し、平均寿命が急速に向上した。それとともに悪性腫瘍による死亡が着実に増加し、我が国では一九八一年以降、悪性腫瘍が死亡原因の第一位になった。

わが国の癌治療は二一世紀に入る頃まで、それぞれの病院で外科手術の名医たちが腕を競うようにして治療を行っていた。その結果、癌の治療成績は地域や病院により大きな差異が生じ

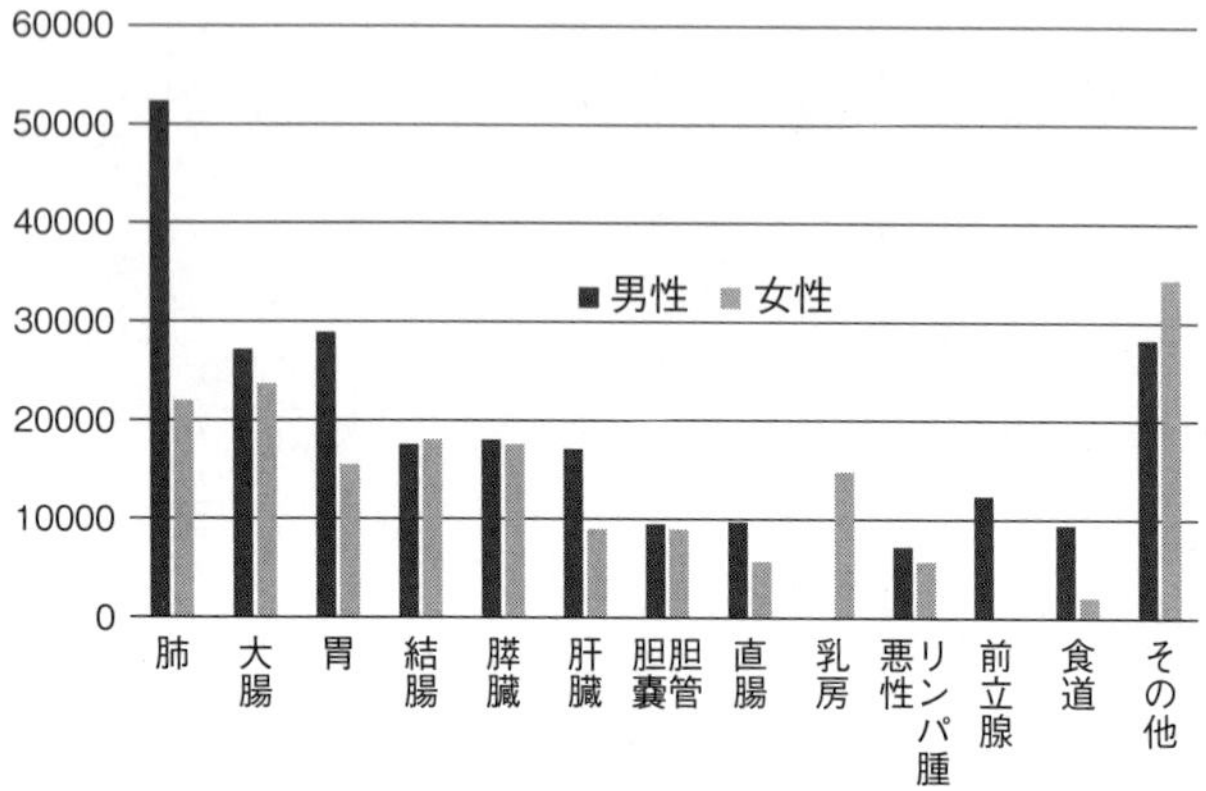

図 15-2　日本人の癌の部位別死亡数（2018 年「人口動態統計」より）

ていた。癌の治療が全国どこでも同じレベルで受けられる環境整備のために、二〇〇六年にがん対策基本法が制定され、それをもとにがん対策推進基本計画が三期（二〇〇七、一二、一七年）にわたって策定され、癌による死亡や苦痛を低減するための対策が進められている。

また二〇〇〇年を過ぎた頃から、癌診療に関わる医学系の学会が、科学的根拠に基づいて治療方針を取り決めて癌治療のガイドラインを作るようになった。現在二八種類の癌についての診療ガイドラインが公表され、最新の研究成果や診療実績を取り入れて、定期的に改訂をしている。こういう取り組みの結果、現在では病院間での手術の技量や治療内容の差は小さくなり、どの病院でも一定の水準以上の標準的な治療が受けられるようになってきた。

二〇一九年（予測値）の日本人の悪性腫瘍による

死亡は三八万人で、死亡総数（一三七万六〇〇〇人）の二七・六％を占めており、悪性腫瘍の予防と治療は医療上の大きな課題である。癌が生じる部位は男女による差はあるが、全体では①大腸、②胃、③肺、④乳房（女性）、⑤前立腺（男性）の順である。しかし癌の種類と部位によって診断・治療後の死亡率が大きく異なるため、癌死亡数の部位による順位は、①肺、②大腸、③胃、④結腸、⑤膵臓の順である。

癌と診断された場合に、治療でどのくらい生命を救えるかを示す指標として、五年生存率がある。その数値が一〇〇％に近いほど、生命を救えることになる。すべての癌についての五年生存率（二〇〇九〜一一年にがんと診断された人）は、男女計で六四・一％（男性六二・〇％、女性六六・九％）である。部位別で生存率が高いのは、前立腺、甲状腺、皮膚、乳房（女性）、喉頭、子宮体部で、早期発見をしやすく、悪性度の低い癌が多い。逆に生存率が低いのは、膵臓、胆嚢・胆管、肺、脳・中枢神経系、肝臓、食道、多発性骨髄腫、白血病で、早期発見が難しく、治療の難しい癌が多い。

†癌患者のケア

癌という病気は、患者の身体と生命を脅かす大事件であるが、癌にかかった患者の心、さらに患者の家族にも大きな負担を与える。単に病気を治療するだけでなく、患者と家族へのケアが求められる病気である。

第一に、癌という診断や、癌の進行や生存率についての予測を患者本人や家族にどのように伝えるか、そもそも本人に伝えるかどうかという告知の問題がある。現在でこそ、インフォームド・コンセントが当たり前になり、病気についてのさまざまな情報を開示し、患者・家族が病状や治療について充分に理解し、医療者とともに治療方針についての合意を形成していくことが求められている。

しかしずっと以前、この前の東京オリンピックの頃の癌を巡る医療の状況は、現在と大きく違っていた。その頃の医療では、身体の異常を訴える患者を診察し検査をして、癌が発見されたとしても、必ずしも患者に告知を行わずに治療が行われた。家族にだけは癌であることを伝えて、本人には重症の胃潰瘍などと説明して胃の全摘術などを行うこともあり、患者本人への癌の告知は一般的なものではなかった。

かつて癌は早期診断が困難で、治療の手段が限られ、たとえ告知されても目の前の死を待つしかない例が多かったからである。一九八〇年代以降の画像診断など診断技術の進歩により、早期に的確な診断がされ、さらに手術以外の治療手段も増えて、癌と共存しながら生きる人が増えている。現在では医師と患者が情報を共有した上で、協力して病気と闘っていくことができる。

医療者と患者との関係も、過去数十年の間に大きく変化してきた。かつての医療においては、医師が病気についての情報を把握し、最善と思われる治療方針を決定し、患者はそれを当然のように受け入れていた。しかし現在では、医師は病気についての情報を患者によく説明し、患者が治療方針を選択できるようにすることが求められる。

すなわち医療における医療者と患者の間の関係は、決定の権利と責任を医師が持つ「父権主義的」な関係から、インフォームド・コンセントに基づいて患者の自己決定権を尊重する関係へと、あるいは医師と患者が協力して決定をする「平等」な関係へと変化してきた。見方を変えれば、暗黙の信頼に基づく関係から、明示的な契約に基づく関係へと変化したと言えよう。

インフォームド・コンセントはもともと、人体実験に関する倫理規範の基本原則として一九七五年の世界医師会（WMA）ヘルシンキ宣言で取り上げられた。一九七〇年代からの公民権運動を背景に成立した生命倫理学や医療倫理学により広められたものである。その後、医療の進歩に伴って医療倫理の問題としても取り上げられ、日本の医療法では一九九七年に「説明と同意を行う義務」として明文化された。

癌の場合には、外科手術により完全に取り除かれる場合もあるが、残存する癌細胞を持ちながら抗癌剤や放射線などの治療を行っている人も少なくない。そのような場合には、生命の終末をある程度予期しながら、そして生活の質（QOL）を保ちながら人生の最後を迎えていくことになる。

「ターミナル・ケア」は、人生の残りの時間を自分らしく過ごし、満足して最期を迎えられるようにするための医療で、癌患者の場合にはとくに重要になってくる。また癌が臓器を侵襲すると苦痛をもたらすので、苦痛や不快感を取り除く「緩和ケア」も必要になってくる。ターミナル・ケアを行う専門施設にホスピスがある。わが国で最初のホスピスは、大阪の淀川キリスト教病院に一九七三年に設けられた。一九九〇年にホスピス・緩和ケアが医療保険の診療項目として制度化され、五施設の一二〇床が承認された。その後、施設と病床数は次第に増えていき、二〇一九年には累計で四三一施設、八八〇八床の病棟で緩和ケアが行われている（日本ホスピス緩和ケア協会調べ）。

第16章　脳と心の病

古代ギリシャ・ローマのガレノスは脳と神経の機能について、動物精気を含む神経液が脳室の中に蓄えられ脳の機能を営み、また末梢神経を通して運ばれて随意運動と感覚の機能を営むと説明した。一六世紀のヴェサリウスから人体解剖が本格的に始まり、一七世紀のハーヴィーは血液循環論によりガレノス説の根幹部分を否定した。

一九世紀に入って医療の変容とともに、脳の機能異常を扱う精神医学と脳の病変を扱う神経学が成立した。一九世紀末には脳の組織にニューロンが見出され、脳とその神経回路に焦点を当てた神経科学が発展した。そして二〇世紀には、抗精神病薬が開発され、精神病の患者が解放されて治療されるようになった。中枢・末梢神経の疾患も診断・治療されるようになってきたが、まだ治療法のない疾患も少なくない。

†古代からルネサンス期までの脳のイメージ

脳についてのイメージと理解は、脳の解剖学の深化とともに変化してきた。現代の理解では、脳の働きを「精神」という言葉で代表させることができる。しかし古代においては「精神」に相当するギリシャ語の「プシュケー」やラテン語の「アニマ」には、脳の働きという意味がなく、生命力の源としての「魂」を意味していた。

ヒポクラテス学派においては、喜びや悲しみのような感情、思考や理解、さらに視覚や聴覚などの感覚は、脳の機能として捉えられていた。その一方で脳の機能は体液によって営まれており、粘液や胆汁によってその機能に異常が起こると考えられていた。

ヒポクラテスとほぼ同時代の哲学者プラトンは、魂を三つに区分し、その考え方はその後の医学および哲学に大きな影響を与えた。それは、人間の魂の理知的部分は頭に宿り、気概的部分は胸に宿り、欲望的部分は腹に宿るというものである。

プラトンの弟子のアリストテレスは、『魂について』の中で「魂」とは何かについて考察を加えている。「魂」とは、人間を含むさまざまな生物において、生命活動を可能にする原理ないし能力のことである。

ガレノスは解剖学の知見をもとに、人体の働きについて体系的な説を作り上げた。人体を解剖すると、静脈と動脈と神経が一緒に走っているのがしばしば観察される。ガレノスはこれらがある種の体液を分配する脈管であると考えた。第一の脈管は静脈であり、その中心は肝臓である。第二の脈管は動脈で、心臓が中心となる。第三の脈管は神経で、その中心は脳である。

動脈血の一部が脳の基底部に達し、そこで枝分かれして海綿静脈洞の中を通過する（動物で見られる）。ここに鼻から吸い込んだ外界の精気が加わって動物精気を含む神経液が作られる。神経液は脳室の中に含まれて脳の機能を営むとともに、神経を通して全身に運ばれ、随意運動や感覚の働きを営むのである。この体液を中心としたガレノスの生理学説は、一七世紀にハーヴィーが血液循環論を提唱してその根幹部分が否定されるまで、信頼され続けた。

一六世紀の百科全書であるグレゴリウス・ライシュの『新哲学の真珠』（一五〇八年）の中に、前後に並ぶ三つの脳室が描かれている。前部の脳室では聴覚、視覚、嗅覚の感覚を集めて共通感覚を形成し、中部の脳室では共通感覚を受け取って思考と判断を行い、後部の脳室では記憶を貯蔵するというものである。この時代の通説で、ガレノスに由来するものである。

†一六〜一八世紀における脳の構造と機能

一六世紀の中葉に、パドヴァ大学教授のヴェサリウスは人体解剖を徹底的に行い、『ファブリカ』（一五四三年）という画期的な解剖学書を著した。そこに含まれる精細で芸術的な人体の解剖図は大きな衝撃を与え、権威の書物の中にではなく、人体の中にこそ探求すべき真実があると訴えかけた。『ファブリカ』第七巻では、動物性機能の座である脳と感覚器官を扱い、脳の解剖が八枚の図によって描かれている。ヴェサリウスは解剖所見に基づいて、当時の通説による前後に並ぶ三つの脳室のようなものはもはや認めない。とはいえ脳の働きについてはガレノス説を前提に考えていた。

ハーヴィーによる『心臓と血液の運動』(一六二八年)は、ガレノスの生理学説に決定的な打撃を与えた。ハーヴィーは生きている動物についての観察、人体の皮下に見える静脈についての観察、および定量的な考察によって、心臓が送り出した血液が全身を循環して再び心臓に戻ることを論証した。この「血液循環論」は、ガレノスの生理学説の核心部分を否定するものであった。血液循環論は賛否両論と激しい論争を巻き起こしたが、二〇年ほどの間に広く受け入れられるようになった。

血液循環論によってガレノスの生理学説への信頼が失われた頃、フランスの哲学者デカルトが、「私は考える、ゆえに私はある」を哲学の第一原理にすえて、諸科学を再構築して新しい学問体系を打ち立てることを企図した。デカルトは人体の働きを粒子の運動によって機械論的に説明しようとした。

デカルトは『情念論』(一六四九年)の中で、脳の働きに説明を与えた。「精神」と訳されているフランス語の「アム」はラテン語の「アニマ」に相当し、「魂」と訳されていた語である。第7章で述べたように、デカルトは人体の機能を機械論的に説明するとともに、古代以来使われてきた「魂」の語を脳の機能としての「精神」として再定義したのである。

イギリスのトーマス・ウィリスは、脳を頭蓋から取り出して詳細に解剖し、『脳の解剖学』(一六六四年)を著した。ウィリスはそれまで重視されていた脳室に代わって脳の実質に注目して詳しく観察し、「視床」という言葉を新しく作り、大脳基底核に対して「線条体」という言葉を用いた。脳神経について、古代から知られていた七対の脳神経を再評価した。脳の動脈を詳しく観察し、大脳動脈輪を記述している。とくに脳の機能が脳室ではなく実質に宿ると考え、大脳が思考を司り、小脳が生命機能の中心であると考えた。

†精神医学の始まり

一九世紀には医学が大きく変容し、それを背景に脳の医学が新たに始まった。脳の医学は二種類に区別されるが、その第一は脳の機能異常を扱う「精神医学」である。

精神医学の成立にあたって大きな役割を果たした第一の人物は、フランスのフィリップ・ピネルである。ピネルはパリ健康学校の病理学教授と、サルペトリエール病院の院長(一七九五年)を務め、精神障害者を拘禁から開放して道徳的な治療を実践したことが特筆される。さらに精神医学の最初の教科書と目される『精神病に関する医学哲学論』(一八〇一年)を出版した。この本でピネルは、さまざまな精神病を単一の疾患として捉え、一定の経過をたどる間にさまざまな状態や症状を示すと考えた。

ヴィルヘルム・グリージンガーは、ドイツに精神医学を根付かせるのに大きな貢献をした。グリージンガーはチューリヒ大学内科学教授(一八六〇年)、ベルリンのシャリテ精神病院長(一八六五年)を務め、彼もまた患者を拘禁から解き放ち、開放的な医療を実践した。主著の『精神病の病理と治療』(一八四五年)はドイツ初の精神医学の教科書で、精神病の原因が脳にあることを明言し、精神病に二種類の病型を区別した。

精神医学を体系的な学問として完成させたのは、ドイツのエミール・クレペリンである。クレペリンはドルパート大学精神科教授(一八八六年)、ハイデルベルク大学精神病院教授(一八九一年)を経て、ミュンヘン大学精神科教授(一九〇三年)になった。主著の『精神医学』は、『精神医学概要』(一八八三年)として出版され、第二版(一八八七年)で『精神医学』と改題し、改訂を重ねて内容を充実・発展させて、精神医学教科書の決定版と見なされるようになった。精神病に内因性、外因性、心因性を区別し、さらに内因性精神病に躁鬱病(双極性障害)と早発痴呆(統合失調症)を区別して、今日の精神疾患の概念を作り上げた。

またスイスのオイゲン・ブロイラーは、早発性痴呆の疾患概念を変えて「シゾフレニー(統合失調症、旧名：精神分裂病）」の名称を学会で提案し（一九〇八年）、『早発性痴呆すなわちシゾフレニー群』（一九一一年）を著した。

「精神分析」はオーストリアのジークムント・フロイトにより始められた。フロイトはウィーン大学を卒業後に神経系の診療にあたったが、パリに留学してジャン＝マルタン・シャルコーのもとで催眠《さいみん》によるヒステリーの治療を学び（一八八五〜八六年）、ウィーンに戻って開業医として診療した。その診療経験から人間に抑圧された無意識の領域があること、その無意識の葛藤を解放することでさまざまな神経症状を治療できることを見出し、『夢判断』（一八九九年）を発表した。

フロイトはその治療理論と方法を「精神分析」と名付けた。精神分析学には批判や反対も多かったが、数多くの弟子がフロイトから学び、それぞれ独自の精神分析理論と技法を作り上げていった。とくにスイス出身のカール・グスタフ・ユングは国際精神分析協会（一九一一年）の初代会長となったが、フロイトと袂《たもと》を分かってチューリヒにユング研究所を設立し（一九四八年）、分析心理学を世界中に広めた。精神医学における精神療法（臨床心理学では心理療法と呼ばれる）は、精神分析から大きな影響を受けており、精神科領域での神経症の治療や予防、学校や職場などでの精神的健康の保持・増進にも役立っている。

†神経学の始まり

一九世紀に始まった脳に関わるもう一つの医学は、脳を含む神経系全般の疾患を扱う「神経学」である。これは病理解剖が広く行われるようになり、生前の神経症状と病理解剖による脳の病変の所見とを対応させることにより、可能となった。

神経学のきっかけとなったのは、失語症の発見である。フランスのポール・ブローカは失語と健忘《けんぼう》の患者を剖検して、第三前頭回に病巣を有する例を呈示した（一八六一年）。この部位は「ブローカ野《や》」と呼ばれ、運動性言語中枢の場所として知られる。ドイツのカール・ヴェルニッケは『失語症群』（一八七四年）を出版し、聴覚性言語中枢（ヴェルニッケ野として知られる）を第一側頭回に同定するとともに、失語の三型（感覚性、運動性、連合性）を区別して、失語症の概念を確立した。

脳病変に基づくさまざまな疾患を区別して、神経学の基礎を築いたのは、フランスのシャルコーである。サルペトリエール病院医長（一八六二年）、パリ大学病理学教授（一八七二年）、同神経学教授（一八八二年）を務めた。一八七〇年から一八九〇年にかけての二〇年間、シャルコーはサンペトリエール病院で病室を回診し、毎週火曜（後に金曜）に公開で臨床講義を行い、症例示説を行った。その臨床講義の記録は『神経系疾患の講義』全三巻（一八七二〜八七年）とし

線維の網工からなるとする「網状説」を提唱した（一八七二年）。イタリアのカミロ・ゴルジは一個の神経細胞を染め出す「ゴルジ染色法」を開発し（一八七三年）、中枢神経の灰白質の中に神経線維の網工を見出して、新たな網状説を主張した。

これに対してスペインのサンティアゴ・ラモン・イ・カハールは、ゴルジ染色を用いて鳥の脳を観察して神経線維の先端が他の神経細胞に接触することを見出し（一八八八年）、それぞれの神経細胞が独立しているとする「ニューロン説」を提唱した。カハールの精力的な研究により、最終的にニューロン説が認められ、カハールとゴルジは一九〇六年にノーベル賞を受賞した。また、ドイツの解剖学者ハインリヒ・ヴァルダイエルは神経単位を意味する「ニューロン」という語を提唱し（一八九一年）、イギリスの生理学者シェリントンは神経線維と神経細胞の接触部を指す「シナプス」という語を、マイケル・フォスターの『生理学教科書』第七版第三巻（一八九七年）で初めて用いた。

ニューロンが集まって脳の中でどのように働くかについて、生理学者による研究が始まった。シェリントンは動物の反射を研究し、『神経系の統合作用』（一九〇六年）を著して、反射が神経系の統合作用における基本的な反応要素であることをあきらかにした。さらに一九二〇〜三〇年代に脊髄反射機能について広範な研究を行い、伸展反射、中枢の興奮状態と抑制状態、運動単位について明らかにし、一九三二年にノーベル生理学医学賞を受賞した。

ニューロンの突起である軸索《じくさく》で、興奮がどのように伝導するかという仕組みは、イギリスのアラン・ロイド・ホジキンとハクスリーの共同研究により解明された。二人はイカの巨大軸索を用いて軸索内外のイオン組成と電位差を測定し、膜電位固定法という研究法を開発して、電位依存性のナトリウムチャネルを通して、一時的にナトリウムが流入することで生じる活動電位が興奮の本体であることを明らかにした（一九五二年）。二人は一九六三年にノーベル生理学医学賞を受賞した。

シナプスでの興奮伝達はアセチルコリンなどの伝達物質で行われることがわかっていたが、オーストラリア生まれのジョン・エックルズは脊髄のニューロンで興奮を抑制するシナプスを発見し、そのイオン機構を解析した（一九五二年）。エックルズは一九六三年にノーベル生理学医学賞を受賞した。『脳の進化』（一九八九年）では、神経科学の知見をもとに人の脳と心が進化してきた道筋を描いている。

†脳の科学

大脳皮質に機能局在があることは、ブローカやヴェルニッケなど一九世紀の神経学者の研究から明らかになっていた。ドイツの解剖学者コルビニアン・ブロードマンは大脳皮質の神経細胞を染色して組織構造を調べ、『大脳皮質の比較局在学』（一九〇九年）を著した。この研究でブロードマンは大脳皮質を五二の領野に区分し、ブロードマン領野は大脳皮質の部位を示すために現在でも広く用いられている。

癲癇は大脳皮質に異常な興奮が発生して、身体の一部ないし全身の激しい痙攣や意識障害などの発作を起こす疾患である。二〇世紀初頭頃からアメリカを中心に、異常興奮を起こす大脳皮質の部分を切除する外科治療が行われるようになった。アメリカの脳外科医ワイルダー・ペンフィールドは、癲癇の治療のために開頭手術をして、その際に脳を電極で刺激して大脳皮質に機能局在があることを明らかにした。とくに『ヒトの大脳皮質』（一九五〇年）で描かれた一次運動野と体性感覚野の体部位局在を示すホムンクルスは有名で、現在でも多くの教科書に引用されている。

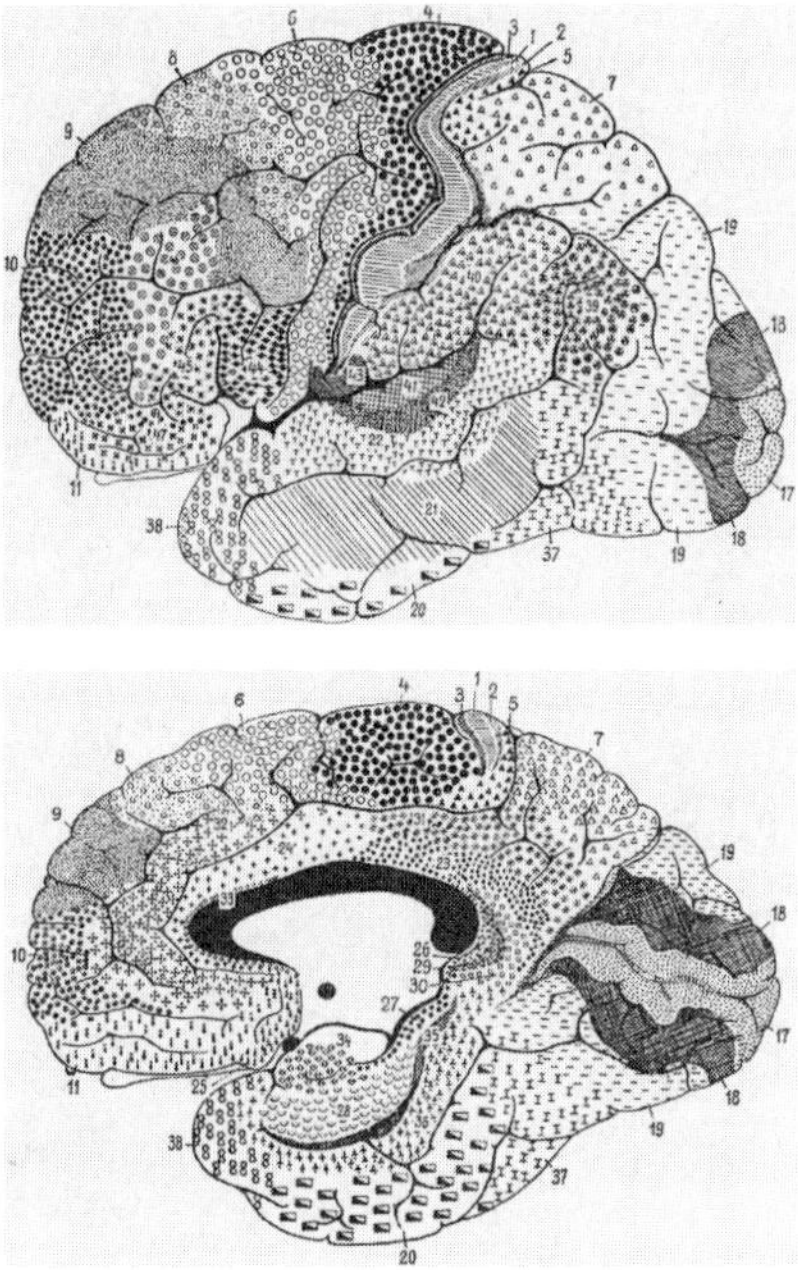

図16-2　人大脳半球の皮質領域（ブロードマン『大脳皮質の比較局在学』〔1909年〕より）

ヒトの大脳半球では、右脳と左脳が脳梁《のうりょう》を通る交連線維によりつながれているが、言語中枢が左脳にのみあるなど、右脳と左脳に機能差があることが一九世紀の神経学者により明らかにされていた。

アメリカのロジャー・スペリーはサルで脳梁を切断する実験を行い、癲癇発作の治療に役立つことを見出した。脳外科医がスペリーの助言で癲癇の患者に脳梁切断術を行い良好な成績を収めたが、スペリーはこれらの患者で左右の脳の機能を別々に測定して、右脳が空間的認知と動作、非言語的思考の機能を持ち、左脳が読み書き、言語的思考、計算機能を持つことを明らかにした（一九六二年）。スペリーは一九八一年にノーベル生理学医学賞を受賞した。

神経科学は脳と神経回路を中心とする神経系の科学である。スティーヴン・クフラーはハンガリー生まれのアメリカの神経生理学者で、ハーバード大学の神経生理学研究所を設立し、筋紡錘《きんぼうすい》、網膜神経節細胞、甲殻類伸展受容器、抑制性伝達物質のGABA、グリア細胞、シナプス伝達など神経生理学の幅広い領域で独創的な研究を行い、「近代神経科学の父」と呼ばれている。その弟子のデイヴィッド・ヒューベルとトルステン・ウィーセルは大脳皮質視覚野のニューロンを研究し、視覚情報の処理機構を明らかにした。二人は一九八一年にノーベル生理学医学賞を受賞した。

スウェーデンのアービド・カールソンは、それまでノルアドレナリンの前駆物質として知られていたドーパミンが中枢神経の伝達物質であることを実証し、大脳基底核にドーパミンが多く含まれることを発見した。またドーパミンの前駆物質のL-DOPAがパーキンソン病の治療に有効であることを示した。アメリカのポール・グリーンガードはドーパミンがニューロンに及ぼす作用、すなわちサイクリックAMP（cAMP）を増加させ、プロテインキナーゼA（PKA）を活性化し、さまざまなタンパク質のリン酸化を通して細胞の機能に大きな変化を起こすことを示した。

オーストリア生まれでアメリカに移住したエリック・カンデルは、アメフラシのニューロンで実験を行い、化学伝達物質によりシナプスの構造が変化し、短期と長期の記憶が形成されること、cAMP応答配列結合タンパク（CREB）が長期記憶に関わる分子であることを明らかにした。三人は二〇〇〇年にノーベル生理学医学賞を受賞した。カンデルの編集した『神経科学原理』第五版（二〇一三年）は、脳科学の現代最高峰の教科書として広く読まれている。

†二〇世紀の精神医学

クレペリンとブロイラーによって「統合失調症」という疾患が区別できるようになったが、幻聴・幻覚や激しい異常行動に対しては、患者を収容所に隔離するのみで効果的な治療法がなかった。患者の精神状態を改善させるために世界各国で、睡眠剤による持続睡眠療法（一九二〇年)、インスリン投与による低血糖昏睡療法(一九三四年)、カンフルによる痙攣療法(一九三四年)、電気ショック療法(一九三八年)などが試みられた。

ポルトガルの神経科医エガス・モニスはチンパンジーの前頭葉切除術についての学会報告を聞いて、ロボトミー(前頭葉白質切裁術)を考案して神経外科医の協力で実行した(一九三五〜三六年)。アメリカでは一九四〇〜五〇年代に二万人近い患者に対して行われた。ロボトミーは激しい興奮状態の患者に対してある程度の効果が認められたが、倫理的に許されるものではない。

一九五〇年代から、幻覚・妄想など統合失調症の陽性症状を改善する抗精神病薬が開発されて、統合失調症の治療は劇的に変化した。抗精神病薬はドーパミンのD2受容体に結合してドーパミンの作用を阻害する働きがある。最初に開発された抗精神病薬は鎮静作用の強いクロルプロマジン(一九五二年)で、後に抗幻覚妄想作用の強いハロペリドール(一九五七年)が開発された。リスペリドン(一九八四年)などの非定型抗精神病薬はセロトニンとドーパミンを遮断するために錐体外路症状が少なく、現在最も広く用いられている。

抗精神病薬が登場したのとほぼ同じ頃に、伝統的な精神医学の理論と治療上の処置を批判する反精神医学運動が広がり、収容所や閉鎖病棟に隔離された患者を解放して地域の中で治療することを主張した。フランスの哲学者フーコーは『狂気の歴史』(一九六一年)で、精神疾患の概念は一八世紀の社会的・文化的な発明であると論じ、その後の反精神医学運動の学説の跳躍台となった。

イギリスの精神科医R・D・レインの『引き裂かれた自己』(一九六〇年)は、精神病と診断された人間を理解することは可能であり、患者を異常だと疑わないヒトの視線が患者の精神の病状を促進していると論じた。統合失調症の患者は次第に収容所や閉鎖病棟から解放されるようになったが、それが反精神医学の成果なのか、抗精神病薬の利用によるものか、評価は定まっていない。

†二〇世紀の神経学

神経学が対象とする疾患のうち古代から知られていたものもいくつかある。癲癇は痙攣発作が突然に起こり、それを繰り返すのが特徴である。古代ギリシャでは「神聖病」あるいは「エピレープトス(発作)」と呼ばれていた。卒中は脳血管障害によって意識障害や神経麻痺が突然生じることで、古代ギリシャでは「アポプレークシア」と呼ばれていた。一九世紀に神経学が成立するとともに、数多くの神経疾患が発見されるようになった。

認知症は、脳の器質的な変化により認知機能が慢性的に障害された状態である。その代表的な疾患であるアルツハイマー病は、初老期に認知症が発症し、脳に老人斑、神経原線維変化など特徴的な病理変化を示す疾患で、ドイツの医師アロイス・アルツハイマーによって初めて報告され（一九〇六年）、クレペリンの『精神医学』第八版（一九〇九〜一五年）で「アルツハイマー病」と名付けられ広く知られるようになった。

大脳基底核の変性により、さまざまな運動障害が生じる。その代表的な疾患である「パーキンソン病」は、運動異常（無動、固縮、振戦《しんせん》、姿勢反射障害）に自律神経障害（便秘、膏顔《あぶらがお》）、精神症候（うつ状態、思考緩徐）を伴う疾患で、中年以後に発症する。イギリスの医師ジェームズ・パーキンソンが『振戦麻痺小論』（一八一七年）の中で初めて発表し、シャルコーの『神経系疾患講義』（一八七二〜八七年）で取り上げられて再評価された。脳幹の黒質緻密層のドーパミン含有細胞と青斑核のノルアドレナリン含有細胞が変性脱落することが知られ、L－DOPA製剤により治療できるようになった。

「ハンチントン病」は舞踏運動と進行性の知能障害、性格変化、精神障害を三〇〜四〇歳代から発症する遺伝性疾患で、アメリカの医師ジョージ・ハンチントンが一八七二年にロングアイランドに住む大家族を調査して発見し、舞踏病に類似した他の運動障害から区別した。一九三二年にはハンチントン病遺伝子のキャリアが一六三〇年にヨーロッパからアメリカに移住し、ロングアイランドの家系につながったことが判明した。一九八三年にはハンチントン病の遺伝子座が発見された。主に線条体が障害され、進行すると大脳皮質も萎縮する。

骨格筋の麻痺は、神経と筋のさまざまな異常が原因となって生じる。「筋萎縮性側索硬化症（ALS）」では、大脳皮質からの錐体路《すいたいろ》ニューロンと脳幹・脊髄の運動ニューロンが変性し、全身性の筋萎縮と筋力低下が生じる。シャルコーによって発見され（一八六九年）、命名された（一八七四年）。現在のところ根本的な治療法はなく、発症後数年で死亡することが多い。

「筋ジストロフィー」は骨格筋線維が破壊・変性して筋萎縮と筋力低下が進行する遺伝性疾患で、いくつもの型が区別され原因遺伝子が同定されている。最も頻度の高いデュシェンヌ型はフランスの医師ギョーム・デュシェンヌ・ド・ブーローニュにより詳細に報告された（一八六八年）。

「重症筋無力症（MG）」では、神経筋接合部の伝達物質であるアセチルコリン受容体が自己抗体により破壊され、筋力低下と易疲労感《いひろう》が生じ、とくに夕方に症状が悪化する。この疾患のものと思われる症状は一七世紀にイギリスのトーマス・ウィリスが報告している（一六七二年）が、一九世紀末にドイツのヴィルヘルム・エルプとポーランドのサミュエル・ゴールドフラムの研究により、中枢神経病変と神経症状が関連づけられた。抗コリンエステラーゼ薬と免疫抑制薬により治療され、予後は良好である。

有髄神経を包む髄鞘《ずいしょう》が炎症により脱落する「脱髄疾患」では、多彩な症状が生じる。多発性硬化症は感覚低下、脱力、視神経炎などの症状から始まり、中枢神経の脱髄の生じる部位によりさまざまな症状を生じる。多発性硬化症に相当する中枢神経の病理変化は一九世紀前半から見出され、シャルコーによって独立した疾患として認められた（一八六八年）。発症には髄鞘に対する自己免疫が関わっているが原因は不明であり、予後も多様で予測が難しい。

末梢神経が障害されるニューロパチーには遺伝性のもの、他の疾患に続発するもの、免疫性のものなどさまざまな種類がある。「ギラン・バレー症候群」は免疫性ニューロパチーの代表的なもので、上気道などの感染に引き続いて急性に筋力低下と感覚障害が生じる。フランスの医師ジョルジュ・ギランとジャン・アレクサンドル・バレーにより末梢神経変性が報告された（一九一六年）。免疫グロブリンの静注《じょうちゅう》（静脈注射）などで治療するが、数カ月以内に機能は回復し予後は良好である。

第17章

安全な出産と生殖の病

次世代の個体を生み出す生殖と発生の仕組みについては古代から考察されていたが、一六世紀から肉眼的に、一七世紀から顕微鏡的に観察され、一八世紀には「前成説」と「後成説」が議論された。また、一九世紀には胚葉を含む形態形成の過程が明らかにされ、二〇世紀には誘導の仕組みが発見され、二〇世紀末には形態形成に関わる遺伝子が明らかになった。

分娩を助ける助産は古くから経験的に行われていたが、一八世紀には分娩を補助する産科鉗子《さんかかんし》がよく用いられ、骨盤の形状を計測して分娩の難易度を評価するなど体系化された産科学が始まった。帝王切開は死んだ妊婦から胎児を取り出すために古くから行われていたが、麻酔法と消毒法ができた一九世紀終盤以降から、生きている妊婦での帝王切開や子宮頸癌《しきゅうけいがん》の手術が安全に行えるようになった。さらに一九世紀後半以降にさまざまな避妊法が用いられるようになり、排卵誘発剤や生殖補助医療による不妊症の治療は二〇世紀後半以降に始まった。

†生殖と発生の理論

次の世代の個体を生み出す生殖は医療に深く関わっており、新しい個体の発生は興味深い問題である。古代ギリシャの『ヒポクラテス集典』にも生殖と発生を扱う文書が含まれている。「生殖について」では、男性と女性がともに精液を作り出し、その混合によって受胎が起こると考えている。さらに精液は身体全体で作られ、脊髄を経て生殖器に運ばれ、それによって両親の形質が子孫に遺伝すると説明する。「子供の自然性について」では、子宮内で混合した男女の精液が、胎児の身体のさまざまな部分を作り上げ、成長を重ねて誕生に至るまでの過程を、流産した胎児の観察と想像をもとに述べている。

アリストテレスはさまざまな動物の胎児を観察に基づいて発生の仕組みについて考察し、『動物発生論』を著した。第一巻では雄雌の性別と生殖器官を概説し、動物の生殖器官と生殖方法を記述する。さらに雌が精液を作ることを否定し、雄の精液が形を与え、雌の月経血が素材を与えると論じる。

第二・三巻では生殖方法による動物の分類を提案し、動物の発生過程を記述する。また動物の発生について二つの方式を提起し、既存の構造が展開すると考える前成説を斥けて新たな形態形成が起こると考える後成説を採用する。第四・五巻では、遺伝、奇形、重複妊娠、身体の各部の形成など、発生に関わるさまざまな話題について述べている。アリストテレスが提起した問題はその後の発生学における重要な議論のテーマになり、前成説と後成説は一八世紀に至るまで繰り返し考察された。

ガレノスもいくつかの文書で発生に関わる考察を述べている。『自然の諸能力について』では、発生が質的変化と形成が合成されたものであり、精子が子宮に蒔かれて一定期間を過ぎると胎児の身体の諸部分が成立すると述べている（第一巻、第五・六章）。また精子が能動原理であり、月経血が質量原理であると述べて（第二巻、第三章）、アリストテレスの説を肯定している。『胚種について』では胎児の形成を四期に分ける。

第一期では精液がそのままで形をなしていない。第二期には血液で満たされ、心臓と脳と肝臓が一定の硬さと大きさを持つがつながりを持たず、胎児の材質は肉のようである。第三期には頭部・胸部・腹部が形成され、身体の輪郭が明瞭になる。第四期には四肢が形成されて動物の身体ができあがる。『胚の形成について』では、器官がつながりすべての部分が完成するときに、骨の周りに肉が成長し、骨の両端に靱帯《じんたい》が形成されると述べている。

一六世紀にヴェサリウスの『ファブリカ』（一五四三年）が出版されて人体構造の探求が最重要の研究テーマになると、発生学への関心も一気に高まった。スイスの砕石医ヤコブ・リュフは『受胎と人の発生』（一五五四年）を出版し、この時代の生殖と発生についての通念を多くの

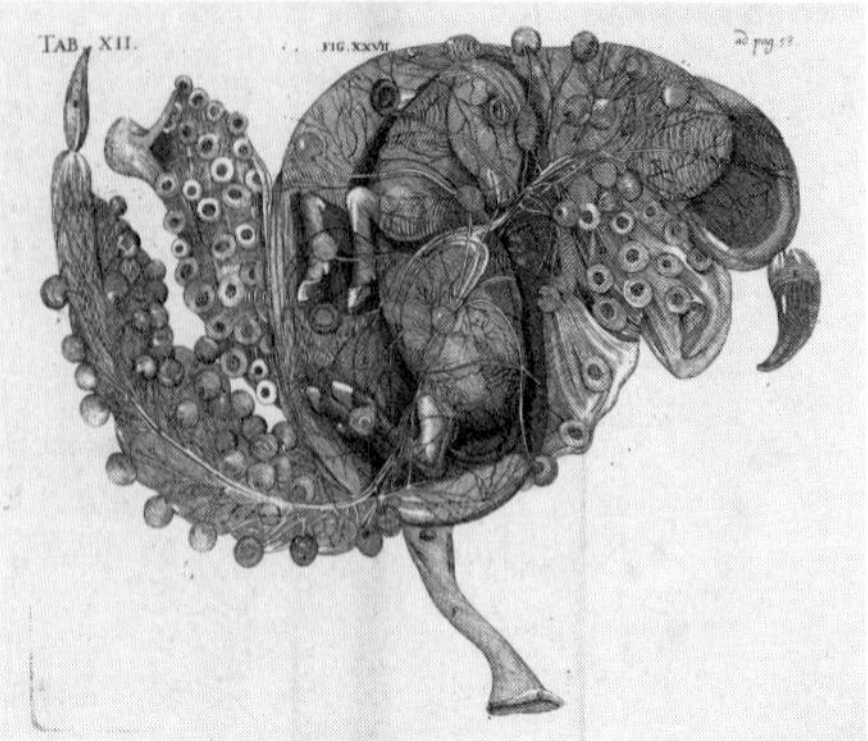

図 17-1　ヒツジの胎児（ファブリキウス『解剖学、生理学全集』〔1687 年〕より）

図を用いて示した。ボローニャ大学の解剖学教授ジュリオ・チェザーレ・アランツィオは『人の胎児』（一五六四年）を著し、この中で人の胎児の動脈管と静脈管を記述し、後者は現在でも「アランツィオ」の名で呼ばれている。

パドヴァ大学の解剖学教授ファブリキウスは、アリストテレスによる発生学の問題に取り組んで動物の胎児を研究した。『形成された胎児』（一六〇〇年）ではさまざまな動物の子宮内の胎児と胚膜を観察して図示し、胎盤の形を分類した。『卵とヒヨコの形成』（一六二一年）ではニワトリの胚の発生過程を肉眼的に観察して図示している。

イギリスの医師ハーヴィーはファブリキウスのもとに留学し、帰国後に発生学の研究を続けて晩年に『動物発生についての研究』（一六五一年）を出版した。この著作は七二論からなり、内容は五部に分かれ、①ニワトリの生殖器の解剖学と生理学、卵の生成様式（第一～一〇論）、②ニワトリ卵の詳細、その部分と用途（第一一～一三、二三、二六論）、③ニワトリ卵から胎児の生成の過程（第一四～二二論）、④アリストテレスの理論とガレノスと以後の医師たちの理論の考察（第二五～六二、七一～七二論）、⑤胎生動物の胚発生、とくに雌シカでの観察（第六三～七〇論）を扱っている。

ハーヴィーの発生学は、アリストテレス以来の肉眼的な発生学の集大成と見なされる。ハーヴィーは後成説を支持して胚が卵から徐々に形成されると考え、扉に「すべては卵から」の標語を掲げている。

一六世紀末に顕微鏡が開発され、一七世紀から自然界のさまざまな事物が顕微鏡で観察されるようになった。イギリスの医師ナサニエル・ハイモアは、顕微鏡を用いて初めてニワトリ胚の発生を観察し、『発生史』（一六五一年）を著した。イタリアの医師マルピーギは、臓器を顕微鏡で観察して毛細血管や腎糸球体《じんしきゅうたい》など数多くの発見をしたが、発生学でも顕微鏡で重要な観察をしている。『卵の中の胚の形成について書簡』（一六七三年）と『孵化《ふか》中の卵の観察』（一六七五年）で、胚盤胞から体節と神経管が作られ、眼胞《がんほう》、心臓と血管の形成など胚の形態形成の過程を詳細に観察し図示している。

マルピーギによる初期胚の観察により、後成説と前成説の論争に新たな材料が提供された。オランダのレーウェンフクは精巣と精液を顕微鏡で観察して精子を発見し、王立協会秘書ブランカー宛の書簡（一六七七年）で「微小動物」として報告した。オランダの医師ライネル・デ・

グラーフは『女性の生殖器官新研究』（一六七二年）を著し、この中で卵巣を肉眼的に観察して小胞を発見し卵子として報告したが、これは卵子そのものではなく排卵前の「グラーフ卵胞」である。

一八世紀には前成説と後成説を巡る論争が巻き起こった。論争の当事者の一方はスイス出身でゲッティンゲン大学教授のハラーで、もともとブールハーフェの影響を受けて前成説を支持していた。顕微鏡でニワトリ胚を観察して一時は後成説に変わったが、再度変わって『胚の心臓の形成について』（一七五八年）では前成説を強く主張した。もう一方の当事者はドイツ出身でロシアに移ったカスパー・ヴォルフで、『発生理論』（一七五九年）を著し、初期胚の分化過程を観察して葉状の層から器官が形成されることを報告し後成説を主張した。

二人の間の論争は往復書簡の形で交わされヴォルフの死（一七九四年）まで続いた。ヴォルフは胚葉に相当するものを観察し、また中腎管を発見し、これは現在も「ヴォルフ管」の名で呼ばれている。スイスの盲目の博物学者シャルル・ボネは、『生物体についての考察』（一七六二年）で一八世紀の発生学を総合し、前成説の立場に立って発生理論を展開し、ハラーとヴォルフの論争にも加わった。

一九世紀になって顕微鏡の性能が大きく向上し、発生過程が詳細に観察されるようになった。ケーニヒスベルク（現ロシアのカリーニングラード）大学のカール・エルンスト・フォン・ベーアは『動物の発生について、観察と省察』(一八二八、三七年)を著し、初期発生に胚葉が生じ、そこから器官が形成されるという発生学の基本概念を確立した。その後に細胞説(一八三八〜三九年)および進化論(一八五九年)を背景に人体の発生過程が詳しく観察され、その成果を集大成してドイツのフランツ・カイベルとアメリカのフランクリン・モールが『人体発生学提要』全二巻(一九一〇〜一一年)を編纂し、その後の人体発生学の教育と研究の指針となった。

ドイツのハンス・シュペーマンはカエルの胞胚を用いて交換移植の実験を行い、移植片が細胞の分化を誘導することを発見し(一九二四年)、誘導能をもつ物体を形成体と呼んだ。また両生類の胚で体細胞の核移植を成功させた。シュペーマンは一九三五年にノーベル生理学医学賞を受賞し、また胚誘導の理論について『胚発生と誘導』(一九三八年)を著した。形成体の本体は単純な物質ではなく細胞であり、そこから分泌される物質モルフォゲンの濃度勾配により誘導されることが提唱され(一九五二年)、最も強力なモルフォゲンとして浅島誠がアクチビンを報告した(一九九〇年)。

胚の形態形成や性を決定する遺伝子が一九八〇年代から見つかってきた。ホメオボックスは真核生物に広く見られる遺伝子で、一九八三年にバーゼル大学のヴァルター・ヤコブ・ゲーリングとインディアナ大学のトマス・カウフマンによって発見され、そこから作られるタンパク質(ホメオドメイン)がDNAに結合して転写因子として働き、発生過程を調節することが知られている。ホメオティック遺伝子はその代表的なもので、動物の胚発生の初期に身体の前後軸や分節的な体節を決める。

ドイツのクリスティアーネ・ニュスライン＝フォルハルトとアメリカのエリック・ヴィーシャウスは、ショウジョウバエでホメオティック遺伝子を同定して一九九五年にノーベル生理学医学賞を受賞した。未分化な生殖腺を精巣に分化させる精巣決定因子の遺伝子はY染色体上にあることが想定され、長年探し求められてきたが、ロンドンのピーター・グッドフェローによって一九九〇年に突き止められ、「SRY」と名付けられた。

†助産と産科学

女性は思春期以後に月経の出血があること、一生の間に妊娠・出産を経験することなどから、男性にはない特有の病気が少なくない。古代ギリシャの『ヒポクラテス集典』には、女性の疾患と出産を扱った文書が含まれ、クニドス学派の著者によるものと考えられている。「婦人病」第一巻では女性の身体の特殊性、出産経験の有無による差異、月経、妊娠と出産、ヒステリー（子宮の移動によると考えられていた）について述べられ、第二巻では下《お》り物、子宮と子宮口の疾患、口臭の除去法と化粧法について述べられる。「不妊症について」では、妊娠に関すること、不妊の原因と治療、妊娠のためによい条件、妊娠の徴候、胎児の男女の見分け方が述べられている。

女性の疾患と出産に関する古代の医学文献では、エフェソス生まれのソラノスの『婦人科学』が伝存している。この本は四書からなり、第一書ではよい助産師の基準、女性の解剖、避妊について述べ、堕胎に反対する。第二書では出産と新生児の手当を、第三書では女性の病的状態について、第四書では分娩、外科的処置と薬剤について扱う。

サレルノ医学校ではトロータという女性医師の存在が、『トロトゥラ』という著作により知られている。この著作には「女性の処置」という文書が含まれ、女性の身体を診察した体験にもとづいて書かれている。

一五世紀末頃から活版印刷が広まって、さまざまな民間医学書が出版されるようになり、出産を助ける技術である助産についての書物も現れた。オイハリウス・レスリンの『妊婦と助産婦のバラ園』(一五一三年)はその最初のもので、ドイツ語で書かれて子宮内での胎児の位置について多数の想像図や女性性器の診察法の図を載せている。数多く版を重ね、ラテン語、オランダ語、フランス語にも翻訳されている。この本の内容は独自の経験に基づくものではなく、古代ローマのソラヌスの婦人科書を五世紀頃のムスティオがラテン語で要約した『婦人科学』を主に利用して書かれている。

フランスの外科医ジャック・ギルモーはパレの弟子であり傑出した外科医で、『フランス外科学』（一五九四年）を著し、難産の胎児を引き出す方法について述べている（第六論第三章）。また助産と小児の養育について『出産以後の子どもの食事と管理』（一六〇九年）をフランス語で著し、英語にも訳されている。イタリアの医師ジローラモ・メルクリオは『助産婦』（一五九五〜九六年）をイタリア語で著した。レスリンの助産書の図が多数収載され、分娩を容易にするために下肢を下垂する体位を図示している。

一七世紀には女性の助産師が登場し活躍した。フランスのルイーズ・ブルジョアはパレの著作などから独学で助産術を学び、貧窮者のために助産を行って、試験を受けてパリ市の助産師になり、フランス王室でメディチ家のマリー王妃の助産を行い後のルイ一三世を出産させた。その著作『不妊、妊娠中絶、生殖力と出産、女性と新生児の疾患についての様々な観察』（一六〇九年）は、助産の知識を確かなものにして、産婦が分娩時に適切な処置を得られることを目的にフランス語で書かれ、ドイツ語、オランダ語、英語にも訳された。

パリのマルゲリート・ラ・マルシュはオテル・デューで助産術を学び、助産師長となり、助産師養成所で教鞭を執った。自らの経験をもとに助産術の技術書『産婆のための分かりやすく有用な手引き』（一六七七年）をフランス語で著した。この本は三部からなり、第一部は発生、子宮の構成などの基礎知識、第二部は分娩時、第三部は分娩後、助産師が知るべき知識を述べている。

シレジア出身のユスティネ・ジーゲムントは助産婦への質問と書物から独学で学び、二五歳から貧しい農婦の助産を行って名声を得て、リグニッツ市（現在ポーランドのレグニツァ）の助産師になり、さらにブランデンブルク選帝侯ヴィルヘルムによりベルリンに呼ばれた。そして自らの経験に基づいて『ブランデンブルク選帝侯宮廷助産婦』（一六九〇年）をドイツ語で著した。内容は子宮の基礎知識、分娩全般、分娩の開始、胎児の位置の異常、難産、後産《あとざん》、破水、家庭薬、難産時の転倒を扱い、子宮内の胎児の解剖図、子宮内の胎児のさまざまな位置、分娩の経過を示す独自の図版が載せられている。

フランスでは一七世紀から助産術への関心が高まり、男性の外科医も助産師として活躍した。フランスのフランソワ・モリソーはオテル・デューで助産術を学び、『妊婦の病気と出産』（一六六八年）をフランス語で著して名声を博し、一七世紀ヨーロッパの代表的な助産師になった。

本の内容は序論と三部からなり、序論は女性器の解剖学、第一部（二四章）は妊娠女性の疾患とさまざまな体質、受胎から出産まで、第二部（三三章）は自然的な分娩、非自然的な分娩、前者の妊婦を助ける方法、後者の妊婦を助ける正しい方法、第三部（三六章）は出産後の女性の処置、その期間に生じる疾患と症状、新生児の処置、最も多い病気、看護婦を選ぶのに必要な状態、を扱っている。また、序論には女性生殖器の解剖図、第二部には子宮内の胎児の位置を示す多数の図が載せられている。この本はフランス語で書かれて多数の版を重ね、ラテン語、ドイツ語、イタリア語、オランダ語、英語にも訳され、標準的な産科学書として愛用された。

ノルマンディー出身のギヨーム・モケスト・ド・ラ・モットはパリのオテル・デューでモリソーから助産術を学び、故郷で五〇年以上にわたって外科と助産を行い、自らの経験をもとに『自然、非自然、反自然分娩論』(一七二一年)をフランス語で著した。内容は五書からなり、第一書では自然的な分娩(正常分娩)、第二書では非自然的分娩(異常分娩)、第三書では反自然的分娩(人為分娩)、第四書では分娩の差異、第五書では産後の処置を扱っている。こちらも多数の版を重ね、ドイツ語、イタリア語、英語にも訳されている。

分娩を補助するために、一八世紀から金属製の産科鉗子がよく用いられるようになった。産科鉗子は一七世紀からロンドンのチェンバレン兄弟とその一族の秘伝として伝えられていた。弟の方の息子のヒュー・チェンバレンは、一六七〇年にフランスに渡って秘伝を売ろうとしたが、モリソーにより求められて三八歳のくる病の妊婦の分娩を試みて失敗した。チェンバレンの産科鉗子は長らく埋もれていたが、一八一三年にチェンバレン一族の旧宅の床下から発見され、二葉がピンで接合されて開閉ができ、鉗子部が児頭《じとう》に合わせて匙《さじ》のように彎曲する優れた構造をしている。

産科鉗子を世に広めたのはフランドルの外科医パルファンで、一七二一年にパリの科学アカデミーで自ら発明した産科鉗子を披露したが、二本の幅の広い匙の柄を紐で縛りつけた使いにくいものであった。産科鉗子の形状はフランスの外科医たちによって改良されて、接合部で開閉できるようになり、児頭に合わせた彎曲に加えて、骨盤の形状に合わせた彎曲が付け加えられた。日本の賀《か》川《がわ》玄《げん》悦《えつ》は産科医として経験を積む中で産科鉗子を発明し、また『産論』（一七六五年）の中で子宮内の胎児が頭を下にしているのが正常胎位であるという発見を述べている。

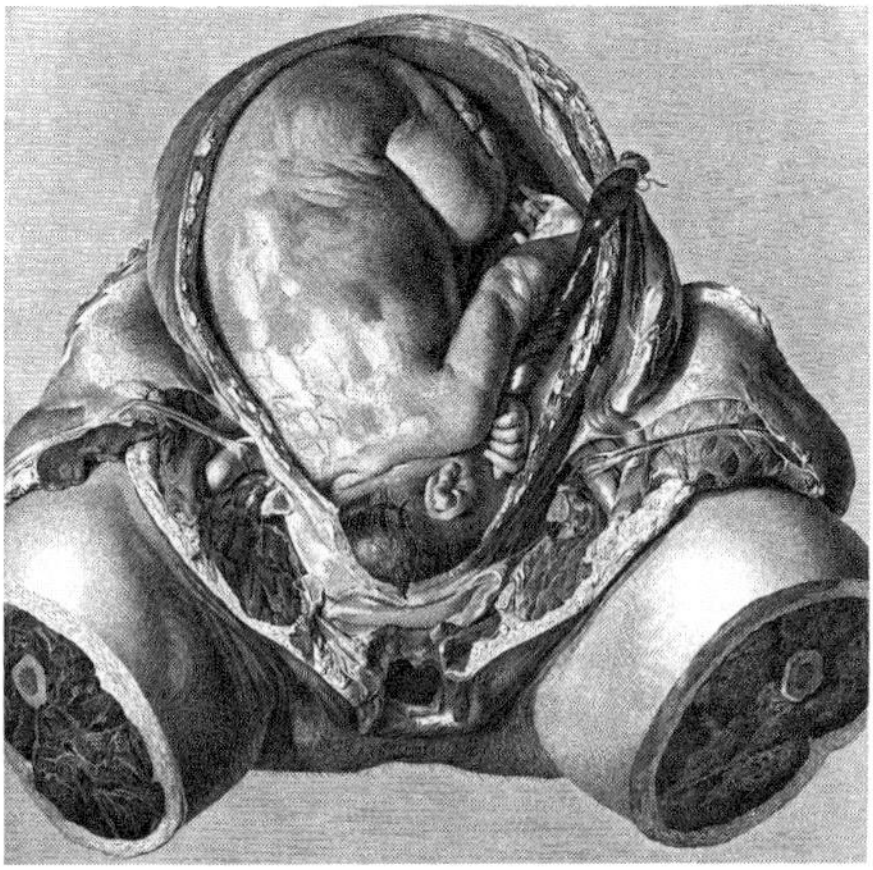

図 17-2　子宮内胎児の解剖図（ハンター『人妊娠子宮の解剖学図説』〔1774 年〕複製より）

産科学は助産術が科学的に体系化されたものである。オランダのヘンドリク・ファン・デヴェンターは多数の助産の経験をもとに、骨盤の形状、とくに産道の入口となる骨盤上口が分娩の経過に影響する重要な因子であると提唱し、産科学への道筋をつけた。オランダ語版とラテン語版で『助産術の新しい光』（一七〇一年）を出版し、フランス語、ドイツ語、英語にも訳されて標準的な産科学書として長らく用いられた。

イギリスのウィリアム・スメリーはスコットランドで外科を開業し、パリとロンドンに遊学した後ロンドンで助産師を開業し、『助産の理論と実地論考』（一七五二年）と『助産の症例と観察集成』（一七五四年）を出版して産科鉗子を紹介し骨盤計測を勧めた。『助産実地の解剖図譜と説明と要約』（一七五四年）は解剖標本をもとに描かれた産科図譜である。

スメリーの弟子のウィリアム・ハンターはロンドンで医師となり学校を開いて外科学と解剖学を教え、助産を専門に診療して王妃の分娩を担当した。『人妊娠子宮の解剖学図説』（一七七四年）は妊娠満期の解剖体を観察して描いた解剖図譜で、これにより出産直前の胎児の様子が初めて明らかにされた。

ドイツのヨハン・ゲオルク・レーデラーはシュトラスブルク、パリ、ロンドンで学び、ゲッティンゲン大学の産科学教授になり多くの弟子を育てた。『産科術要綱』（一七五三年）をラテン語で著し、フランス語、イタリア語、ドイツ語に訳されて大きな影響を与えた。フランスのジャン・ルイ・ボーデロクは『出産の技術』（一七八一年）を著し、骨盤の外形を正確に測定して、分娩の難易度を評価することを提唱した。

†帝王切開と婦人科外科手術

「帝王切開」、ラテン語で「セクティオ・カエサレア」は、古代ローマにおける遺児法で、分娩時に死亡した妊婦の腹部を埋葬前に切り開いて胎児を取り出すことが定められたことに由来する。しかし名前が似ていることから、古代ローマのカエサルが帝王切開で生まれたという誤った伝承が生まれた。

一六世紀から助産術の書物が出版され帝王切開がしばしば取り上げられたが、この時代の帝王切開は分娩時に死んだ妊婦から胎児を取り出すために行われた。フランスのフランソワ・ルーセによる『子宮切除の新処置すなわち帝王切開』(一五八一年)は、文献上に記録された帝王切開を集めて考察したもので、帝王切開を扱った初めての著作である。

イタリアのメルクリオは『助産婦』(一五九五~九六年)の中で、難産のときには帝王切開が必要だと述べてその情景を図に描いている。ドイツのクリストフ・フェルターによる『新設助産学校』(一六八七年)や、フランスのジャック・メナールの『助産案内』(一七四三年)にも、生きている妊婦の帝王切開の記述と図がある。しかし一九世紀前半まで帝王切開による母体の致死率はきわめて高いものであった。

一八四〇年代から麻酔法が始まり、一八六〇年代から消毒法が広まって、帝王切開を安全に行える可能性が高まった。イタリアのエドアルド・ポローは子宮頸を切断する子宮摘出術に成功し、『帝王切開を補足する子宮・卵巣の切除』(一八七六年)として発表した。ポローの報告は世界に広まり、帝王切開が次々と試みられ生存例が報告されるようになった。

ドイツのライプツィヒ大学のゼンガーは『子宮線維腫における帝王切開』(一八八二年)で帝

王切開の際に子宮を縫合することを提唱して広まり、手術の安全性が著しく高まった。ゼンガーによる古典的帝王切開術は、腹膜腔を開き子宮体部を正中で縦切開するものであったが、ドイツのケルンの産科医フリッツ・フランクは恥骨結合のすぐ上方を横切開する腹膜外帝王切開を発表(一九〇六年)、イギリスのグラスゴー大学のマンロー・カールは深部(子宮頸部)横切開を発表し(一九二〇~三〇年)、これが次第に広まって標準的な帝王切開法となった。

女性生殖器の外科手術で簡単なものは古くから行われていた。パドヴァ大学のファブリキウスは『外科著作集』(一六一九年)を著し、後半の各種外科手術のところで「処女膜閉鎖」「小陰唇の癒着」「膣内の肉増殖、血腫」「子宮脱」「死産児の取り出し」「後産の娩出」など女性の外科手術について述べ、巻末に子宮鏡の図を掲載している。

子宮頸癌は最も頻度の高い女性生殖器の悪性腫瘍である。その手術療法としてドイツのゲッティンゲン大学のフリードリヒ・ベンヤミン・オシアンデルが子宮腟部切除術を報告し(一八〇三年)、ドイツのヨハン・ネポムク・ザウターが腟式単純全摘術を報告したが(一八二二年)、麻酔も消毒法もない時代に行われた悲惨な手術であった。

一八四〇年代から麻酔法が始まり、一八六〇年代から消毒法が広まって、子宮摘出術を安全に行えるようになってきた。ドイツのカール・アウグスト・シュハルトは腟からの広範子宮摘出術を報告した(一八九三年)が、リンパ節郭清《かくせい》を行えないために根治手術にはならなかった。

オーストリアのエルンスト・ヴェルトハイムは腹壁からの広範子宮全摘術で、骨盤リンパ節と子宮傍組織を切除する術式を考案し（一八九八年）、この手術はヴェルトハイム術式と呼ばれている。オーストリアのヴィルヘルム・ラッコはヴェルトハイムの術式を改良して所属リンパ節をすべて郭清して、子宮頸癌手術の根治性を高めることに成功した（一九一九年）。

†避妊

妊娠と出産は子孫を生み出すために不可欠な自然の営為であるが、女性に大きな負担をかけて健康や生命を脅かすこともある。一九世紀後半以後に女性の人権意識の高まりとともに、さまざまな避妊法が用いられるようになった。

コンドームは性交時に男性の陰茎を包む袋である。コンドームについての最初の記述はイタリアのファロピオの『フランス病』（一五六四年）に見られ、布製のコンドームを梅毒の予防のために勧めている。その後コンドームは主に性病予防のために、動物の革や腸で作られたものがよく用いられた。一九世紀にアメリカの発明家チャールズ・グッドイヤーは生ゴムに硫黄を混ぜて成形する方法を見出し（一八三九年）、さまざまなゴム製品を開発してゴム製のコンドームも発売された（一八五五年）。

ペッサリーは子宮脱などの位置異常の治療や薬剤投与のために子宮内に挿入する器具である

が、受胎調節にも使用される。一六世紀にフランスの外科医パレは銅製や蠟《ろう》・コルク製で楕円形のペッサリーについて述べている。一八世紀初頭にオランダのヘンドリク・ファン・デヴェンターは子宮脱の治療のためにコルク、木、銀、金製のペッサリーを作り上げた。

また、一九世紀にアメリカのヒュー・レノックス・ホッジはペッサリーの形状を腟の形に合うように楕円形にして二つの彎曲を与えた。ホッジのペッサリーは標準的なものとなり広く普及した。アメリカのマーガレット・サンガーは女性自身が受胎・出産を決める権利をもつべきだと主張し、アメリカ産児制限連盟を創設した（一九二一年）。『家族制限』（一九二二年）を出版し、受胎調節のためにペッサリーの使用を推し進めた。

子宮内避妊器具（IUD）は子宮内に留置する避妊器具で、一度留置すると五〜一〇年にわたって効果があり広く用いられている。古くから大型動物の妊娠予防に用いられていたが、二〇世紀にドイツのエルンスト・グレーフェンベルクが数本の糸を中央で束ねたIUDを考案し（一九二八年）、日本の太田典礼《てんれい》は金属製のリングを考案した（一九三一年）。IUDは一九三〇年代後半から受胎調節に対する批判や副作用のために次第に使われなくなったが、一九五〇年代の終わりから人口増加が問題となって再び注目され、一九七四年に使用が認可された。

女性の月経周期のどこかで卵巣からの排卵が起こることは、一九世紀からすでに予想されていた。新潟の産婦人科医の荻野久作《おぎのきゅうさく》は手術時の卵巣について長年の観察をもとに、排卵の時期が予定月経前一二〜一六日の五日間であるとの説を『日本婦人科学会雑誌』に発表し（一九二四年）、さらにドイツ語の論文として発表した（一九三〇年）。荻野の学説は受精しやすい日を推定するものであったが、カトリック教会によって認められて（一九三〇年）受胎調節に広く応用されるようになった。

経口避妊薬（ピル）は、産児制限運動家のサンガーが確実な避妊法を熱心に求め、アメリカの内分泌学者グレゴリー・ピンカスが黄体ホルモン剤の内服による避妊を着想したことから生まれた。ピンカスは女性を対象にした臨床試験を国際会議で提案し（一九五五年）、世界的に研究が行われて有効性が認められ、経口避妊薬エナビットが米国で認可された（一九六〇年）。その後、含有するエストロゲン量を減らしまた新しい製剤が開発されて副作用が低減し、ピルは最も簡便で確実な避妊法として広く用いられている。

†不妊症治療

卵巣からの排卵は、下垂体前葉から放出されるゴナドトロピン（FSH、LH）が月経中期に急激に上昇して起こる。排卵誘発剤として広く用いられるクロミフェンクエン酸（商品名：クロミッド）は、エストロゲンに拮抗して受容体に結合し、ゴナドトロピン放出因子（Gn‐RH）の分泌を促進するもので、一九六一年に米国のメレル社で開発され、一九六七年に米国で承認された。視床下部に原因のある不妊症の治療に広く用いられている。

イスラエルのブルーノ・ルネンフェルトは、閉経後の女性の尿に含まれるゴナドトロピン（hMG）を用いて下垂体性無月経女性の排卵を誘発し、妊娠・出産に成功した（一九六一年）。hMG製剤に含まれるLHにより卵巣が過剰に刺激されて多胎妊娠が生じるため、一九八三年にFSH製剤が開発され、現在では遺伝子組み換えによるFSH製剤とLH製剤を組み合わせて下垂体に原因のある不妊症の治療に用いられている。

不妊のカップルの精子・卵子・受精卵を体外で取り扱う治療は生殖補助医療（ART）と呼ばれる。イギリスの生理学者ロバート・エドワーズと産婦人科医パトリック・ステプトゥは協力して、一九七八年に世界初の体外受精児を誕生させた。エドワーズは二〇一〇年にノーベル生理学医学賞を受賞した。

ARTの技術は急速に進歩して不妊症の治療に貢献するとともに、生命倫理にさまざまな問題を生み出してきた。現在ではARTによる治療法が用意されている。配偶者間人工授精（AIH）では、夫の精液を培養液と混ぜて遠心機で濃縮し、排卵期の妻の子宮内に注入する。体外受精・胚移植（IVF-ET）では、排卵誘発剤で刺激して経腟的に卵巣から卵子を採取し、精液中の精子と受精させ、四細胞期〜桑実胚ないし胚盤胞になるまで培養してから子宮腔内に注入して胚移植（ET）を行う。受精の方法には、卵子と精子を培養液内で混ぜる単純な体外受精（IVF）と、微小ガラス管を用いて卵細胞内に精子を注入する卵細胞質内精子注入法（ICSI）とがある。

第18章

慢性炎症性疾患との闘い

西洋近代医学の進歩によって、さまざまな疾患・病苦が克服されてきた。病原体の攻撃による感染症、循環系や神経系などの器官の不具合による疾患の多くが治療されるようになり、細胞の異常により生じる悪性腫瘍もただ死を待つ病ではなくなってきた。

そういった中で浮かび上がってきたのは、中高年に多く見られるメタボリックシンドローム(脂質異常、高血糖、高血圧)とそれに深く関わる慢性腎不全(CKD)、さらに慢性閉塞性肺疾患(COPD)などの生活習慣病である。これらの他にも重篤な慢性疾患があり、肝硬変や肝癌に至る慢性肝炎、自己免疫の機序《きじょ》によるさまざまな膠原病《こうげんびょう》なども、医学的・社会的に大きな問題になっている。

これらの慢性疾患は、異なる原因によって別々の臓器に発生するものであるが、炎症が継続的・慢性的に起こり、組織を破壊して臓器の機能を障害するという点、また免疫の機序が絡むという点で共通性がある。

†医学史における慢性炎症病

病気の中でも急速に進行して生命を脅かすものと、長期間にわたって不調が続くものとがある。そういった急性病と慢性病の違いは、ヒポクラテスやガレノスの文書の中にも散見するが、意識的に区別はされていなかったようだ。

カッパドキアのアレタイオスは、一世紀後半ないし二世紀後半に活躍した医師で、『急性病と慢性病の原因と症状』四巻と『急性病と慢性病の治療』四巻が一六世紀になって発見されて評価された。急性病として二二疾患、慢性病として二八疾患を挙げている。

アヴィケンナの『医学典範』では、第三書が局所性の疾患を頭から足への順に扱い、第四書が全身性の熱病と外科の対象となる体表の疾患を扱っている。急性病と慢性病はとくに区別されていない。また炎症性疾患のうち、局所性の炎症としては、第三書で脳と肝臓の炎症（フレグモネ）が挙げられているがその実体は不明である。

一一世紀から一八世紀までのヨーロッパで、個別の疾患を扱う医学実地書が多数書かれている。その多くは、頭から足までの局所性の疾患と全身性の熱病を扱っている。ゼンネルトの『医学実地』全六書（一六二九～三六年）で炎症はさまざまな臓器（口、咽頭、扁桃、肺、縦隔、横隔膜、胸膜、胃、腸、腸間膜、脾臓、肝臓、腎臓、膀胱、精巣、臍）の疾患の一つとして挙げられている。

しかしゼンネルトが列挙する疾患は、古代のガレノスなどの文書の記述をもとにした概念的なもので、実体を伴っていない。たとえば腎臓の項目で挙げられている一〇疾患は、不調、数の変化、血管の障害、血管の開口、結石、反自然的事物、炎症、消耗熱、外傷、潰瘍である。腎臓の炎症については以下のように書かれている。

「腎臓もときには炎症を起こすことがあり、他の部分において炎症が生じるのと同じ原因によってである。疑いなく、近傍の血液が豊富な部分、とくに肝臓から運ばれてくる血液や、腎臓の熱や痛みによって、あるいは背中側や腎臓の近くの場所から落下したり打たれたりするなどのその他の外的な不具合によって引き寄せられる血液、そして過剰な乗馬や激しい労働におけるように腎臓近傍の部分の過剰な運動による血液の多量な流入によるのである。さらに、全身に行き渡った利尿剤も腎臓に血液を運ばせる。」(引用者訳)

一八世紀までの医学実地書における「炎症」とは、ガレノスの医学理論などに基づいた概念的なもので、実体のないものであった。

一八世紀後半にフランスのソヴァージュは『方式的疾病分類学』(一七六三年)を著し、西洋伝統医学における疾患の概念を大きく転換した。この著作では植物の分類学を範にとって、疾患を症状・病態によって体系的に分類し、一〇綱、四三目、二九五属に分けて二三〇八種の疾患を挙げた。炎症は第三綱にあたり、局所性炎症、発疹性炎症、膜性炎症、実質性炎症の四目に分けられる。ソヴァージュの列挙した疾患もガレノスの医学理論などに基づいた概念的なものではあるが、症状・病態別に整理することによって、病気の実体に一歩近づいたとみなすことができる。

スコットランドのカレンは『方式的疾病分類学概要』（一七六九年）で病気を四綱に分類し、熱病は全身の炎症で、神経病は運動と感覚の障害で、悪液病は全身ないし体肢の消耗で、局所病は器官の病変により生じるとした。フランスのピネルは『哲学的疾病記述論』（一七九七年）を著して、病気を熱病、炎症病、出血病、神経病、器官障害病の五綱に分類した。いずれも疾病分類学に独自の臨床知見を加え、病因として炎症を重視している。

ブルッセーは一九世紀初頭のパリで、既存の医学を攻撃する過激な学説を主張して一世を風靡した。処女作の『慢性炎症の病誌』（一八〇八年）では肺と胃腸の炎症が死の主要な原因であると主張した。

主著の『一般に認められている医学学説と現代疾病分類体系の吟味』（一八一六年）ではそれまでの疾病分類学が病気の表面的な作用のみを取り上げていること、とくにピネルの本態性熱病の学説を激しく攻撃した。第二版の『医学諸学説と疾病分類諸体系の吟味』（一八二一年）と第三版（一八二九〜三四年）ではヒポクラテス以来のあらゆる医学および同時代の医学にも批判の目を向けた。ブルッセーは正常な生理機能が過剰な外的刺激や過敏によって逸脱して病気になるとする「生理学的医学」を標榜し、ほとんどの病気が胃腸炎から生じるとしてヒルを用いた瀉血を推奨したために、結核やリウマチや精神病に至るまであらゆる病気で瀉血が行われヒルが大量に消費された。

†炎症とは何か

「炎症」とは、身体の組織が損傷したときに、組織を正常に戻そうとして生じる反応である。発赤、熱感《ねつかん》、腫脹、疼痛という四つの徴候が見られるのが特徴である。これはケルススの『医学論』に書かれていて、「ケルススの四徴」と呼ばれる。

炎症という現象に初めて注目して研究をしたのはイギリスのジョン・ハンターで、『血液、炎症、銃創の論文』(一七九四年)を著している。その第二部で炎症を扱い、開放性の外傷で炎症が生じること、粘着性炎症、化膿性炎症、潰瘍性炎症を区別し、炎症に伴う現象として化膿、肉芽《にくげ》、皮膚再生についても考察している。

フィルヒョウ門下のコーンハイムは「炎症と化膿について」という論文(一八六七年)を発表し、炎症の際に血管から白血球が漏出すること、白血球が集まって膿を作ることを明らかにした。コーンハイムはライプツィヒ大学教授となり、その著書『一般病理学講義』全二巻(一八七七〜八〇年)は、広く読まれてその後の病理学の研究に大きな影響を与えた。

ロシア出身のメチニコフは、メッシーナでヒトデの幼生の観察から食細胞を発見し（一八八二年）、生体防御についての論文を次々と発表した。白血球について小食細胞、大食細胞、リンパ球の分類を提唱し（一八八七年）、免疫系に関するモノグラフ『炎症の比較解剖学講義』（一八九一年）を発表した。パリのパストゥール研究所に迎えられ、免疫された動物に含まれる物質がマクロファージを活性化して病原微生物を食べるようになる食作用を発見し、『感染症の免疫』（一九〇一年）を発表して免疫の食作用説を提唱した。

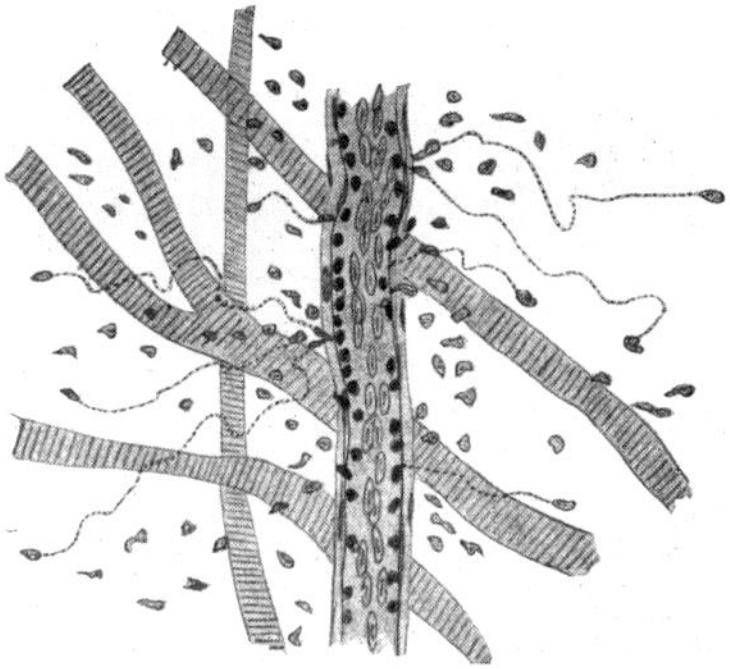

図 18-1　炎症における白血球の血管からの遊走（アショフ『病理解剖学』〔1909 年〕より）

その後の研究を通して、炎症の過程で生じる現象が明らかになってきた。まず急性の炎症は、何らかの刺激で正常な組織・細胞が破壊されることで生じる。その刺激は、感染症（細菌やウイルスなど）、物理的な外傷や有害な外的因子（熱、化学物質、放射線など）、循環障害や免疫反応による組織障害などさまざまである。

炎症においては、血管と白血球に顕著な変化が生じる。血管の変化としては、①血管が拡張して局所の血流が増加し、発赤と熱感が生じる。②毛細血管の透過性が高まって血管周囲に液が漏出し、腫脹を生じる。

白血球の変化としては、③白血球が血管外に遊出して局所に集中する。④白血球が活性化されて組織を障害し、疼痛を生じる。

急性炎症では誘因となる刺激が取り除かれて、炎症が沈静化し組織が修復される。それに対して慢性炎症では、刺激が長期間にわたって活動し、組織傷害が継続し、組織の修復が同時に進行する。組織修復の際に新生血管が進入し、また線維化が生じてコラーゲンを含む細胞外基質により組織が硬化する。

†慢性肝炎

肝臓は上腹部の右側にある人体最大の臓器（日本人男性で一・四五キロ、女性で一・二四キロ）で、脳や心臓と同様に生命に不可欠な重要臓器である。しかしその機能は多面的で一言で表すことが難しく、かつ部分的に壊れても苦痛や症状が現れにくいので「沈黙の臓器」と呼ばれる。肝臓の役割は、第一に物質代謝の中枢であり、第二に不要物を胆汁として腸管に出す排泄器官である。黄疸《おうだん》は肝機能障害の特徴的な症状である。

古代のヒポクラテスやガレノスにも黄疸は知られており、四体液のうちの黄胆汁が蓄積したものと考えていた。しかし黄胆汁は胆嚢で作られるとされ、肝臓の疾患とは結びつけられていなかった。アヴィケンナの『医学典範』でも黄疸は胆嚢の病気と位置づけられていた。

ヴェサリウスは『ファブリカ』（一五四三年）の第五巻で、胆嚢から出た胆管が上下に分かれ、上方の枝は肝臓の中で枝分かれし、下方では十二指腸に注ぐことを示して、肝臓で作られた黄胆汁を胆嚢が集め、腸に送り出すと正しく推測した。グリソンの『肝臓の解剖学』（一六五四年）では、肝臓内の胆管と血管の枝分かれが明らかにされた。フェルネルの『医学』（一五五四年）では、黄疸は肝臓の項目で扱われるようになり、その後のゼンネルトの『医学実地』（一六二九〜三六年）やブールハーフェの『箴言』（一七〇九年）でも肝臓の症状として扱われている。

古代ローマのアレタイオスは『急性病と慢性病の原因と徴候』の中で、肝臓の炎症により肝臓の硬化が生じ、そこから癌が生じると簡潔に述べている。肝硬変の最初の報告は、イギリスのブラウンが一六八五年の論文の中で行っている。肝硬変は病理解剖で観察できるが、多数の解剖例を報告したモルガーニの『病気の座および原因について』（一七六一年）では、肝硬変と肝癌が区別されていない。イギリスのベイリーは『病死解剖学』（一七九三年）の中で、肝臓の結節（肝癌）と硬い肝臓（肝硬変）を明確に区別しており、肝癌は飲酒者に多いと指摘している。フランスのラエンネックは『間接聴診法』（一八一九年）の中で、「肝硬変」と命名した。

肝臓はさまざまな原因で慢性炎症を起こす。かつてはアルコール中毒が最大の原因であった。しかし近年ではウイルス性肝炎が多くなっており、その大半はB型（ＨＢＶ）とC型（ＨＣＶ）である。どちらも血液などの体液を介して感染し、肝細胞に長期間潜んで慢性化する。ＨＢＶ

は一九六五年に、HCVは一九八九年に発見された。

日本で一九八〇年代に非加熱血液製剤を使用して多数の患者が肝炎に感染した「薬害肝炎」は、HCVによるものであった。それ以外にも多数のHCV感染者がいるが、予防接種の注射針の不適切な使用などによるのではないかと推測されている。現在ではインターフェロンと抗ウイルス剤を用いた治療が効果を上げている。

どのような原因であれ、慢性肝炎で炎症が長期間続くと、肝細胞が壊れ続け、結合組織の線維が沈着し、肝臓が硬くなる。この線維化が進んだものが肝硬変で、肝臓の機能が低下して浮腫や腹水（血漿タンパク質の低下による）、黄疸（胆汁成分の貯留による）などの症状が出て、また肝臓内の血液の流れが悪くなって門脈圧が亢進《こうしん》する。肝硬変には危険な合併症がしばしば生じる。一つは門脈圧亢進により生じる食道静脈瘤で、これが破裂をして大出血をすると生命の危険がある。もう一つは肝癌が発生しやすいことで、肝癌では年間約二万六〇〇〇人が亡くなり（二〇一八年）、そのほとんどが慢性肝炎と肝硬変から生じたものである。

†慢性糸球体腎炎

腎臓は脊柱の両側で肋骨に半ば隠れる高さにある、一対のソラマメ形の臓器である。尿を作ることにより、体液の成分を一定に保ち（ホメオスターシス）、不要な成分を体外に排泄する。

腎臓を作るミクロの構造は、顕微鏡によって発見されてきた。マルピーギは血液に墨汁を注入して糸球体を発見し（一六六六年）、アレクサンダー・シュムランスキーは注入実験を組み合わせて腎皮質と腎髄質の違いを明らかにし（一七八二年）、ウィリアム・ボウマンは糸球体の毛細血管を観察し（一八四二年）、ヘンレはネフロンループを発見して（一八六二年）、腎臓の構築の概略が明らかになった。

腎臓の病変が病気の原因になることを示し、腎臓病の概念を作ったのはイギリスのブライトである。猩紅熱後に水腫になり死亡した患者を剖検して、腎臓の病変を報告した（一八二七年）。これは連鎖球菌感染後の糸球体腎炎に相当し、「ブライト病」は腎疾患の代名詞となった。

わが国では慢性糸球体腎炎の多くは、糸球体に免疫グロブリンが沈着し、IgA腎症と呼ばれる。糸球体は多量の尿を濾過するために大きな機械的負荷がかかっており、正常でも年齢とともに糸球体が少しずつ壊れていき、慢性糸球体腎炎はそれを加速する。糸球体数の減少が限度を超えると腎機能が失われ、慢性腎不全となる。

かつて慢性腎不全は死を意味していたが、一九七〇年代から人工透析が普及して、生命を保つことができるようになった。慢性糸球体腎炎は、慢性腎不全の原因の第二位であり、第一位は糖尿病に伴って糸球体が壊れる糖尿病性腎症である。現在、日本で人工透析を行っている人は三三万人を超え、毎年四万人ほどが新たに人工透析を開始している（二〇一七年）。

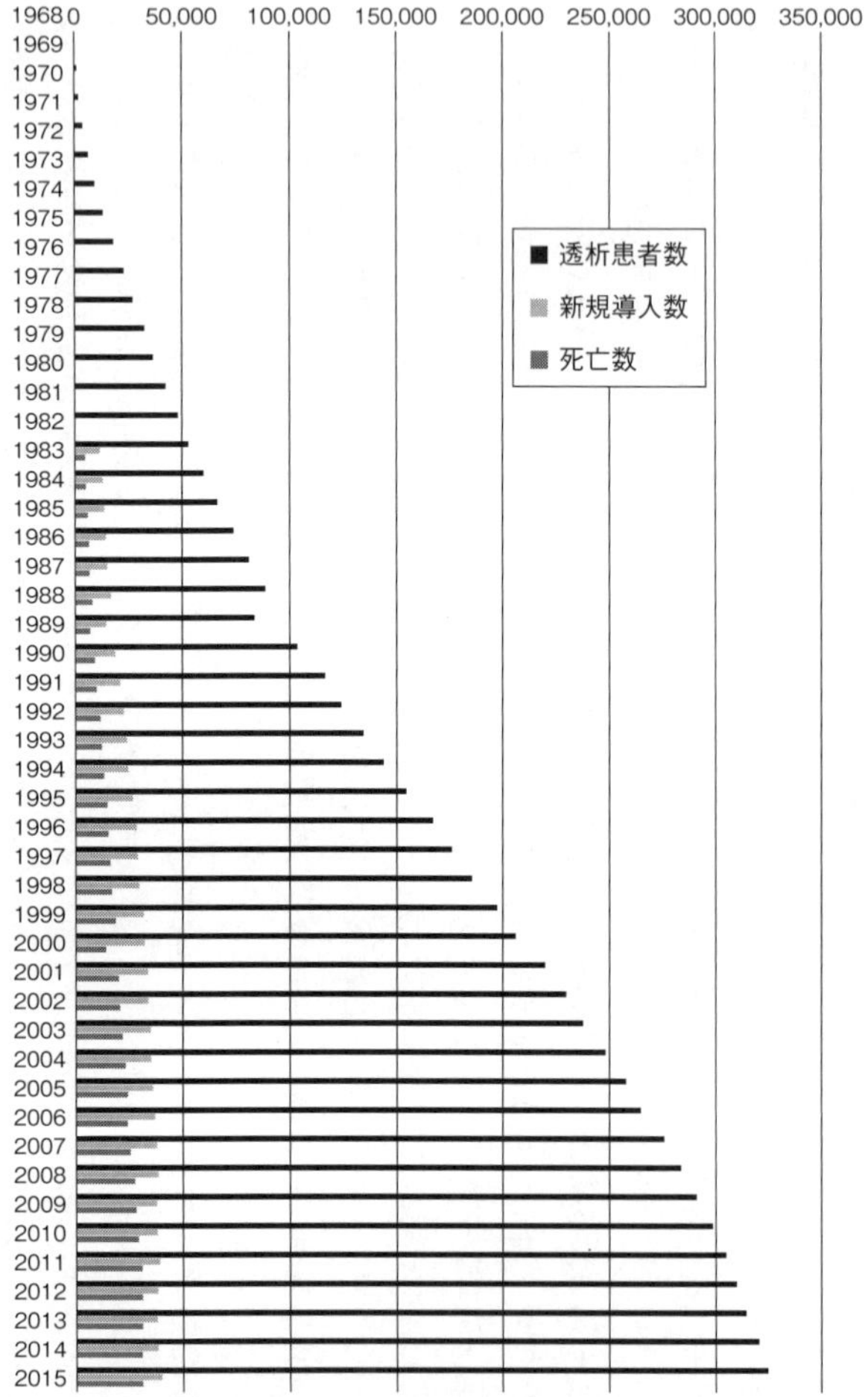

図 18-2　日本の透析患者数、新規導入数、死亡数の推移（日本透析医学会「わが国の慢性透析療法の現況」より著者作成）

慢性糸球体腎炎は、一九七〇年代まで治療の難しいほとんど不治の病であった。患者の腎臓から針で組織を採取する腎生検によって、予後のよいものと悪いものが区別できるようになり、一九八〇年代から過剰濾過説に基づく保護的な治療により、病気の進行を抑制できるようになった。二〇〇二年に米国腎臓財団は「慢性腎臓病（CKD）」という概念を提唱し、早期に発見して適切な治療を行い、慢性腎不全への進行を抑えることを提唱している。現在の腎臓病の治療では、原因を積極的に取り除いて完全な治癒をもたらすよりも、病気と共存してよりよく生きていくことを目標にしている。

†慢性閉塞性肺疾患

肺での呼吸が生命に不可欠なことは、古代から知られている。古代のガレノスは、外界から肺に取りこまれた精気が肺静脈を通して左心に送られ、そこで生命精気に富む動脈血が作られ、動脈を通して全身に配分されると考えた。このガレノスの理論はハーヴィーの血液循環論（一六二八年）で否定されたが、呼吸の役割は不明のままだった。ようやく一八世紀末にフランスのラヴォアジェが呼吸と燃焼に役立つ大気中の成分を同定し、酸素と命名した（一七七九年）。

肺気腫は、肺でのガス交換の場となる肺胞という小さな袋が、弾力性を失って壊れて広がり、呼吸困難になる病態である。イギリスのベイリーは、肺の剖検で肺気腫に特有の拡張した肺胞を初めて観察し記述している（一七九三年）。フランスのラエンネックは間接聴診法を開発し、剖検も行って肺疾患を研究し、「肺気腫」の病名をつけた。「気腫（エンフィゼーマ）」という語は、ヒポクラテスの文書にも出てきてその後も病名として用いられたが、一八世紀まで肺気腫を指すものではなかった。

肺気腫にはしばしば慢性気管支炎が合併して、気道の閉塞を引き起こす。そのため現在ではこの病態を指す病名として慢性閉塞性肺疾患（COPD）の語が広く用いられている。

COPDは、タバコ煙などの有害物質を長期にわたって吸入曝露することで生じ、症状としては、呼吸困難や慢性の咳を生じる。呼吸機能検査では、末梢気道の病変と肺胞の気腫性病変がさまざまに混ざって気流閉塞を起こす。病状は慢性で進行性であり、かつ肺の破壊が修復されないため、呼吸機能は回復することなく悪化し続ける。長期的な悪化を最小限に留めていくのが、COPDの治療の目標である。

†メタボリックシンドローム

メタボリックシンドロームは、内臓肥満に高血圧・高血糖・脂質代謝異常が組み合わさった状態で、心臓や脳卒中など生命に関わる動脈硬化性疾患のリスク要因である。一九八八年にアメリカのジェラルド・リーヴンが糖代謝異常、高血圧、脂質代謝異常が合併して動脈硬化性の虚血性心疾患リスクを高める状態を「シンドロームX」と呼び、翌年にノーマン・カプランがそれに肥満を加えて「死の四重奏」と名付けたのが始まりである。わが国では二〇〇八年からメタボリックシンドローム予防のために特定健康診査が行われるようになった。

大動脈など比較的太い動脈に生じる粥《じゆくじよう》状動脈硬化では、動脈の内膜に血液中のLDLコレステロール（悪玉）などが集まってどろどろの粥状物質として沈着し、血管が狭くなって虚血性心疾患（狭心症、心筋梗塞）や脳梗塞などの原因となる。肥満者では脂肪細胞から分泌されるアディポサイトカインの分泌が異常になり、動脈硬化を促進し糖尿病を悪化させるTNF－αなど血液中の悪玉物質を増加させる。糖尿病では高血糖や高インスリン血症が動脈硬化を促進し、心筋梗塞の発生頻度が高いことが知られている。そして高血圧は動脈壁を傷つけて、動脈硬化を促進する最大のリスク要因である。

このメタボリックシンドロームに脂肪組織での慢性炎症が関わっていることが注目されている。肥満により脂肪組織に慢性炎症が持続すると、脂肪細胞にストレスが加わって壊れ、脂肪組織に線維化が生じて慢性炎症を悪化させる。さらに遊離した脂肪が肝臓などの臓器に蓄積し、アディポサイトカインの分泌異常により、臓器の機能障害を起こす可能性が指摘されている。

†リウマチと膠原病

関節リウマチは、免疫の異常で手足の関節に慢性的な炎症が生じ、関節が破壊されて日常生活が困難になる病気である。免疫の異常から生じる自己免疫疾患の一種で、とくに結合組織のコラーゲンに傷害・炎症を起こすものは膠原病と呼ばれる。全身性エリテマトーデス（SLE）、強皮症、皮膚筋炎、シェーグレン症候群、ベーチェット病などさまざまな種類があり、厚労省の指定難病に定められている。

「リウマチ」という言葉はギリシャ語の「流れ」を意味する「リウマ」に由来する。フランスのリヴィエールの『医学的観察』（一六四六年）では、「リウマ」という病気を扱っているが、これは咽頭炎の一種である。そして『医学実地』第七版（一六五三年）の第一六書では、関節炎の他にリウマチを扱っている。これは全身の痛みに加えて発熱や腫脹を伴い、リウマチ熱と考えられる。リウマチ熱は連鎖球菌による咽頭炎に続いて、関節、心臓、皮膚、神経系に炎症を起こす疾患で、関節リウマチとは異なる。

イギリスのシデナムも関節炎の病態をよく観察し、『急性病の医学的観察』（一六七六年）のリウマチの項で、リウマチは熱があることを別にすれば関節炎と呼ばれると述べている。『痛風と水腫』（一六八三年）では、自身の経験した痛風の症状を生き生きと書き記している。痛風はそれまで足の関節炎の俗称であったが、シデナムにより独特の病気と認められるようになった。フランスのウギスタン・ジャコブ・ランドレ＝ブーヴェは、関節リウマチ患者の病状を学位論文（一八〇〇年）で記述し、「原発性喘息性痛風」と呼んで痛風から区別した。イギリスのアルフレッド・ベアリング・ギャレドは、『痛風とリウマチ性痛風の性質と治療』（一八五九年）の中で、「リウマチ様関節炎」の名前を初めて使った。

関節リウマチは他の膠原病と同様に、原因が不明なために有効な予防法がなく、診断にはアメリカリウマチ学会の診断基準（一九八七年）が用いられる。①朝のこわばり（一時間以上）、②三つ以上の関節の腫脹ないし液貯留、③手の関節（手根《しゅこん》・中手《ちゅうしゅ》領域）の腫脹、④対称性関節炎、⑤リウマチ様結節、⑥血清リウマトイド因子高値、⑦手指、手関節の糜爛《びらん》、ないし骨脱灰《だっかい》のX線所見、の七項目中四項目で診断される（①〜④は六週間以上持続）。

治療法としては、抗リウマチ剤（免疫抑制剤・調整剤の一種）と非ステロイド性の消炎剤がよく用いられる。病状によってはステロイド剤も用いられる。他の膠原病でも、慢性炎症によって身体の組織が壊れないように、免疫抑制と炎症抑制が治療の基本になっている。

第19章

病気を癒やすための薬

古代以来、病気の治療のために用いられる医薬の多くは植物性で、その材料となる植物すなわち薬草が注目されてきた。古代ローマのディオスコリデスの『薬物誌』は、中世・ルネサンス期まで広く用いられた。一六世紀以後に図入りの新たな薬草書が出版され、ヨーロッパ各地に薬草園・植物園が作られ、植物学は大学医学部の主要な授業科目の一つとなった。一九世紀初頭あたりから植物から薬効成分が抽出され、一九世紀後半には薬理学により薬効が科学的に検証され、一九世紀末からは化学合成薬が開発されるようになった。さらに、二〇世紀中葉には抗生剤が生まれて感染症が克服され、二〇世紀後半からはさまざまな病気を治療する新薬が次々と開発されている。

†古代から中世までの医薬

アリストテレスの弟子のテオフラストゥスは、師の自然学研究を受け継いで植物の研究を行った。『植物誌』全九書はギリシャ語で書かれ、生活に役立つ植物を幅広く扱い、植物を樹木、低木、亜低木、草に分類した。第一書の総論に続いて、樹木の栽培法と利用法（第二〜五書）、低木（第六書）、草（第七、八書）、樹液と薬草（第九書）を扱っている。植物は医薬として広く用いられていた。『植物誌』は一五世紀末にラテン語訳で出版（一四八三年）されてから広く知られるようになった。

ディオスコリデスはローマ帝国の軍医として皇帝に仕えて帝国内を広く旅行し、薬草と植物の知識を蓄えて医薬についての著作『薬物誌』全五書を著した。約六〇〇種の植物薬、約九〇種の鉱物薬、約三五種の動物薬を含め、一〇〇〇種近い自然の生薬を報告している。『薬物誌』はローマ世界に広く浸透し、彩色図も添えられて数多くの写本が作られ、権威ある医薬書としてヨーロッパで広く用いられ続けた。印刷本としてはラテン語訳が一四七八年に、ギリシャ語原典が一四九九年にヴェネツィアで出版され、一六世紀にラテン語訳が繰り返し出版された。さらに、イタリア語訳、スペイン語訳、ドイツ語訳、英語訳も出版された。ディオスコリデスの医薬書はアラビアに伝えられ、それをもとに新たな医薬書がいくつも編まれた。

アラビアのアヴィケンナはガレノスの医学を集大成して『医学典範』という医学百科全書を著した。その第二書で単純医薬を扱い、第五書で複合医薬を扱っている。『医学典範』は一二〜一三世紀にクレモナのゲラルドゥスによってラテン語に訳され、一四七三年以後に繰り返し出版された。

一〇世紀後半に南イタリアのサレルノに、医学教師の緩やかな共同体としてサレルノ医学校が生まれた。その医学教師たちは、伝存したギリシャ・ローマの医学書や一一世紀末以後に翻訳されたアラビア語の医学書をもとに数々の医学書を著し、その中に医薬書も含まれている。『ニコラウスによる解毒薬』はとくに有名で写本として広く流布し、一四七一年に印刷出版された。またプラテアリウス著とされる『単純医薬書』は、一四九七年にセラピオンの医学実地書などと合冊して、一五一二年に単独で出版されている。

†ルネサンス期以後の薬草書と植物学

アルプス以北のヨーロッパでは、一五世紀から図入りの本草書《ほんぞうしょ》がいくつも出版されるようになった。アルプス以北の植物相は、古代のディオスコリデスが記載した地中海沿岸と異なるために、図によって植物を同定しなおす必要があったためと考えられる。

一五世紀末にマインツで出版された『健康の園』（一四八五年）はドイツ語の本草書で、多数の薬草に加えて、獣類、鳥類、魚類、石を図入りで掲載している。著者はヨハネス・デ・クーバとされる。

一六世紀のドイツには、優れた本草書を出版した三人の植物学者がいた。オットー・ブルンフェルスはマインツで生まれて、シュトラスブルク近くの修道院で植物の研究に没頭した。『薬草写生図譜』（一五三〇年）はラテン語で書かれ、既存の図を模写していたそれまでの本草書とは異なり、ライン川左岸で実際に観察された植物の写生図を多数掲載している。

ヒエロニムス・ボックはハイデルベルク大学で学び、ツヴァイブリュッケンで教師、ホルンバッハ近くのルター派教会の牧師になった。『新薬草書』（一五三九年）をドイツ語で図版なしで出版し、自ら観察した植物の特徴や生育方法を生き生きと述べている。一五四六年以降の版では多数の図版を収録しているが、その多くはブルンフェルスないしフックスの本草書からとったものである。

フックスはチュービンゲン大学の医学教授を務め、『薬草誌』（一五四二年）の他に、医学教育のために医学実地書（一五三九年）、解剖学書（一五五一年）、医学理論書（一五五五年）を著した。『薬草誌』はラテン語で書かれた本草書で、ドイツ原産の植物を約四〇〇種、外国産の植物を約一〇〇種扱っている。図版においてはブルンフェルスの本草書に匹敵し、記載された植物種数ではるかにしのいでいる。

ネーデルラントでは、メケレンの医師レンベルト・ドドエンスがオランダ語で『薬草書』（一五五四年）を著し、植物学の集大成となる『薬草誌』（一五八三年）をラテン語で出版している。

医薬に役立つ薬草だけに注目するのではなく、自然界に見られる植物すべてを扱う植物学は一六世紀頃から徐々にではあるが芽生えてきた。イタリアのアンドレア・チェザルピノはイタリアの植物を調査して『植物について一六書』（一五八三年）を著し、植物を形態に基づいて統一的に分類する方法を考究した。これは植物を実用的に医薬の材料として利用するのでなく、自然界の植物を理解しようとする科学的な植物学の始まりとされる。

一七世紀には、スイスのバーゼル大学のボーアン兄弟が植物学の著作を著した。兄のジャン・ボーアンは五〇〇〇種の植物を記載した『普遍植物誌』を書いたが、没後の一六五〇〜五一年に出版された。弟のガスパル・ボーアンは兄の影響を受けて『植物劇場序説』（一六二〇年）と『植物劇場目録』（一六二三年）を著した。『植物劇場目録』は六〇〇〇種の植物名を扱い、体系的な植物名索引を作って古代と同時代の著者たちによる植物名の混乱を整理した。

イギリスのジョン・レイはヨーロッパを広く旅行して植物を採集し、『植物誌』（一六八六〜八八年）を著した。レイは植物を単純な二分法により分類するのではなく、観察によって明らかにされた類似点と相違点に基づいた分類法を考案した。

スウェーデンのリンネは自然界の事物を鉱物、植物、動物の三界に分けて体系的に分類し、『自然の体系』（一七三五年）を著し、改訂を積み重ねて第一〇版（一七五八〜五九年）では学名の基本となる二名法を確立した。『植物の種』（一七五三年）では生殖器官である雄しべの数と配置に基づいて二四綱に分ける分類体系を提唱した。リンネによって植物を含む生物界の系統分類の基礎が築かれた。

†薬草園から植物園へ

一六世紀からヨーロッパの各地に薬草園が作られるようになった。薬草園はしばしば大学に付属して植物学の教授によって監督されていた。その多くは現在でも植物園として残されている。

ヨーロッパで最も早い時期の薬草園はイタリアに作られた。ピサ大学植物園はトスカナ大公のコシモ一世の指示によって植物学者のルカ・ギーニが一五四四年に設立した。一五六三年に兵器庫の拡張のために移転し、一五九一年に市の中心部の現在の場所に移転した。翌一五四五年にはパドヴァ植物園がヴェネツィア政庁により作られて、大学の南八〇〇メートルほどの当初の場所に現存している。また同年一二月にはフィレンツェ植物園が、コシモ一世がドミニコ会から購入した土地に芸術家のニコロ・トリボロの設計により作られ、当初は「単純医薬園」と呼ばれた。やや遅れてヴァレンシア植物園が一五六七年に、ボローニャ大学植物園が一五六八年に作られている。

アルプス以北ではライプツィヒ大学植物園が最も早く、一五八〇年に薬草園としての存在が確認されるが、一五四二年に大学がドミニコ修道会から取得した頃から薬草園として使われた

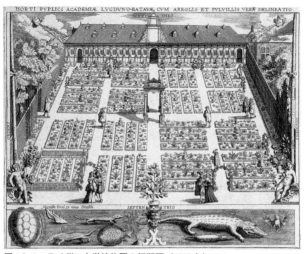

図 19-1　ライデン大学植物園の銅版画（1610 年）

可能性がある。ドイツで二番目に古いのはイェーナ植物園で、一五八六年に設立された。ハイデルベルク、ギーセン、フライブルク、ボンなどの植物園がそれに続く。チュービンゲンでは医師で植物学者のフックスが一五三五年から女子修道院の近くで薬草を育てていたが、一六六三年にヴュルテンベルク公のエーベルハルト三世の下で薬草園が設立された。

スイスで最も古いのはバーゼル大学植物園で、大学教授で植物学者のガスパル・ボーアンにより一五八九年に設立された。チューリヒではヨハネス・ゲスナーが一七四六年にチューリヒ自然研究協会を設立して植物園を一七四九年に作ったがその後解消され、現在の植物園は一八三七年に要塞の跡地に作られた。

オランダではライデン植物園が最も古く、ライデン大学が一五九〇年に設置し、植物学教授のクルシウスにより薬草園に変えられ、チューリップなどの球根植物も栽培された。デンマークではコペンハーゲン植物園が一六〇〇年に作られた。

フランスではモンペリエ植物園が最も古く、アンリ四世から命じられて解剖学と植物学教授のリシェ・ド・ベルヴァルが一五九三年に設立した。パリの王立植物園は一六二六年に医学教育機関として設立され、一六三五年に薬草園が作られた。一八世紀には医療との関連が薄れて博物学者のビュフォンが管理者に任命されて博物学の研究で名声を高めた。フランス革命の際に自然史博物館が設立されてその一部となっている。

イギリスでは一六二一年に作られたオックスフォード大学植物園が最も古い。ロンドンの有名なチェルシー薬草園は一六七三年の設立、キュー王立植物園は一七五九年の設立である。

†植物から分離された医薬

一八世紀までは植物薬が広く用いられ、その有効成分が抽出されて医薬として用いられるようになった。

キツネノテブクロは、ヨーロッパの林地に広く見られる野草で紫色の花を咲かせ、民間療法薬としてよく用いられていた。イギリスの医師ウィリアム・ウィザリングはキツネノテブクロからの抽出物が水腫の治療薬として有効なことを突き止めて、『キツネノテブクロとその医療利用の説明』（一七八五年）を発表した。これが心臓強壮薬ジギタリスの始まりである。

ジギタリスは心筋に作用して収縮力を増強させ、二次的に血圧上昇、利尿、浮腫の軽減などの作用を有する。当初はその作用が不明であったが、一九世紀後半に多くの研究が行われ、イギリスのクシュニーにより心房細動に有効であることが確認され（一八九七年）、心臓疾患の治療に広く用いられるようになった。その有効成分として抽出されたジゴキシンは現在でも急性心不全の治療と予防によく用いられている。

阿片《あへん》は芥子《けし》の実から得た乳汁《にゅうじゅう》を乾燥させたもので、鎮痛などの目的で古代から世界各地で利用されていた。ヨーロッパにはアラビア経由で阿片が復活し、一六世紀にパラケルススは阿片がアルコールによく溶けることを見出して、アヘンチンキを開発した。一七世紀末にイギリスのシデナムはアヘンチンキの独自の処方を開発し、鎮痛剤として広く用いられるようになった。

阿片には強い依存性がある。中国では明代の末期から阿片を吸引する習慣が広まり、清代には繰り返し阿片禁止令が発せられたが、イギリスはアヘン戦争に勝利してアヘン貿易を合法化させ、これを機に清朝は衰退した。阿片の有効成分はドイツの薬剤師フリードリヒ・ゼルチュルナーによって初めて抽出され（一八〇四年）、ギリシャの夢の神モルフェウスにちなんで「モルヒネ」と名付けられた。モルヒネは最も強力な鎮痛剤として現在でも広く用いられている。

ヘロインはモルヒネを化学処理して作られる麻薬で、イギリスのチャールズ・ライトにより合成された(一八七四年)。バイエル社から鎮咳剤《ちんがいざい》として販売されたが(一八九八年)、中枢神経に作用して快感を与え強い依存性を有するために、世界各国で麻薬として規制されている。

阿片からはさらに他の有効成分がいくつも抽出されている。コデインはフランスの薬学者ピエール・ジャン・ロビケによって単離され(一八三二年)、鎮痛、鎮咳、下痢止めの作用がある。現在でも鎮咳剤として利用されているが、中枢神経に作用して依存性があり、劇薬に指定されている。パパベリンはドイツの化学者ゲオルク・メルクによって単離され(一八四八年)、消化管平滑筋を弛緩させる作用がある。現在でも排胆薬や血管拡張薬として用いられている。

キナは南米のアンデス山脈に自生する樹木で、その樹皮を煎じて熱病の治療に用いられていた。一七世紀半ばにヨーロッパにもたらされ、マラリアの治療薬として珍重された。マラリアは古代から地中海周辺に広がり、一七〜一八世紀にはアルプス以北のヨーロッパでも蔓延した。キナ樹皮から有効成分の抽出が一八世紀末から試みられ、フランスのピエール＝ジョゼフ・ペレティエとジョゼフ・ビヤンネメ・カヴェントゥによって抽出されて「キニーネ」と名付けられた(一八二〇年)。

マラリアの病原体であるマラリア原虫はロスにより発見され(一八九八年)、キニーネが原虫を殺し生殖サイクルを阻害することが明らかにされた。キニーネに対する耐性をもつ原虫が出現して、現在ではキニーネの構造をもとにしたクロロキンやプリマキンなどの抗マラリア薬が開発されている。ペレティエとカヴェントゥは、樹木マチンの種子から毒物を抽出して「ストリキニーネ」と名付け(一八一八年)、現在では殺鼠剤《さつそざい》として用いられている。

クラーレは南米のつる植物の樹皮から作られる毒物で、原住民が狩猟用の矢毒として用いていた。クラーレの存在は一八世紀にヨーロッパに紹介され、フランスのベルナールはカエルを用いた実験で、クラーレが神経筋接合部を抑制することを発見した(一八五六年)。クラーレの主要な成分はツボクラリンで、一九三五年に分離された。

植物などの天然物から抽出された有機化合物はアルカロイドと呼ばれ、多くの場合塩基性で窒素原子を含んでいる。一九世紀にはさまざまなアルカロイドが分離され、現在でも医薬や実験薬として用いられているものが多数ある。

†化学合成された医薬

アスピリン(アセチルサリチル酸)は一九世紀末にドイツで市販された歴史の古い鎮痛剤である。もともとはヤナギの樹皮から抽出されたサリチル酸に由来する。ヤナギの樹皮や種子は、古代から解熱や鎮痛のために用いられた。ディオスコリデスの『薬物誌』には、ヤナギ属の植物について、「果実、葉、樹皮および絞り汁には、収斂作用がある。葉を細かく砕いて、少量のコショウおよびブドウ酒とともに服用させると、疝痛《せんつう》で苦しんでいる患者に効く。」(『ディオコリデスの薬物誌』エンタプライズ、一九八三年、鷲谷いづみ訳)と述べられている。

イギリスの司祭エドワード・ストーンは、ヤナギ樹皮のエキスが悪寒、発熱、腫脹などに効くことを発見し、キナ樹皮の代わりに推奨した(一七六三年)。ドイツの薬剤師ヨハン・ブフナーは、ヤナギ樹皮のエキスから苦味成分を分離して「サリシン」と名付けた(一八二八年)。ドイツの化学者アドルフ・コルベはサリチル酸の合成に成功し(一八五三年)、後にそれがサリシンと同じ物質であると判明した(一八六〇年)。

バイエル社のフェリックス・ホフマンは、サリチル酸を酢酸《さくさん》と反応させてアセチルサリチル酸を合成し(一八九七年)、その優秀な鎮痛効果が確認されてバイエル社から販売された(一八九九年)。現在でも代表的な非ステロイド抗炎症薬として、関節リウマチその他多くの疾患の疼痛に対して広く用いられている。

一九世紀末にドイツのコッホによって炭疽菌(一八七六年)、結核菌(一八八二年)、コレラ菌(一八八三年)といった重要な病原菌が発見され、病原菌を特異的に殺す抗菌剤の開発が強く望まれた。コッホの弟子でフランクフルトの血清研究所の所長エールリヒは、医薬の候補として数々の化学物質を合成し、秦佐八郎に命じて抗梅毒作用のある物質をその中から発見し、「サルバルサン」として発表した（一九一〇年）。

サルバルサンはヘキスト社から発売され、スピロヘータ感染症の特効薬として用いられ、多くの患者を救った。しかし砒素《ひそ》を含む化合物で副作用が強いこと、空気中で酸化しやすく効力を失うために取り扱いが難しく、一九四〇年代にペニシリンが登場すると使われなくなった。

感染症や癌の治療に用いられる医薬で、サルバルサンのように化学合成された化合物は化学療法剤と呼ばれる。サルバルサンは梅毒のみに有効であり、それ以外の細菌に有効な化合療法剤が探し求められたが、ようやく一九三五年に幅広い細菌に対して有効な抗菌剤サルファ剤が登場した。

ドイツの巨大な化学企業ファルベンの医薬研究部門長ハインリヒ・ヘルラインのもとで、ゲルハルト・ドーマクが創薬システムを組織して、多数の化合物を合成し病原体への効果と体内での反応を調査し、硫黄を含むスルホンアミド基をアゾ化合物に結合した化合物が抗菌作用をもつことを見出し、「プロントジル」の名で一九三五年に発表された。プロントジルはそのままでは無効で、体内で分解されて生じた成分のスルホンアミド基が有効なことが後に明らかにされた。スルホンアミド基を含む化学療法剤はサルファ剤と呼ばれ、第二次大戦中に広く用いられてイギリス首相ウィンストン・チャーチルを始め数多くの兵士の生命を救った。サルファ剤はトリメトプリムと合わせて用いると効果が高まり、ST合剤として現在でも用いられている。

†抗生剤による感染症の克服

サルファ剤に続いて登場した新たな抗菌剤は、化学合成された化学療法剤ではなく、カビから抽出された抗生剤であった。最初の抗生剤は青カビから抽出されたペニシリンである。ロンドンの聖メアリー病院医学校の医師フレミングは、培養皿に混入した青カビがブドウ球菌の繁殖を阻むことを発見し、青カビの産生する抗菌因子をペニシリンと名付けて発表した（一九二九年）が、ペニシリンが不安定なために精製することはできなかった。オックスフォード大学の生化学者チェインはフレミングの論文に注目し、ペニシリンの抽出に成功し（一九四〇年）、病理学者のフローリーは人間の患者に投与してペニシリンの効果を実証した。三人は一九四五年にノーベル生理学医学賞を受賞した。ペニシリンは第二次大戦中にアメリカの製薬会社により大量生産されて、戦場で多くの生命を救った。

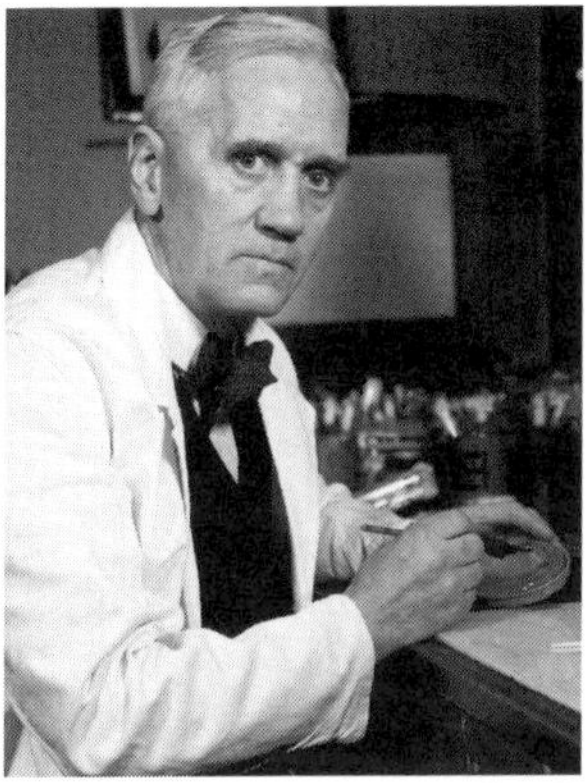
図19-2　ロンドン大学細菌学研究室でのフレミング

ペニシリンの発見が契機となり、自然界から新しい抗生剤を探す調査が精力的に行われ、抗生剤のレパートリーを拡げていった。ストレプトマイシンは放線菌の一種に由来し、一九四四年にウクライナ出身のアメリカの微生物学者ワクスマンによって発見された。ストレプトマイシンは結核に有効な初めての抗生剤として治療に威力を発揮した。クロラムフェニコールは放線菌の一種に由来し、一九四七年にパーク・デービス社により発見された。広範な抗菌スペクトラムを持つが、再生不良性貧血などの重大な副作用があるため、コレラなど一部の感染症の治療に用いられている。

テトラサイクリンは放線菌の属に由来し、一九四七年にアメリカの植物生理学者ダガーにより発見された。抗菌スペクトラムが広く、とくにリケッチア、クラミジアに有効である。セファロスポリンはサルジニア島の下水で見つかったボタンタケ類の一種から見出された分子群で、オックスフォード大学のエイブラハムらによって分離された。抗菌スペクトラムが広くグラム陰性菌にも有効で、副作用が少なく、また抗菌力・抗菌スペクトラムが改善されて広く用いられている。

†さまざまな病気を治療する新薬

統合失調症はドイツの精神医学者クレペリンによって早発性痴呆として概念化され（一八九六年）、ブロイラーによって「統合失調症」と命名された。家庭や社会での生活が困難になり、適切な治療法がないために、かつては不治の病と考えられ、隔離されたり脳の外科手術をされたりすることもあった。その治療に画期的な変化をもたらしたのは、クロルプロマジンを始めとする抗精神病薬である。クロルプロマジンはフェノチアジン系で、麻酔を増強する薬として開発されたが、フランスの医師アンリ・ラボリはこの薬が患者の興奮状態を鎮めることを観察し、精神疾患の治療に有用なことを示唆した。

その後、フランス全土、さらにはヨーロッパ全土で用いられるようになり、統合失調症は回復可能な疾患と考えられるようになった。伝統的精神医療を批判する反精神医学の運動もあいまって、統合失調症患者は次第に閉鎖病棟から解放されるようになった。抗精神病薬としてクロルプロマジンを始めとする副作用の多い定型的抗精神病薬に代わって、現在では副作用の少ない非定型的抗精神病薬が広く用いられている。

消化性潰瘍は、強力な胃酸によって胃ないし十二指腸の粘膜が損傷する病気であり、重症の場合には穿孔して死亡する危険があるので、外科手術をすることがある。一九七〇年の胃潰瘍及び十二指腸潰瘍による死亡率は一〇万人に対して七・八人で糖尿病に匹敵するほどであったが、消化性潰瘍治療薬が登場して激減し、現在ではその三分の一ほどになっている。

最初に登場した消化性潰瘍治療薬はシメチジンというH_2受容体拮抗薬で、胃酸分泌細胞に対するヒスタミンの作用を抑制する。一九七六年にイギリスで、一九七七年にアメリカで市販され、日本では一九八二年から市販されている。現在ではより強力なプロトンポンプ阻害剤（オメプラゾール、ランソプラゾールなど）が開発されており、これは胃酸分泌細胞が水素イオンを分泌するためのプロトンポンプだけを特に阻害する。また近年では胃粘膜に感染するピロリ菌が消化性潰瘍を増加させることが判明して、抗生剤による胃粘膜の除菌療法も行われている。

副腎《ふくじん》の存在は古くから知られていたが、その機能は長らく不明であった。イギリスのアジソンは一八五五年に原発性慢性副腎皮質機能低下症（アジソン病）の症例を報告した。アメリカのエドワード・ケンダルとスイスのタデウシュ・ライヒシュタインは一九三〇年代から四〇年代にかけて副腎皮質のホルモンの抽出に成功し、大部分の化学構造を決定した。それらはいずれもコレステロールに由来するステロイド骨格をもち副腎皮質ステロイドと呼ばれ、作用の上では糖質コルチコイドと鉱質コルチコイドに分かれる。

アメリカのメルク社では、糖質コルチコイドの主要成分であるコルチゾンを合成することに成功し（一九四六年）、メイヨー・クリニックのフィリップ・ヘンチが急性リウマチの少女にコルチゾンを投与すると高熱と疼痛を抑えることができた。その後の臨床研究でコルチゾンはリウマチの治療に不可欠な薬剤であることがわかった。これによりケンダル、ライヒシュタイン、ヘンチの三人は一九五〇年にノーベル生理学医学賞を受賞した。

副腎皮質ステロイドには多くの生理作用があるが、医療においては免疫抑制作用と抗炎症作用がとくに重要であり、自己免疫疾患など慢性炎症性疾患の治療に不可欠である。現在では生体でも作られるヒドロコルチゾンとコルチゾンの他に、鉱質コルチコイドの作用の少ない合成ステロイドがよく用いられている。

糖尿病は、インスリン製剤の投与により改善される。インスリンは二鎖のペプチドからなり、ケンブリッジ大学のフレデリック・サンガーはその分子構造を決定して（一九五六年）、一九五八年にノーベル化学賞を受賞した。ヒト型インスリンは遺伝子工学の手法で大腸菌を用いて製造できるようになり（一九七八年）、アメリカで一九八二年に、日本で一九八五年に販売された。分子を加工して作用発現時間と持続時間を調節して、超速効型、速効型、混合型・二相性、持続型の製剤が使われている。

高血圧の治療に用いる降圧薬としては、体液量を減らすことを目標に古くから利尿剤が用いられていた。血管平滑筋の収縮を抑制するカルシウム拮抗薬、レニン・アンジオテンシン系を抑制する薬が開発されて広く用いられている。ドイツの生理学者アルブレヒト・フレッケンシュタインは、カルシウムチャネルに対する薬剤の作用を実験室で確認し（一九六四年）、カルシウム拮抗薬の開発に道を拓いた。代表的なカルシウム拮抗薬のニフェジピンは一九六九年に発見され、アメリカでは一九八一年に、日本では一九八五年に降圧薬として認可された。

レニン・アンジオテンシン系を抑制する降圧薬としては、まずアンジオテンシン変換酵素阻害薬（ACE阻害薬）が開発された。これはアンジオテンシンⅡを生成する過程を抑制する薬で、代表的なカプトプリルは一九七五年に発見され、アメリカでは一九八一年に、日本では一九八二年に承認された。もう一つのアンジオテンシンⅡ受容体拮抗薬（ARB）はアンジオテンシンⅡに作用を抑える薬で、代表的なロサルタンは一九八六年に発見され、アメリカでは一九九五年に、日本では一九九八年に承認された。

脂質異常症の治療には高脂血症治療薬のスタチンが用いられる。三共製薬の遠藤章《あきら》はコレステロール合成を阻害する物質を探して、青カビの一種からメバスタチンを見出した（一九七三年）。アメリカのメルク社はコウジカビの一種からロバスタチンを分離して製品化し、一九八七年にアメリカで認可を受けた。一方三共製薬はメバスタチンの代謝産物である強い活性を持つプラバスタチンを製品化し、一九八九年に認可を受けた。

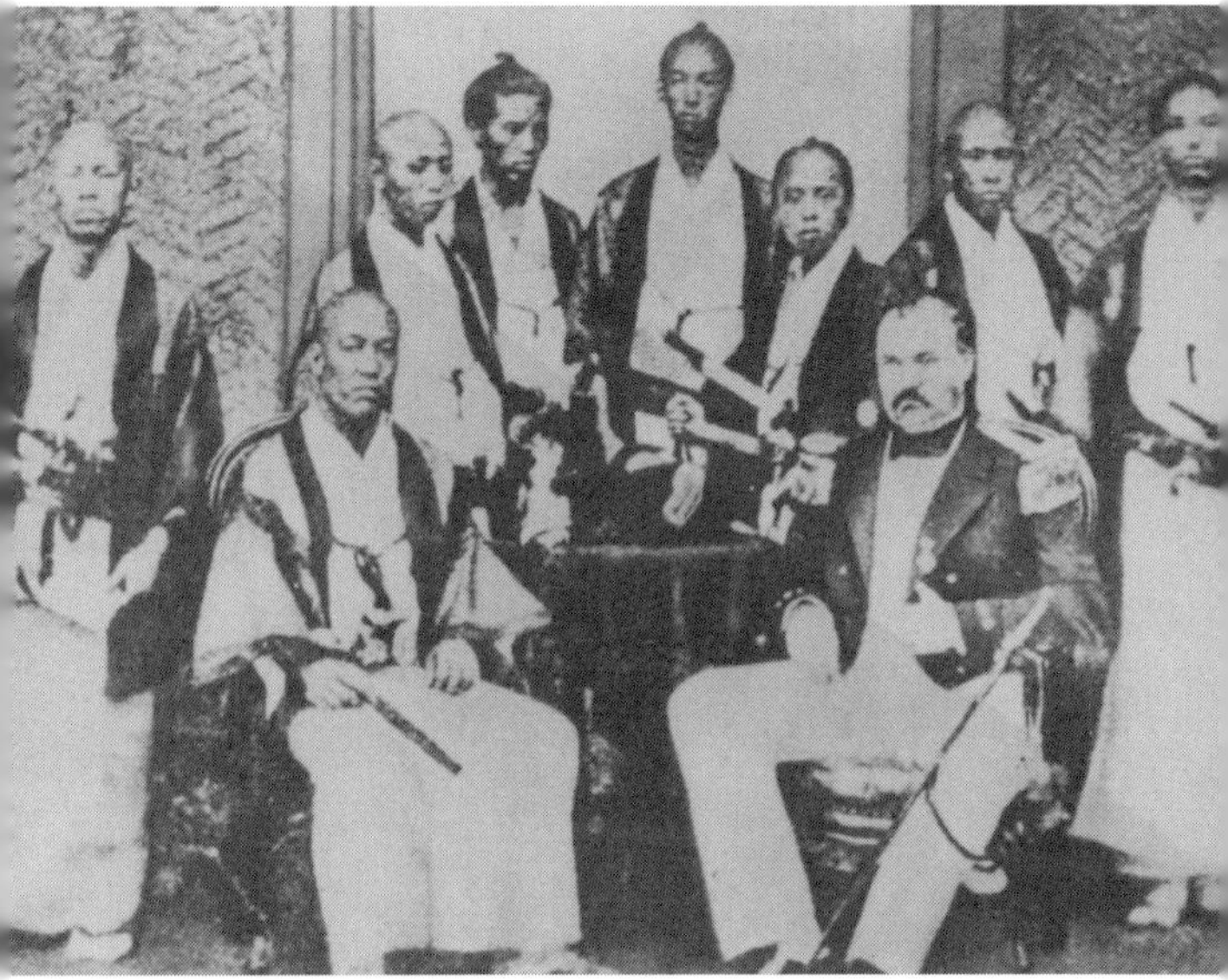

Ⅳ 日本医学史
――起源と発展

ポンペと松本良順、その弟子たち（順天堂大学日本医学教育歴史館提供）

中国医学の古典と目されている『黄帝内経《こうていだいけい》』は後漢の時代から知られており、現存する『素問《そもん》』と『霊枢《れいすう》』に当たるとされ、そこには陰陽五行説という哲学思想が書かれている。後漢の張仲景《ちょうちゅうけい》による医学書は、『傷寒論《しょうかんろん》』と『金匱要略《きんきようりゃく》』として伝わり、そこに書かれた処方は現在でも漢方治療の基本としてよく利用される。『神農本草経《しんのうほんぞうきょう》』は明・清代の学者によって復元され、生薬について解説している。宋から元の時代には新しい医学理論と治療体系が提案され、とくに四大家の説は流布し、日本にも広まった。

平安時代には隋唐の医学を集大成した『医心方《いしんほう》』が、鎌倉時代には宋代の医学文献をもとにした『頓医抄《とんいしょう》』と『万安方《まんあんぽう》』が書かれた。戦国時代末期から曲直瀬道三《まなせどうさん》と養子の玄朔《げんさく》が金元・明の医書をもとに医学を発展させ、後世方派《ごせいほうは》と呼ばれる。

江戸時代初頭から、古典の医学書と実地検証を重視する古方派《こほうは》が台頭して、山脇東洋は腑分けを行い、吉益東洞《よしますとうどう》は実用的な医学書を著して一世を風靡した。ポルトガル由来の南蛮流医学、オランダ由来の紅毛流医学は外科が中心であった。オランダ語の解剖学書を訳した『解体新書』により蘭学が発展し、多くの医師は漢蘭折衷の医学を採用した。華岡青洲は漢方をもとに麻沸散を開発し、全身麻酔による乳癌摘出術に世界で初めて成功した。

西洋医学の体系的な教育は、幕末の長崎でオランダ人医師ポンペにより、明治初頭の東京大学でドイツ人教師によりもたらされ、明治初期の各地の公立医学校を通して全国に広まった。明治政府は医制によって医師の資格を定め、①従来開業で届出、②医術開業試験に合格、③医学専門学校を卒業、④大学医学部を卒業、の四種類の資格が戦前期まで混在した。新たにもたらされた西洋医学は、伝染病への対策と外傷の治療において、漢方医学よりも優れていた。法定伝染病が定められ、コレラや赤痢の防疫《ぼうえき》・治療に貢献した。陸軍・海軍の病院が設置され、戦争の傷病者の治療に貢献した。

戦前には帝国大学に加えて、官立・公立・私立の大学医学部と医学専門学校が設立され、戦後の新制大学医学部につながり、また一九七〇年代に国立と私立の医学部が多数新設された。戦後のＧＨＱの統治下で医学教育と医療制度が改革され、医師国家試験と看護婦国家試験が始まり、人体解剖のための死体解剖保存法が公布された。

一九六一年に国民皆保険制度が確立し、国民すべてが医療の恩恵にあずかれるようになった。一九八〇年代以降に医療保険法の改正を通して医療提供体制が整備され、病院では多くの医療職種の人たちが協力して医療が行われている。日本の医療は、個人の医師と民間病院が中心となり、高度な医療を広く平等に提供しているが、高齢化と医療の高度化に伴う医療費の増大への対処が国民的な課題となっている。

第20章 中国伝統医学の展開――古代から近世まで

中国では漢王朝（前漢二〇二年～、後漢二五年～）以後に多くの王朝が入れ替わった。三国時代（魏二二〇年～、蜀二二一年～、呉二二二年～）、晋王朝（西晋二六五年～、東晋三一七年～）、戦乱の五胡十六国時代、華北と華南の王朝が並立する南北朝時代を経て、隋によって統一（五八九年）された。続く唐（六一八年～）は中央アジアまで支配する大帝国となり、三〇〇年近く中国を支配した。唐の滅亡（九〇七年）から宋（北宋）の成立まで華北では五つの王朝が交替し、華中華南では地方政権が興亡し、五代十国時代と呼ばれる。

宋王朝（北宋九六〇年～）は中国を統一したが、女真族《じょしん》の金《きん》に攻められて華南に移った（南宋一一二七年～）。チンギス・ハンに始まるモンゴル帝国は、国号を元として宋を滅ぼし（一二七九年）中国を再び統一した。一四世紀に入ると国内が次第に乱れ、江南から起こった明が建国（一三六八年）して、漢民族により再び中国が統一された。室町時代の第三代将軍足利義満は明と国交を樹立し、勘合《かんごう》を用いて正式に貿易が行われた。満州の女真族は清を建国し、明を滅ぼして首都を北京に定めた（一六四四年）。清は大帝国を築いたが、一九世紀に入ると西欧列強が進出し、内乱により疲弊した。

†中国伝統医学の古典

紀元一世紀の頃に知られていた中国の重要な書籍を列挙した目録がある。後漢の時代に書かれた『漢書《かんじょ》』という漢代の歴史書の中の「芸文志《げいもんし》」である。その中の「方技書《ほうぎしょ》」は当時の医学書で、四種類に大別されていた。「医経」は医学総合理論書の類、「経方」は薬物を中心とした治療・処方書、「房中」は男性のための性医学書、「神仙」は不老長生のために神仙術の書である。

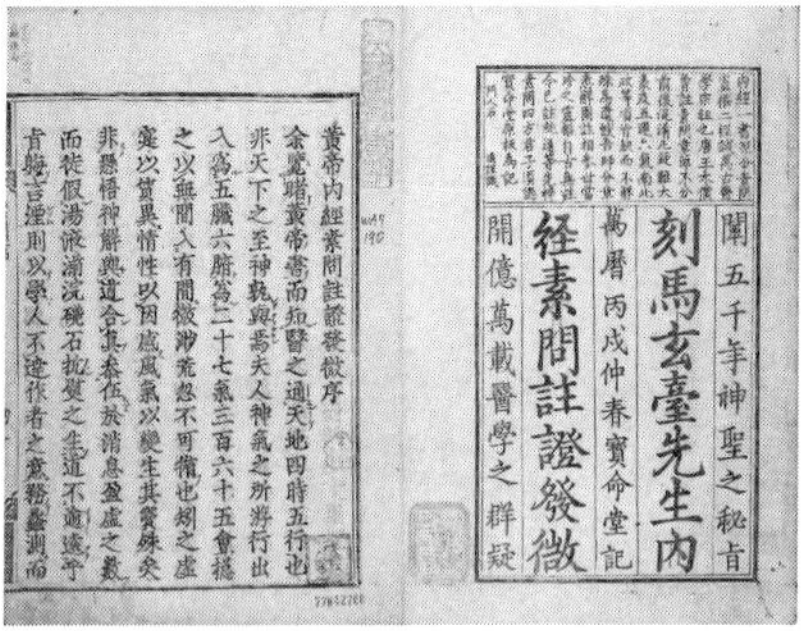

図 20-1　黄帝内経素問註証発微（慶長 13 年）

「医経」には七書二一六巻が挙げられているが、その筆頭の『黄帝内経』一八巻のみが辛うじて現在まで伝わっている。現存する『素問』と『霊枢』がこれにあたるとされる。『素問』はもともと全九巻八一篇からなったと言われるが、伝来の間に一部が失われ、現在では全二四巻ないし一二巻に再編されている。その内容は生理・衛生・病理などの医学理論に重きが置かれ、一世紀前半までに原内容と標題が成立したと考えられている。『霊枢』は全八一篇が揃って伝来しており、その内容は診断・治療・鍼灸術に重きが置かれ、二世紀前後までに原内容が成立したと考えられている。古くから鍼灸術の経典とされ『針経《しんぎょう》』とも呼ばれ、全九巻であったことから『九巻』とも呼ばれた。

『黄帝内経』全編を通じて、「陰陽五行説」という哲学思想が一貫して流れており、その後の中国医学に大きな影響を与えた。陰陽説とは、世界のあらゆる物質・現象を、陰と陽という二つの相対する性質に分けて把握しようとするものである。陰陽の関係は一定したものではなく、対立し統一し、消長し転化することにより物事が進行する。陰が極まると陽に転じ、陽が極まると陰に転じる。陰の中にも陽があり、陽の中にも陰がある。

「五行説」とは、万物を木・火・土・金・水の五つの要素に分類して認識しようとする考え方である。五行はもともと、土を中心とした四つの方位に対応する。四方位にはさらに対応する季節や色、四神が想定されている。平城京と平安京の南面中央には朱雀門《すざくもん》が置かれ、高松塚古墳の壁には北に玄武《げんぶ》、東に青龍《せいりゅう》、西に白虎《びゃっこ》が描かれている。五行はここから生じ、世界のあらゆるものは五つの要素のいずれかに分類される。五つの要素の間には互いを生み出していく相《そう》生《せい》関係と、互いを制御する相剋《そうこく》関係がある。

人体の内臓では陽にあたる五臓（肝、心、脾、肺、腎）と陰にあたる五腑（胆、小腸、胃、大腸、膀胱）、また感情や感覚器も五つの要素のいずれかと特異的な親和性と関連性がある。陰陽五行のバランスがとれていれば健康であり、何らかの原因でバランスが崩れると病気になる。

『霊枢』の経脈編では、陰陽五行説に結びつけられて、一二の正経脈が設定されている。まず陰と陽が分かれ、陽には太陽、陽明、少陽の三種、陰には太陰、少陰、厥陰《けついん》の三種の経脈がある。それらを手足に割り当てて一二の経脈ができ、一二種類の内臓（六臓六腑）と結びつけられている。内臓はもともと五臓と五腑であったものが、一二の数に合わせるために心包《しんぽう》と三焦《さんしょう》が加えられた。

経脈は、鍼灸の治療の部位を決めるための基準になっている。前漢時代の馬《ま》王堆漢墓《おうたいかんぼ》帛書《はくしょ》の『足臂十一脈灸経《そくひじゅういちみゃくきゅうきょう》』と『脈法』では、一一種類の経脈が記されており、経脈の原型はすでに成立していた。しかしその頃に鍼はまだ用いられておらず、灸治療のための経脈であり、また陰陽五行説ともまだ結びついていなかった。

後漢時代の張仲景は、清廉潔白な人物で江南の長沙《ちょうさ》の太守《たいしゅ》を務めた。医学にも秀でていたが、一族の多くが傷寒《しょうかん》（急性熱性病）で亡くなったのに心を痛め、多くの医学書・薬物書・処方集を参考にして傷寒と雑病《ざつびょう》に関する医学書（『傷寒雑病論』と呼ばれる）を著した。その著作は西晋時代に王淑和《おうしゅくか》によって再編集され、その後に傷寒を扱う部分と雑病を扱う部分とが分かれ、前者は『傷寒論』として、後者は節略された形で『金匱要略』として現代に伝わっている。

現存する『傷寒論』は全一〇巻二二篇からなり、腸チフスに似た急性熱性病とその治療を、『金匱要略』は全二五篇からなり、さまざまな疾患（循環器、呼吸器、泌尿器、消化器、皮膚、女性生殖器、精神）の症状と治療、救急救命法、食物の禁忌を扱っている。張仲景の医学書では、いくつかの生薬を巧みに組み合わせて種々の病態に対応する複合処方が大きな特徴になっている。『傷寒論』と『金匱要略』の処方は後世の医師たちに愛用され、また現在の漢方治療においてもその処方がよく利用され、応用価値がきわめて高い。

『難経《なんぎょう》』という鍼灸に関連する書物がある。著者は不明だが張仲景が『傷寒論』の自序でこの著作に言及しており、後漢の時代に成立したと考えられ、『黄帝内経』の難解な部分八一カ所について問答形式で論説している。後世にこの本の注釈書がいくつも書かれ、そのうち元の時代に書かれた『難経本義《なんぎょうほんぎ》』は、日本の江戸時代に広く読まれてベストセラーの医書になった。

『神農本草経《しんのうほんぞうきょう》』は漢方で用いる個々の生薬《しょうやく》について解説した書物で、後漢代（一〜二世紀）に成立したと考えられる。その原本は唐代までに散逸してしまったが、後の本草書にその内容が保存されており、宋代や明代の本草書をもとに明・清代の学者により復元され出版されている。

『神農本草経』には三六五種の漢方薬が収載され、うち植物薬が二五二種、動物薬が六七種、鉱物薬が四六種である。それらは上中下に三分類され、上品一二〇種は「君主」の役目をし、生命を養うもので毒性がなく、長期に服用しても害がない。中品一二〇種は「臣下」の役目をし、体力を養うもので使い方次第で無毒にも有毒にもなり、注意して用いる必要がある。下品一二五種は「召使い」の役目をし、病気を治療するもので有毒であり、長期間服用してはならず、多くのものは寒熱の邪気を取り除き、胸腹部の腫瘤を破壊する。

『黄帝内経』『神農本草経』『傷寒雑病論』はその後の中国医学の発展の理論的基礎となり、三大古典として尊重されている。

六朝と隋唐の医学書

西晋の時代には、『脈経《みゃくきょう》』と『甲乙経《こうおつきょう》』という二つの重要な医学書が著された。

『脈経』一〇巻は西晋の王叔和の著した総合医学書で、二八〇年頃に成立した。脈診をはじめとする診断法と経絡の概念や治療法について記している。『黄帝内経』をはじめ当時伝存していた医学書を引用して編纂したもので、基本的な中国医学書として後世に重んじられた。

『甲乙経』（もと一〇巻、現伝本は一二巻）は王叔和とほぼ同時代の皇甫謐《こうほひつ》が著した針灸医学書である。正式には『黄帝三部針灸甲乙経』といい、黄帝内経に関する『素問』『針経』『明堂《めいどう》』の三書の内容を身体部位・病気・事類別に編集し直したもので、針灸学の典範として後世に尊重された。現伝の一二巻では、巻一～六で臓腑・経脈・経穴《けいけつ》・脈状など生理と病理の総論を扱い、巻七～一二は経穴による治療を病状ごとに扱った各論になっている。

『本草経集注《しっちゅう》』三巻は梁《りょう》の陶弘景《とうこうけい》が、『神農本草経』を増注して著した本草書で、薬物を自然界の属性によって分類し、その後の本草書に大きな影響を与えた。

隋唐の時代には、三つの有名な医学書が著された。

『諸病源候論《しょびょうげんこうろん》』五〇巻は、隋の煬帝《ようだい》の詔勅《しょうちょく》によって多くの医家が集められ、巣元方《そうげんぽう》によって編纂された総合医学書で、六一〇年に完成した。古代から隋代に至る各種の病因と症候についての記載を集めて系統的に分類・整理し、六七門、一七三九の症候に分類したものである。現存する隋代の唯一の医書であり、その後の疾病分類法の規範となった。

『千金方《せんきんほう》』三〇巻および続編の『千金翼方《せんきんよくほう》』三〇巻は、唐の孫思邈《そんしばく》の著した医学全書で、前者は六五二年に、後者は六八二年に完成した。『千金方』は最初に総論として医の倫理、治病略例、診候、処方、用薬を解説し、次に疾病・養生の各論として婦人病と小児病からはじめて二三二部門を扱っている。『千金翼方』は道教的な色彩が強く、内容も体系的ではなく薬物、本草、内科的疾患、養生・治療法、外科的疾患、徴候、針灸、呪文などを扱っている。

『外台秘要方《げだいひようほう》』四〇巻は、唐の王燾《おうとう》が著した医学全書で、七五二年頃に完成した。唐代以前の数多くの医学書を渉猟し、重要な内容を抽出して簡潔に紹介したもので、理論面では『諸病源候論』に依拠し、疾病分類は『千金方』に基づいている。出典が明記されているために文献的価値が高い。

†宋金元の医学

中国での書物の印刷は唐代に始まったが、印刷物のほとんどは仏典であった。北宋になると印刷技術が飛躍的に発達し、さまざまな書籍が数多く出版されるようになった。古代以来の医学書も『傷寒論』をはじめ各種出版されて広まり、それらを元に新たな医学書も著されて医学の発展に大きく貢献した。とくに古代以来の古典医学書で現在にまで伝わるものの多くは、北宋の刊本をもとにして後に印刷出版されたものである。

『太平聖恵方《たいへいせいけいほう》』一〇〇巻（九九二年）は宋の太宗の勅命により、王懐隠《おうかいいん》らが編纂した医学処方集で、宋代以前の医学処方書と当時民間で経験的に行われていた処方を収集して集大成した書物である。内容は一六七〇部門に分けられ、収録された処方は一六八三四種に上る。

華北が金によって征服された南宋の時代、さらに元によって中国全土が支配された時代には、さまざまな医学理論が新たに生み出された。これらは中国医学の三大古典の『黄帝内経』『神農本草経』『傷寒雑病論』を理論的に統合すると標榜し、陰陽五行説と運気学説からなる内経理論によって病理・薬理を整理して、新たな治療体系を提案するものであった。代表的な主導者として金元の四大家と呼ばれる医師たちがいて、それぞれ学派を形成した。

劉完素《りゅうかんそ》は河北河間《かかん》の出身で、その学説は「火熱論」と呼ばれ、「火熱が人体にさまざまな疾患を起こす原因である」と主張した。火熱による発病を抑えることを治療の中心とし、寒涼の薬を多用することから、後世の人々から「寒涼派《かんりようは》」と呼ばれた。

張子和《ちようしか》は河南考城の出身で、その学説は「攻邪論」と呼ばれ、「病気は邪気から生じ、邪気を攻めれば病気が治る」と主張した。邪気を攻めるために汗（発汗）・吐（催吐）・下（さまざまな排出）の三法を用いることから、「攻下派《こうげは》」と呼ばれた。

李東垣《りとうえん》は河北易州の出身で、その学説は「脾胃《ひい》論」と呼ばれ、「五行の土である脾胃の働きを重視して、脾胃が傷つき元気が衰えると病気になる」と主張した。甘温の薬を使って脾胃の働きを補うことを治療の主眼としたことから、「補土派《ほどは》」と呼ばれ、有名な補注益気湯《ほちゆうえつきとう》を創案した。

朱丹渓《しゆたんけい》は浙江義烏《せつこうぎう》の出身で、その学説は「相火論」と呼ばれ、「正常な状態では肝と腎に納まり安定している相火が、動き出して不安定になり病気や死の原因になる」と主張している。治療においては陰の不足を補う薬を用いて火を抑える治療をしたことから、「養陰派《よういんは》」と呼ばれた。

四大家の前二者は、瀉法《しやほう》に重点を置いており「劉張医学」と呼ばれ、後二者は補養を主軸としており「李朱《りしゆ》医学」と呼ばれる。

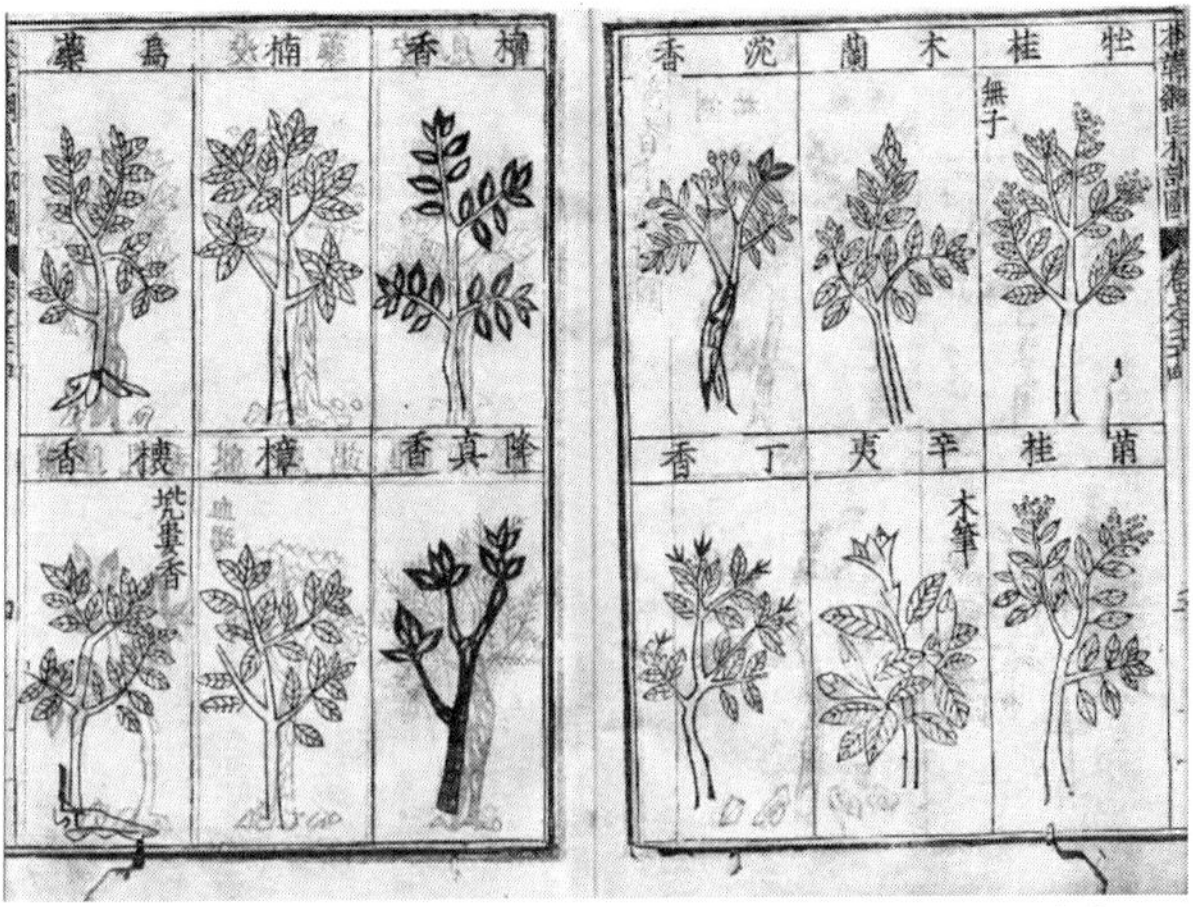

図 20-2　本草綱目木部図（『重訂本草綱目』第 34 巻より、額田文庫デジタルコレクション蔵）

†明清の医学

　薬物の素材を扱う本草書では、後漢時代に成立した『神農本草経』をもとに、新しい知見を加えて内容を充実させた新たな書が次々と書かれてきた。明代には本草書の数が大きく増えて、内容もきわめて豊かになった。とくに大きな二つの本草書がある。

『本草品彙《ほんぞうひんい》精要《せいよう》』四二巻は、考宗《こうそう》の勅命により劉文泰《りゅうぶんたい》らが編纂し一五〇五年に完成した。精緻な彩色画を入れた豪華本で宮廷内にて愛《あい》玩《がん》されたが、近代まで出版されなかったために広く知られることはなかった。

『本草綱目《ほんぞうこうもく》』五二巻は、李《り》時《じ》珍《ちん》の編著で一五七八年に完成し、一五九六年に刊行された。それまで広く用いられていた宋代の唐慎微《とうしんび》の

『証類本草《しょうるいほんぞう》』（一〇八二年頃）の内容をはるかに凌駕し、一八九二種の薬物について産地、性質、製薬法、効能などを解説し、一一〇九枚の線画の挿絵をつけ、一一〇九六種の処方を掲載している。『本草綱目』は繰り返し出版され、周辺諸国にも早くから伝えられて広く用いられた。日本には一六〇四年までに渡来し、江戸時代の本草研究に大きな影響を与えた。

明清の医学者たちは、四大家を始めとする金元の医学を引き継いで拡充させていった。数々の医学書が出版されたが、とくに日本に強い影響を与えたのは、熊宗立《ゆうそうりつ》と龔廷賢《ぎょうていけん》の著作である。熊宗立は建陽《けんよう》の出身で、儒者と医師を兼ね、また出版事業家として自己の著述を含め多数の書物を刊行した。『医書大全』（一四四六年）は一〇冊からなり、序文と目録（一冊）、歴史上の医家の事跡を書いた『医学源流』（一冊）に続いて本文二四巻（八冊）では疾患を分類して治療法を解説している。

龔廷賢は江西《こうせい》省臨川《りんせん》の出身で、代々の医家の家系である。名医として知られ、多数の医学書を出版し、多くが日本でも出版された。とくに『万病回春《まんびょうかいしゅん》』八巻（一五八七年）と『寿世保《じゅせいほ》元《げん》』一〇巻（一六一五年）は江戸の医学界で広く用いられた。

明清代には古典医書についての研究も行われ、『黄帝内経』『難経』『傷寒論』に考証と注釈を加えた著作が刊行された。とくに清代の喩嘉言《ゆかげん》の『傷寒尚論篇《しょうかんしょうろんへん》』八巻（一六四八年）と程応《ていおう》旄《ぼう》の『傷寒論後条弁《しょうかんろんこうじょうべん》』六集（一六七〇年）は、伝存する『傷寒論』の中に後世の加筆を見出し、原初の形を復興することを目指したもので、日本に伝えられて江戸時代に古方派が勃興するきっかけとなった。

針灸書としては明代に徐鳳《じょほう》が『針灸大全』六巻（一四三九年）を、高武が『針灸聚英《じゅえい》』四巻（一五一九年）を著し、日本にもたらされて曲直瀬道三の『針灸集要』（一五六三年以前）に引用され、江戸時代の針灸学に大きな影響を与えた。楊継洲《ようけいしゅう》の『針灸大成』一〇巻（一六〇一年）は明代までの針灸学の集大成と目される大著で、清代に爆発的に広まったが、日本で翻刻されることはなく影響も小さい。

第21章

江戸時代以前――漢方医学と西洋医学の交錯

日本では三世紀頃に大和朝廷が成立して日本列島に支配を広げていき、六世紀後半から八世紀初頭まで奈良県の飛鳥に本拠を置いた（飛鳥時代）。八世紀初頭から末にかけては奈良の平城京が都になり、律令体制が形成・強化された（奈良時代）。八世紀末から一二世紀末までは京都の平安京が都になり（平安時代）、一一世紀頃から次第に地方分権的な体制に移行し、荘園領主の地位が向上し武士の力が強くなっていった。

一二世紀末から一四世紀頃まで、鎌倉幕府を中心とする武家政権が京都の公家政権と並立した（鎌倉時代）。一四世紀頃から一六世紀頃まで、京都の室町に足利氏による幕府が置かれ（室町時代）、一五世紀後半以後は戦国大名が各地に割拠した。一六世紀終盤から一七世紀初頭まで、織田信長と豊臣秀吉が政権を掌握し（安土桃山時代）、ポルトガルとの南蛮貿易が活発に行われた。一六世紀の宣教師による医学はキリシタン医学、南蛮人（ポルトガル人、スペイン人）によりもたらされた医学は南蛮流外科と呼ばれ、合わせて南蛮医学と総称される。

江戸時代初期に紅毛人《こうもう》（オランダ人、イギリス人）によりもたらされた医学は「紅毛流外科」と呼ばれる。徳川吉宗による享保の改革で漢訳洋書の輸入が緩和され、オランダ語の学習と学術・文化・技術の研究（蘭学）が広まり、『解体新書』（一七七四年）の刊行を機に活発になった。黒船来航と開国（一八五四年）以後、洋学と呼ばれる学術・文化・技術が英語などを通して学ばれるようになった。

†古代・中世の日本の医学

古代の大和朝廷は朝鮮と交流があり、六世紀頃までは朝鮮を経由して中国文化を取り入れていた。医学に関しては百済《くだら》からの帰化渡来人の役割が大きかったが、『日本書紀』には允恭《いんぎょう》天皇三年（四四六）に新羅《しらぎ》に良医を求めたこと、継体天皇七年（五一三）に五経博士が来日し、以後百済から医薬を含む専門学者が定期的に派遣されたこと、欽明天皇一四年（五五三）に百済に医博士の派遣を求めたことが書かれている。平安時代初期の『新撰姓氏録《しんせんしょうじろく》』には、呉国王の孫の智聡《ちそう》が医薬書を含む経典類一六四巻と仏像や楽器を携えて来日したことが書かれており、欽明天皇二三年（五六二）のことと考えられている。中国医学書が到来した最初の記録である。

推古天皇一五年（六〇七）からの遣隋使、舒明《じょめい》天皇二年（六三〇）からの遣唐使によって、日本と中国の交流は密接になった。恵日《えにち》は百済からの帰化人である徳来《とこらい》から五世の子孫で、遣隋使に加わって中国で医学を学び、唐の建国後の六二三年に帰国した。唐が方式整備の珍国であり常に交流を持つべきことを上奏し、六三〇年の第一回遣唐使の副使に任ぜられて再び唐に渡った。六五四年にも遣唐使として三度目の入唐を果たした。恵日の子孫は医学を専門として薬師を称した。

大宝律令（七〇一年成立）と養老律令（七五七年施行）には医疾令《いしつりょう》が含まれている。散逸して現存しないが、復元作業によってその内容が明らかにされている。医生には甲乙（『甲乙経』）、脈経（『脈経』）、本草（『本草経集注』）、小品（『小品方《しょうひんほう》』）、集験（『集験方《しゅうげんほう》』）、針生には素問、黄帝針経（『霊枢』）、明堂、脈決、流注（『明堂流注図』）、偃側《えんそく》（『偃側図』）、赤烏神針（『赤烏神針経』）などが学習すべき書籍として指定され、これらの医書が日本にもたらされていたと推測される。

奈良時代から平安時代にかけて、遣唐使は医学を含む中国の文物を日本にもたらしたが、八三八年を最後に中断され、八九四年に廃止された。それまでに唐代の主な医書のほとんどが輸入されていた。平安時代には日本の医家による中国医書の注解書がいくつか書かれたが、伝存していない。

現存する日本最古の医書は、隋唐医学を集大成して平安時代に書かれた『医心方』三〇巻（九八四年）である。著者の丹波康頼《たんばのやすより》は丹波の出身で、その家系は中国後漢の霊帝の子孫で日本に帰化した阿智王《あちのおみ》から始まり、その八世の子孫とされている。医療・医学に精通し、京に召されて丹波宿禰《すくね》の姓を賜り、針博士・医博士となった。

『医心方』三〇巻を九八二年に完成し、九八四年に朝廷に献上した。その功績により丹波家は以後九〇〇年にわたって宮廷医として不動の地位を獲得した。『医心方』の内容は医学の全領域を網羅して、本草学、養生学、性医学にまで及んでいる。記述のほとんどは中国の六朝、隋唐代の医学関連書からの引用・抜粋で成り立っている。

病気の分類法は隋の『諸病源候論』にもとづいており、引用された書物の多くが失われて現存しないため、唐以前の中国医書の内容を知る上でかけがえのない資料になっている。『医心方』は長らく宮中そして和気《わけ》（半井《なからい》）家に秘蔵されていたが、一八六〇年に江戸幕府の医学館から影刻出版されて世に出た。原本は一九八二年に半井家から文化庁に二七億円の巨費で買い上げられ、一九八四年に国宝に指定された。

鎌倉時代末期には、新しく渡来した宋代の医学文献をもとに、中世最大の医学全書『頓医抄』と『万安方』が書かれた。著者の梶原性全《かじわらしょうぜん》は鎌倉に生まれ、奈良の西大寺で修行のかたわら医学を学び、再び鎌倉に戻って医療活動を行った。

『頓医抄』五〇巻は一三〇二～〇四年に、平易な漢字仮名交じり文で書かれた。疾病の分類法は『諸病源候論』に準拠し、内容的には宋政府が刊行した『太平聖恵方』一〇〇巻（九九二年）という医学処方集の影響を強く受けており、自己の経験も記している。中国の最新医学文献を咀嚼し、民衆医療に供する目的で書かれた画期的な医学書である。

『万安方』六二巻は一三一三～二七年に漢文で書かれた。内容は質量ともに『頓医抄』をはるかに凌駕し、元代に刊行された最新の中国医学書も引用し、子孫に伝えるべき医学典範として書かれている。『頓医抄』には人体の内景を初めて図解したものが収められている。宋の時代に行われた人体解剖をもとに描いた中国の「欧希範五臓図《おうきはんごぞうず》」への言及があるので、これをもとに描かれたと考えられている。中国医学で内臓として挙げられる五臓（肝、心、脾、肺、腎）と六腑（胃、大腸、小腸、胆、膀胱、三焦）のうち三焦以外の内臓の位置や形状が具体的に描かれている。

近世・江戸期における漢方医学

戦国時代末期から江戸時代初期にかけて、曲直瀬道三と養子玄朔は日本の漢方医学を大いに発展させた。曲直瀬道三は京都出身の臨済宗の僧で、関東の足利学校で学び田代三喜《さんき》から中国宋代の李朱医学を学び、京都に戻って医業に専念し、時の権力者と有力大名を診療して名声を得た。

また啓迪院《けいてきいん》と称する医学校を開いて多数の弟子を育てた。晩年に自らの治療経験をもとに、中国明代の医学書を典拠として『啓迪集』八巻（一五七四年）を編述し、正親町《おおぎまち》天皇に献上した。第一巻は中風《ちゅうふう》・傷寒、第二～五巻は内科的疾患、第六巻は外科的疾患と老人、第七巻は婦人、第八巻は小児の病を扱い、各病の名称、原因、症状、診断法などを記載している。

曲直瀬玄朔は道三の妹の子で曲直瀬家を継いだ。玄朔は豊臣秀次に仕えたが、秀次の切腹に際し一時常陸《ひたち》に配流《はいる》され（一五九五年）、庶民の生活を見聞した。後陽成《ごようぜい》天皇の病に際して京都に呼び戻されて天皇を全快させ（一五九八年）、医師として絶大な名声を得た。『医学天正記』（一六〇七年成、一六二七年刊）は玄朔二八歳から三〇年間の診療記録で、著名人を含む三四五症例を記載している。

貝原益軒《かいばらえきけん》は福岡藩の藩医で京都に留学して本草学や朱子学を学んだ。七〇歳を過ぎて引退し、著述に専念して多数の本草書や思想書を著した。最晩年に書かれた『養生訓』八巻（一七一三年）は、実体験に基づいた養生についての指南書で、天地父母の恩をうけて生育された身の長寿をまっとうするために、身体と精神の養生を説いている。江戸時代の養生論は一九世紀前半（文化文政期）に最盛期を迎えるが、益軒の『養生訓』はその先駆的な著作である。

一六世紀末の文禄・慶長の役（一五九六〜九八年）の際に朝鮮から活版印刷が日本にもたらされ、一七世紀の前半（慶長〜寛永）に古活字出版が広まり、とくに多数の中国医書が出版された。一七世紀後半（元禄）には社会が安定し、一枚の板に彫刻する整版印刷による出版が盛んになった。

とくに江戸の岡本一抱《おかもといっぽう》は中国医書の日本語入門書や注解書を多数出版して、中国医書の日本化を進めた。その中で、古代の『傷寒論』を聖典と考え、それを理想とする医学を作ろうとする古方派が現れ、日本の漢方の大勢を占めるようになる。それに対し金元・明の医書に準拠する田代三喜から曲直瀬父子へとつながる医学は後世方派《ごせいほうは》と呼ばれる。

古方派の始まりは、名古屋玄医《なごやげんい》である。玄医は京都の生まれで、病弱のために官に仕えることなく市井の医者として過ごし、古代以来の医学書を幅広く研究し、明代の喩嘉言の著書に触発されて、『傷寒論』のように症状の診察を重視すべしという実証的医療を主張し、後世方派の理論的医学を批判した。

後藤艮山《こんざん》は江戸で生まれて儒学と医学を学び、京都に移って（一六八五年）医業を開いた。独学で中国医書の数々を読み解き、人体内に充塞する元気が留滞することで病気になるという独自の「一気留滞説」に到達した。『傷寒論』に基づく治療と有効な民間療法を積極的に用い、湯治《とうじ》、灸《きゅう》、熊胆《ゆうたん》などを多用した。医学を革新して、古方派の祖とされ、多数の弟子を育てた。

香川修庵《しゅうあん》は姫路に生まれ、京都で古学派の伊藤仁斎から儒学を、後藤艮山から医学を学んだ。本草や古今の医書を学んで採るべきところを採り、親試《しんし》実験によって確かめて新しい医療に道を開こうとし、独自の「儒医一本論」を唱えた。

山脇東洋は京都に生まれ、京都医界の名門で父の医学の師である山脇玄脩《げんしゅう》の養子となり、翌年に玄脩が亡くなり家督を相続した。山脇家は祖の玄心が曲直瀬玄朔に師事し代々後世方派であったが、東洋は後藤艮山に師事し古医方を学んだ。官許を得て初めて観臓《かんぞう》（解剖見学）を行い、その記録を『蔵志《ぞうし》』（一七五九年）として刊行した。

吉益東洞は安芸広島出身で畠山姓、のちに曾祖父の吉益姓を継いだ。古方派の影響を受けて張仲景の医方の研究に傾注し、京都に上って医業を行った（一七三八年）が貧苦の生活が続いた。たまたま山脇東洋に認められて名声を得て、多くの諸侯や名士を治療し多数の門人も集まった。東洞は「万病一毒説」を創案し、病気はすべて一つの毒から生じ、毒の存在部位の違いで病状が異なるに過ぎず、薬という毒で病気の毒を征し、毒を除けば病を治療できると主張した。治療としては『傷寒論』と『金匱要略』の主要な薬方を選び、陰陽説の素養がなくても処方できる実用的な『類聚方《るいじゅほう》』（一七六四年）を著した。『薬徴《やくちょう》』（一七七一年成立、一七八五年刊）では古代以後の本草家たちの説を批判し、張仲景の薬方を親試実験によって確かめて五三種の薬物の薬効と用法を紹介した。陰陽五行説を否定した東洞の簡明な学説は多くの医師を魅了し、江戸期の医学界を風靡した。

永富独嘯庵《ながとみどくしょうあん》は下関の出身で医師永富氏の養子となり、山脇東洋に入門した。東洋の勧めで東洋嫡子の東門《とうもん》とともに越前の奥村良竹《りょうちく》から「吐《と》方《ほう》」を学んで『吐方考』（一七六三年）を著し、さらに長崎に遊学して吉雄耕牛《よしおこうぎゅう》のもとで蘭学を修めた。大坂に出て開業し、漢方と蘭方の融合を目指して著述を行ったが、早逝した。『漫游雑記《まんゆうざつき》』（一七六四年）などの著書や門人を通して後世に少なからぬ影響を及ぼした。また、製糖も手がけて地域の殖産振興にも尽力した。

江戸時代における我が国の医学の独創的な業績として、産科学における正常胎位の発見がある。賀川玄悦は彦根に生まれ、母方の賀川家の養子となり、京都に出て医学を独学で学んだ。産科術を研究して鉗子による手術的分娩法を考案し、多くの産婦の命を救って名声を高めた。無学のために儒者皆川淇園《みながわきえん》に執筆を依頼して『子玄子産論《しげんしさんろん》』四巻(一七六五年)を刊行した。玄悦は妊婦の腹を指で触った経験から、妊娠五ヵ月以後胎児が頭部を下に背を前方に向けるのが正常胎位であると主張し、これは西洋でもスコットランドの産科医スメリーが『解剖図譜および産科実地の説明と要約』(一七五四年)で唱えたばかりの最新知見であった。

明の李時珍が著した『本草綱目』五二巻(一五九六年)は、一六〇四年までに日本に到来し、繰り返し翻刻出版されて江戸時代の博物学の形成に大きく寄与した。漢方医による本草書も一七〜一八世紀を通じて数々出版された。

徳川吉宗は享保の改革を行うとともに医学に強い関心を持ち、薬草・薬種の国産化を意図して薬園《やくえん》の新設や拡大を行った。日本の本草学の最高峰と目されるのは、小野蘭山《らんざん》の『本草綱目啓蒙』である。蘭山は京都に生まれて松岡恕庵《じょあん》のもとで本草学を学び、独立して私塾衆芳軒《しゅうほうけん》を開き本草学を教えた。採薬以外には門を出ず寝食を忘れるほどに研究に熱中し、名声が高まって門人が集まった。

幕府に召されて江戸に出て（一七九九年）医学館で本草学を教え、諸国を回って採薬調査を行った。『本草綱目啓蒙』四八巻（一八〇三〜〇六年）は医学館における講義録を孫の小野職孝《もとたか》がまとめたもので、『本草綱目』の配列にしたがって国産の動植物・鉱物の和漢名、品種の異同、方言、薬効などを詳細に収録している。

一八世紀後半以後に江戸の医学館を中心とした医師たちが、古典漢籍医書の考証学的研究を発展させ、考証学派と呼ばれている。その考証学派の端緒をなす目黒道琢《どうたく》は会津出身で、江戸に出て曲直瀬玄左《げんさ》（七代目道三）から医学を学んで塾頭となり、多紀家の医学校躋寿館《せいじゅかん》で創設時（一七六五年）から医学を教え、幕府直轄の医学館となるとき（一七九一年）に教授になり、三四年間にわたって医学を講義した。

多紀《たき》元簡《もとやす》は儒学とともに父の元悳《げんとく》から医学を学び、医学館で助教として医学を教え、将軍侍医となった。一時左遷されている時期に医籍の蒐集・校訂を行い、考証学の基盤を確立し、伊沢蘭軒《らんけん》、子の多紀元堅《もとかた》などの考証医学者を育てた。著書に『傷寒論輯義《しゅうぎ》』（一八〇一年序、一八二年刊）、『金匱要略輯義』（一八〇六年成、一八一一年刊）、『素問識』（一八〇六年序、一八三七年刊）、『霊枢識』（一八〇八年成、一八六三年刊）などがある。

多紀元堅は元簡の第五子で別に一家を興し、将軍侍医となった。父の考証学の学風を継いで、古典医籍の蒐集、校訂、復刻を行い、渋江抽斎《しぶえちゅうさい》、森立之《りっし》などの考証医学者を育てた。著書に

『傷寒論述義』（一八二七年成、一八三八年刊）、『金匱玉函要略述義』（一八四二年成、一八五四年刊）、『薬治通義』（一八三六年成、一八三九年刊）などがある。

†近世・江戸期における西洋医学の受容

ヨーロッパの医学を日本に初めてもたらしたのはルイス・デ・アルメイダである。アルメイダは外科医の免許を持ち、アジアとの貿易で財をなし、一五五二年に来日の際にコスメ・デ・トーレス神父に出会って信仰を深めた。一五五五年に二度目の来日をし、イエズス会に全財産を寄進して修道士となり、日本での医療と布教に献身した。大友宗麟《そうりん》の援助を得て一五五七年に西洋式病院を開き、アルメイダが外科を、日本人医師キョウゼン・パウロと後にミゲル＝内田・トメーが漢方を担当した。

大友氏は一五七八年に島津氏に敗れて衰退し、一五八六年の島津軍の大分侵攻により病院も壊滅したと思われる。聖職者が医療に関わらず布教活動に専念するようにとのイエズス会からの禁令（一五六〇年）のため、アルメイダは大分を離れて横瀬浦《よこせうら》（佐世保湾）、口之津《くちのつ》（島原）、天草の各地に布教し、長崎に教会を開いた（一五六七年）。司祭に叙せられて（一五八〇年）布教を続け、天草の河内浦《かわちのうら》で病死（一五八三年）した。

ポルトガル人宣教師クリストヴァン・フェレイラは、来日（一六〇九年）して島原の有馬セミナリヨで日本語を学びつつ布教を行い、禁教令（一六一二、一三年）後も京大坂、長崎で潜伏しながら布教を続けたが捕縛された（一六三三年）。厳しい拷問に耐えきれずに転宗し、禅僧沢野《さわの》忠庵《ちゅうあん》となった。外科の心得があって、南蛮通詞《つうじ》の西吉兵衛《にしきちべえ》とその子西玄甫《にしげんぽ》らに外科を教えた。その外科術は、西流外科として広まった。

栗崎道喜《くりさきどうき》は肥後で生まれて幼時に長崎に移り、おそらくルソンに渡って南蛮流の外科を学び、帰国して長崎で開業した。口述書に『外科秘訣《げかひけつ》』がある。その外科術は栗崎流として代々伝えられ、幕末まで伝存した。

ドイツ出身のカスパル・シャンベルゲルは外科医となって経験を積み、オランダ東インド会社と契約してアジアに赴き、商館医として来日（一六四九年）した。特使一行に随行して江戸に参府（一六五〇年）し、医師としての技量を認められて幕府の要請でしばらく江戸に残り、翌年春にも参府し、秋には日本を離れた。数年間東南アジアで勤務した後、故郷のライプツィヒに戻り、蓄えた財をもとに豪商としての地位を築いた。

カスパルが江戸で行った医療の報告書は『阿蘭陀外科医方秘伝《おらんだげかいほうひでん》』（一六五〇年）としてまとめられ、後世に伝えられた。長崎で日本人の医師たちがカスパル流の外科術を学んでいる。河口良庵《りょうあん》は肥前松浦出身で、カスパルから学んだ外科術と出島商館医から入手した医学資料をもとに、漢方医学と融合し体系化することを試みた。伊良子道牛《いらこどうぎゅう》は熊本出身でカスパルの帰国後に長崎でカスパル流外科を学び、京都で開業して紅毛流外科と漢方医学を折衷した伊良子流外科医として名声を得た。伊良子流外科は明治維新まで継承された。

一六世紀中葉から海外交易が制限された時代にあっても、西洋医学は長崎のオランダ通詞たちを通して伝えられた。本木良意《りょうい》はオランダ大通詞を務め、ヨハン・レメリンの解剖図譜『小宇宙鑑』（一六一九年）の蘭訳本『小宇宙図目録』（一六三四、四五、六七年）を訳し、一六八二年には完成させていた。その訳本は現存しないが、福岡藩医の原三信《はらさんしん》による写本（一六八七年）が伝存し、『和蘭全軀内外分合図』（一七七二年）として出版されている。

楢林鎮山《ならばやしちんざん》はオランダ大通詞の傍らオランダ商館医から西洋医学を学び、晩年は医学に専念した。ヨハンネス・スクルテトゥスの『外科の武器庫』（一六五六年）、パレの『著作集』（一五七年）からの抜粋と、オランダ商館医の口述情報、自らの経験を加えて大著『紅夷外科宗伝』（一七〇六年序）を著した。その内容は西玄哲《にしげんてつ》や伊良子光顕の著作を通して広まった。

吉雄耕牛は通詞による医学の頂点と目される。通詞職の傍ら出島の商館医たちと交流し、外科だけでなく内科の診断や治療も学んで、多くの門人に医学を教えた。耕牛の家は輸入調度品や文物にあふれ、二階の「オランダ座敷」を訪ねた多くの文人墨客《ぼっかく》が感嘆の声を記している。また、『解体新書』には求められて序文を書いている。

我が国の人体解剖は、『解体新書』刊行以前からすでに始まっていた。官許を得た初めての

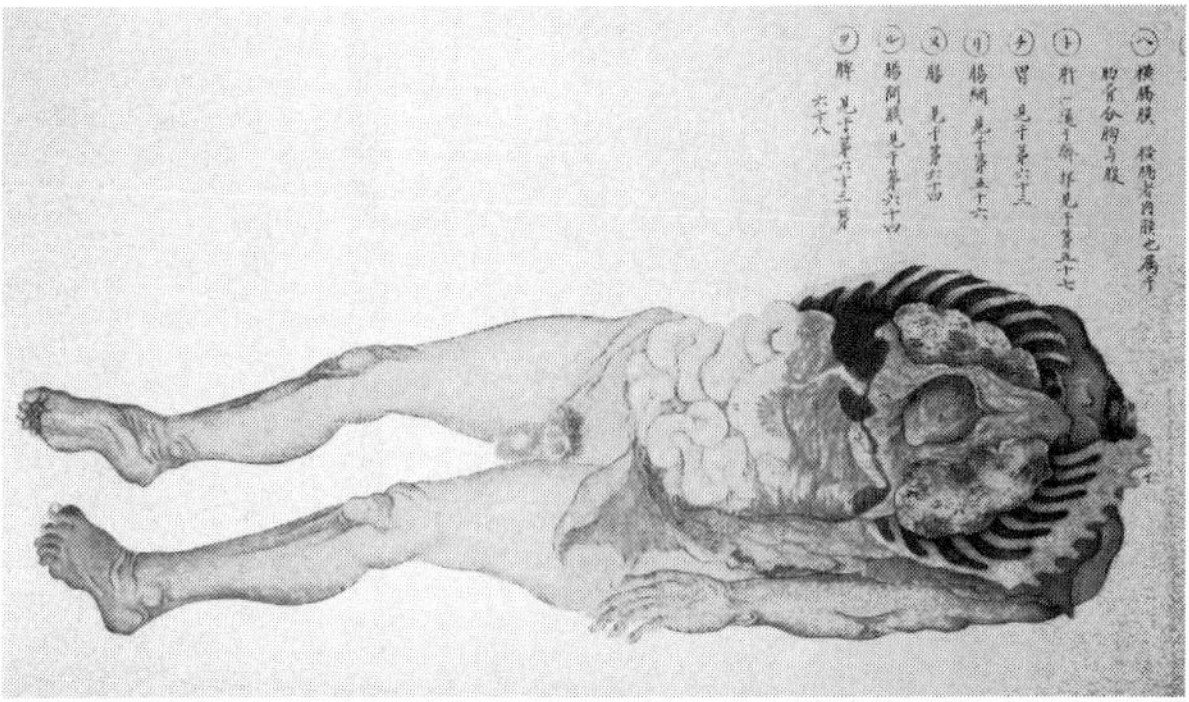

図 21-1　胸腹部の解剖図（南小柿寧一『解剖存真図』〔1819 年〕複製より）

観臓（解剖見学）は、古方派の漢方医山脇東洋によって行われた。東洋は若い頃から五臓六腑説に疑問をもち、西洋医学書を入手して人体解剖の願いを強め、若狭小浜藩主が京都所司代となり同家藩医が東洋の門人となったのを機会に解剖許可願いを出させ、一七五四年に京都六角獄舎《ろっかくごくしゃ》で公許により初めての人体解剖を見学し、その記録を五年後に『蔵志』（一七五九年）として刊行した。

東洋の観臓に対して、解剖は残酷なことであり死体を見ても益はないとの批判もあったが、刑死体の解剖を行う医師たちが次々と現れ、解剖図を巻物として残したり出版したりした。江戸時代の医師による解剖図の多くには、西洋の解剖図とは異なる独自の特徴がある。

西洋医学では骨、筋、血管、神経が注目されるのに対し、江戸の解剖図について漢方医学では内臓が注目される。また、西洋の解剖図では銅版画により白黒の線描で形状が描かれるのに対し、江戸の解剖図では彩色の絵巻物で臓器の色合いや質感が描かれる。西洋の解剖図では身体の部分や器官が個別に描かれるのに対し、江戸の解剖図では解体されていく刑死体そのものが描かれる。しかし『解体新書』以後には、西洋の解剖学と解剖図の影響が次第に色濃くなっていく。

†『解体新書』と蘭学の興隆

オランダ語の解剖学書を翻訳した『解体新書』(一七七四年)は、西洋医学の内容を本格的に日本に伝えるもので、これを契機に西洋の医学書や自然科学書が多数翻訳され蘭学の発展に大きく寄与した。この翻訳事業の端緒は、小浜藩医の杉田玄白と中津藩医の前野良沢が、ドイツ人医師クルムスの『解剖学表』(一七二二年)の蘭訳本(一七三四年)をそれぞれ携えて、江戸小塚原刑場での腑分けを見学した(一七七一年)ことである。人体の構造について漢方の五臓六腑説が誤っており、オランダの解剖学書の図が正確なことに感嘆して、翌日から良沢邸に数人が集まり翻訳作業を開始した。

翻訳の方針として二八の表の冒頭の箇条書き部分のみを訳し、詳細な説明文は省略して、一年有余で翻訳はほぼできあがった。評判の確認と前宣伝を兼ねて要約図の『解体約図』(一七七三年)を刊行し、翌一七七四年に『解体新書』全四巻と序図巻を刊行した。玄白は八三歳の時に『蘭学事始』を執筆し、翻訳時の苦労を回顧している。

蘭学の隆盛に伴い、漢方医の中にも西洋医学を積極的に学ぼうとする人たちが現れ、漢蘭折衷医と呼ばれる。その代表と目されるのは、全身麻酔により乳癌手術を行った華岡青洲である。青洲は紀伊国那賀郡の医家の子息で、京都で吉益南涯《なんがい》から吉益流の古医方を、大和見立《やまとけんりゅう》からカスパル流外科を学び、父の死去（一七八五年）により帰郷して家業を継いだ。

乳癌手術に麻酔を用いるために、漢方の麻酔薬の処方を研究し蔓陀羅華を主体とする経口麻酔薬の麻沸散（通仙散）を開発し、全身麻酔下での乳癌摘出手術に世界で初めて成功した（一八〇四年）。青洲が手術をした乳癌患者は一四三人にのぼり、青洲の学塾兼医院の春林軒には全国各地から多くの弟子が集まった。そして、春林軒が手狭になったために弟の華岡鹿城が堺に診療所を（一八一一年）、後に大坂中之島に合水堂を開き（一八一六年）、弟子の教育を行った。

本間棗軒《そうけん》は水戸の出身で、江戸に出て漢方を原南陽《はらなんよう》から、蘭方を杉田立卿《りゅうけい》から学び、晩年の華岡青洲に入門した（一八二七年）。その後長崎でフィリップ・フランツ・フォン・シーボルトからも学んだが、青洲を生涯の師と仰ぎ、華岡流外科手術を発展させた。

『解体新書』の刊行を契機として、オランダ通詞以外の人たちがオランダ語の学習や翻訳に取り組むようになり、蘭学が興隆した。大槻玄沢は一関藩医で杉田玄白の弟子となり、長崎通詞のもとでオランダ語を学んで、江戸本材木町《ほんざいもくちょう》に学塾芝蘭堂《しらんどう》を開いた。ドイツの外科医ハイスターによる『外科学』（一七一八年）の蘭訳本（一七四一年）を第三巻まで訳して『瘍医《ようい》新書《しんしょ》』（一八二五年）を出版し、玄沢から『解体新書』の改訂を託されて『重訂《ちょうてい》解体新書』一三巻・付図一巻（一八二六年）を刊行した。

宇田川玄随《うだがわげんずい》は津山藩医で大槻玄沢の弟子となり、西洋医学の内科書を翻訳した。オランダのヨハンネス・デ・ゴルテルのオランダ語内科書『医術精要』（一七四四年）を訳して我が国最初の西洋医学書『西説内科撰要《せいせつないかせんよう》』の三巻（一七九三）を刊行し、玄随没後に小石元俊《げんしゅん》の援助で全一八巻が完結（一八一〇年）した。

宇田川玄真《げんしん》は伊勢の農家出身で玄随の弟子となり、玄随の没後に宇田川家を継いだ。翻訳と著述に精励して多くの弟子を指導した。ブランカールトの『改新解剖学』（一六七八年）など諸種の西洋解剖学書を訳して集成し『遠西医範《えんせいいはん》』三〇巻としたが刊行はされず、講義の要点を筆録したものが『医範提綱《いはんていこう》』三巻（一八〇五年）として刊行され、その付図『医範提綱内象銅版図』（一八〇八年）も刊行された。『医範提綱』は最良の医学書と評価され、標準的な蘭学教科書として広く用いられた。

宇田川榕庵《ようあん》は大垣藩医の子息で玄真の養子となり、漢方と蘭学を学習した。西洋植物学書を学んで『植学啓原《しょくがくけいげん》・理学入門』三巻・付図一巻（一八三三年）を著し、イギリスのウィリアム・ヘンリーの『化学要約』（一八〇一年）の独訳からの蘭訳本『初心愛好家のための化学』（一八〇三年）をもとに他の化学書や自身の知見を加えて『舎密開宗《せいみかいそう》』一八巻（一八三七年）を著した。

坪井信道《しんどう》は美濃の出身で漢方を学び、『医範提綱』を見て衝撃を受けて広島で蘭方を学び、江戸に出て宇田川玄真に入門し、江戸深川に安懐塾を開業した（一八二九年）。ブールハーフェの医学実地書『箴言』の高弟スウィーテンによる注釈書の蘭訳本『ブールハーフェ箴言注解』（一七六〇〜九一年）を『万病治準《まんびょうちじゅん》』（訳稿本、二一巻、一八二六年訳了）として和訳した。多数の門人を育て、シーボルト門下の伊東玄朴《げんぼく》とともに、江戸の蘭方医学界を二分するほどの人気があった。

†シーボルトがもたらした西洋医学、種痘

シーボルトはオランダ商館医として一九世紀初頭に来日し、西洋の医学を日本人に直接教えて江戸後期の蘭学に大きな影響を与えるとともに、日本の文物を調査してヨーロッパに紹介し、日本に対する世界の関心を高めた。ドイツの名門の医家に生まれ、ヴュルツブルク大学で医学・博物学などを学び、オランダ陸軍軍医として東インドに赴任し（一八二二年）、オランダ商館医として来日した（一八二三年）。長崎奉行の許可を得てオランダ通詞の家で診療を開始し、さらに郊外に鳴滝塾《なるたきじゅく》を開いて医学を教えた（一八二四年）。商館長とともに江戸に参府（一八二六年）したのを機会に、蘭学者たちと交流して医学知識を伝え、また日本の博物資料を精力的に収集していった。

帰国にあたって箱詰めの荷物の中に海外持ち出し禁止の日本地図（伊能図）などが見つかり（一八二八年）、関与した日本人五〇名ほどが処分され、シーボルトは国外追放（一八二九年）となった。いわゆるシーボルト事件である。シーボルトはオランダ帰国後に、蒐集した日本の資料を整理し、『日本』全七巻（一八三二～五二年）、『日本植物誌』三〇分冊（一八三五～七〇年）、『日本動物誌』五部篇四三分冊（一八三三～五〇年）などを刊行した。

シーボルトは鳴滝塾で四〇人ほどの門人を教えた。伊東玄朴は肥前の農民出身で漢・蘭方の医学を学び、長崎通詞の下僕となって蘭学を学び、シーボルトに入門した。江戸で開業し（一八二八年）、佐賀藩医となり（一八三一年）、象先堂《しょうせんどう》を開いて（一八三三年）多くの弟子を教えた。将軍家定の重病で奥医師《おくいし》に任命され（一八五八年）、蘭方医の登用に尽力した。種痘の普及に努め、佐賀藩での日本初の種痘（一八四九年）のために建言し、蘭方医八三名を糾合してお玉ヶ池種痘所を設立し（一八五八年）、幕府の西洋医学所取締となった（一八六二年）。

高野長英《たかのちょうえい》は仙台出身で医家の養子となり、無断で江戸に出て苦学して蘭学を学んだ。友人らの援助で長崎に旅立ち（一八二五年）、シーボルトに入門した。シーボルト事件のためにしばらく潜伏したが、江戸で開業して（一八三〇年）、西洋生理学書『（西説）医原枢要《いげんすうよう》』（内編五巻、外編七巻、一八三二年）を出版した。その後、「蛮社《ばんしゃ》の獄」で逮捕され（一八三九年）、五年の牢獄生活から脱獄して自害した。

高良斎《こうりょうさい》は徳島の眼科医の養子で、長崎通詞に入門して蘭学を学び（一八一七年）、再度長崎に出てシーボルトに入門し信頼された。シーボルト事件で禁固刑を受けたが釈放され、シーボルトの娘イネの養育を託され、徳島で開業し（一八三一年）、大坂に出て家塾超然堂《ちょうぜんどう》で蘭方医学を教えた（一八三六年）。

戸塚静海《せいかい》は掛川藩医の子息で、宇田川玄真から蘭学を学び、鳴滝塾に入門した。シーボルト事件に連座したが無罪となり、高良斎に代わって鳴滝塾の塾頭を解散（一八三一年）まで務めた。江戸に出て開業し（一八三二年）、外科医として名声を高め、伊東玄朴、坪井信道とともに「江戸の三大蘭方医」の一人と評された。お玉ヶ池種痘所の設立に参加し、幕府奥医師（一八五八年）、西洋医学所教授（一八六一年）となった。

天然痘の予防法として、天然痘患者の痘漿《とうしょう》や痘痂《とうか》を接種する「人痘法」がアジアで広く行われていた。鼻孔から吸入させる中国式の人痘法が『医宗金鑑《いそうきんかん》』（一七四二年）により日本にもたらされ（一七五二年）、秋月《あきづき》藩医の緒方春朔《しゅんさく》が藩内の子供たちに人痘接種を始め（一七九〇年）、一〇〇人以上に接種した。ジェンナーによる牛痘法は、シーボルトが試みたものの接種に失敗したが、中川五郎次《ごろうじ》はシベリアでの抑留から帰国し（一八一二年）、牛痘接種による種痘を行い（一八二四年頃）、松前、秋田、津軽に一時広まった。

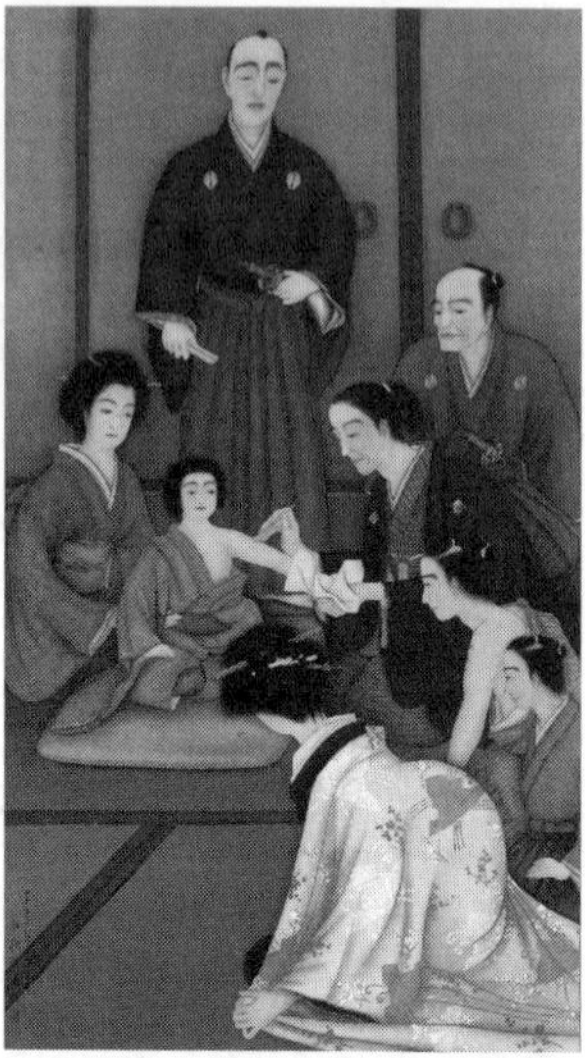

図 21-2　直正公嗣子淳一郎君種痘之図（佐賀県医療センター好生館蔵）

一八四〇年代には種痘についての情報が中国経由で日本にもたらされ、広く知られるようになる。佐賀藩医楢林宗建《ならばやしそうけん》は牛痘取り寄せを提言して許可され、オランダ商館医オットー・ゴットリープ・モーニッケがもたらした痘痂が宗建の子供らに接種され種痘に成功した（一八四九年）。この痘苗《とうびょう》は同年中に佐賀城下にまた江戸に伝えられ、さらに全国各地に広まった。江戸の医師たち八三名により設立されたお玉ヶ池の種痘館（一八五八年）は、後に幕府の西洋医学所となり（一八六一年）、明治維新後に東京大学医学部に発展した。

†江戸期の医学教育

一八世紀中頃から、諸藩が医学校を設立して医師の勉励を支援するようになる。早い時期に設立された医学校として、熊本藩の医学寮再春館（一七五六年）、仙台藩の藩校明倫養賢堂《めいりんようけんどう》での医学教育（一七六〇年）、薩摩藩の鹿児島医学館（一七七四年）、豊後岡藩の医学校博済館《はくさいかん》（一七八七年)、秋田藩の藩校御学館《ごがくかん》に併設された医学館(養寿局)、徳島藩の寺島学問所での医学教育(一七九五年)、紀州藩の医学館(一七九一年)、米沢藩の医学校好生堂《こうせいどう》の設立(一七九二年)と再興(一八〇六年)、彦根藩の藩校に併設された医学寮(一七九九年)がある。

藩による医学校の設立は一八世紀末から増えていくが、この時期に医師の数も増え、長崎を通して輸入される薬種も増加した。地方の村でも寺子屋での初等教育が広まり、医療需要も高まって医師を雇うようになった。

地方に増加した医師は、医学研修の機会を求めるようになり、他の医師たちとともに医学研修会を作ったり、藩の医学校で学んだり、さらに医学の先進地に遊学するようになった。こうして江戸や京大坂、長崎には、有力な医学塾がいくつも軒を並べ、多くの門人を輩出した。

多くの門弟を集めた最初期の医学塾に、京都の曲直瀬道三と玄朔による啓迪院がある。曲直瀬父子は後世方派で、『本草綱目』や『万病回春』などの中国医書を用い、李朱医学を基本とした曲直瀬流の医術を教えた。門人の数には諸説があるが、門人帳(『当門弟之日記』)には全国諸藩から五九九人が記載されている。

一八世紀初頭の後世方派の山脇玄脩は京都で名医として評判が高く、全国から弟子を集め門人帳には二二三人の名前が記録されている。玄脩の養子が山脇東洋である。同じ頃に古方派の祖の後藤艮山は京都で開業して、香川修庵、山脇東洋などの弟子を育て、門人は二〇〇人を越えたといわれる。吉益東洞は独自の「万病一毒説」と実用的な処方により一世を風靡し、長男の南涯《なんがい》、その養子の北洲《ほくしゅう》が跡を継いで多数の医師を育て、吉益家門人録に東洞門五二七人、南涯門三五四人、北洲門一二六人が記録されている。

『解体新書』(一七七四年)以後には蘭学が活発になり、とくに長崎通詞だった志築忠雄《しづきただお》門人の馬場左十郎《さじゅうろう》が地図編纂のために江戸に呼ばれ(一八〇八年)、オランダ文法を教授して、江戸の蘭学者の語学力が向上した。大槻玄沢の芝蘭堂《しらんどう》は江戸の蘭学の中心で、門人名簿の『載書』には九四人の門人の署名がある。

また、漢方とカスパル流外科を学び、経口麻酔により乳癌手術を行った華岡青洲の元には、全国から多数の弟子が集まった。和歌山の春林軒と弟の華岡鹿城による大坂の合水堂を合わせて、門人録に一八八三人の名が記されている。

一九世紀には蘭方医学・蘭学の塾が盛況となった。新宮涼庭《しんぐうりようてい》は長崎でオランダ通詞の吉雄権之助《よしおごんのすけ》から蘭学を学び、京都室町で開業(一八一九年)して大人気の流行医となり、南禅寺西に順正書院を開いた(一八三九年)。医学教育では生象《せいしょう》(解剖)・生理・病理・外科・内科・博物・化学・薬の八学科を定めて教えた。人気の高い医学塾で多くの門人を集め、また文化人が多く訪れる文化サロンでもあった。建物が今も南禅寺に残り、国指定の有形文化財となっている。

緒方洪庵は足守藩《あしもり》(岡山)の出身で大坂の中天游《なかてんゆう》から蘭学を学び、江戸に出て(一八三一年)、坪井信道と宇田川玄真にも入門した。一時郷里と大坂に戻り（一八三五年）、さらに長崎で修学して（一八三六年）、大坂で適々斎塾《てきてきさいじゅく》（適塾《てきじゅく》）を開いた（一八三八年）。ドイツの内科医クリストフ・ヴィルヘルム・フーフェランドによる『医学必携』（一八三六年）の蘭訳本（一八四一年）の実地編一三綱と婦人病と小児病の項を翻訳し、没後に『扶氏経験遺訓《ふしけいけんいくん》』三〇巻（一八五七年）として刊行された。

適塾では塾頭の統率の下で塾監が補佐をし、塾生は学力別に分かれて文法の学習や合同研究会での会読を行い、試験によって進級した。徹底した実力主義の蘭語教育で、塾生は蘭語力を磨いた。門下生自筆の姓名録には、全国から集まった六三六人の名が記されている。適塾の建物は大阪の北浜に残っており、大阪大学医学部は適塾の後身である。

佐藤泰然《たいぜん》は川崎生まれで、蘭方医に入門し、長崎に遊学（一八三五年）してオランダ語と医学を学び、江戸に戻って和田塾を開き（一八三八年）、医学教育と医療活動を行った。佐倉藩主の招きにより佐倉に移って順天堂を開き、蘭方医学の教育に加えて外科手術により高い評価を得て、優秀な門弟が集まった。外科手術にあたって患者から承諾書をとり、治療の内容によって治療代を定めるなど、医療に近代的な契約関係を導入した。順天堂は第二代堂主佐藤尚中《たかなか》のときに東京に移って順天堂医院となり、発展して順天堂大学となった。順天堂は現在につながる最古の医学塾である。

第22章

明治時代――西洋医学の移植と展開

江戸幕府は一七世紀以来長らく海外との交易を制限していたが、ペリー提督率いるアメリカの黒船の来航（嘉永六年〔一八五三〕）を期に、諸外国と条約を結んで開国に転じた（安政五年〔一八五八〕）。大政奉還、戊辰《ぼしん》戦争、東京遷都を経て新政府が成立し、欧米列強の植民地となる危機を免れた。

明治政府は廃藩置県を行って地方統治制度を一新し、学校制度を定めた学制を公布した。また岩倉使節団を欧米に派遣して欧米の文明や制度を徴したが、これに加わった長与専斎《ながよせんさい》は、帰国後に文部省医務局長となって医療制度を定めた医制を制定し、内務省衛生局長として長年にわたり医療・衛生行政を統括した。

西南戦争（一八七七年）を最後に国内の内戦は終息したが、その戦費調達で生じたインフレ対策として緊縮財政がとられ不景気が生じた（松方デフレ）。朝鮮半島（李氏朝鮮）をめぐる日清戦争で勝利して賠償金を獲得し、日露戦争に勝利して国際的評価を高めた。関税自主権を回復するなど不平等条約の改正に成功し、非白人国として唯一列強諸国に加えられるようになった。

†ポンペの医学教育

黒船来航の翌年（嘉永七年〈一八五四〉）、幕府はアメリカ合衆国に続いてイギリス、ロシアと和親条約を締結して鎖国を解くとともに、オランダに蒸気船二隻を発注し、幕府海軍を養成するために海軍伝習を始めた（安政二年〈一八五五〉）。そして、オランダからの第二次海軍派遣隊の一員としてポンペが来日し、西洋医学を体系的に日本人に教授した。

ヨハネス・ポンペ・ファン・メーデルファールトはオランダの軍艦ヤパン号（後の咸臨丸）に乗船して安政四年八月（一八五七・九）に長崎に来港した。長崎奉行所西役所（現在の長崎県庁）において九月に授業を始め、一二月頃までに大村町の高島秋帆《しゅうはん》邸（現在の長崎地方裁判所）を医学伝習所としてそこに移り、文久二年閏八月（一八六二・一〇）までの四年一一カ月の間、多くの日本人医師に医学の講義を行った。その授業内容は物理学・化学・解剖学・生理学・病理学・薬学・内科学・外科学を含む体系的なものであった。ポンペの生徒の筆頭は松本良順《りょうじゅん》であり、彼を通してポンペのもとで学んだ生徒の名前が残されており、その人数は一三五名に上る。

ポンペは解剖実習の必要性を長崎奉行や幕府に上申したが、外国人が日本人の死体を腑分けするのは、日本の慣習からも宗教観からも難しいことであった。安政五年八月（一八五八・一〇）に幕府からの許可が出て、本蓮寺《ほんれんじ》に近い西坂《にしざか》の上で安政六年八月（一八五九年九月）から初めての死体解剖示説が行われた。解剖は三日間をかけて行われ、四五名の医師と一名の女医学者が立ち会った。ポンペはこれを含めて少なくとも三度、刑死体を用いての解剖示説を行った。解剖に際して民衆の暴動も懸念されたが、解剖された刑死者に対してお経を上げ、懇《ねんご》ろに葬るなどの配慮をして無事に解剖を行うことができたことをポンペは帰国後に回想している。

ポンペはまた洋式病院の設立を建議し、幕府からの許可が出て小島《こしま》郷（現在の佐古小学校）に土地を確保し、洋式病院の養生所と医学教場の医学所が建設され文久元年七月（一八六一・八）に完成した。養生所は平屋で一五床の八部屋と個室四部屋の計一二四床を備え、診療と臨床実地教育が行われた。養生所は日本で最初の西洋医学教育病院で、その遺構は資料館として公開されている。

すべての講義を終えたポンペは受講者を三級に分けて修了証書を与えた。第一級は学業成績優秀にして開業の資格が充分にある者で二一名、第二級は学業を修めて必要な援助を与えることができる者で一六名、第三級は講義には出たが成果上がらず、独り立ちして診療を行うのに不充分な者二三名であった。ポンペの門下生からは、明治期の医学教育や医療行政を支える人たちが多数輩出した。

中は大学東校を辞して順天堂医院を創設した。最初のドイツ人教師のレオポルド・ミュラー（ミュルレル）とテオドール・ホフマンは一八七一年八月下旬に着任し、医学教育の全権を委ねられた。着任した二人が目にした大学東校の状況は、少人数がグループを作って勝手に洋書を解読し、江戸時代の蘭学塾そのものであったようだ。

東校は一時閉鎖され、規則が大改革された。ドイツの大学の形式を採用して予備教育を充実させ、本科五年と予科三年（翌年に改正して二年）とし、本科生約四〇人、予科生約六〇人とし、入学は毎年一回九月、入学時の年齢は一四～一九歳と定められた。それまでの生徒は全員退学となり、試験を行って優秀な生徒だけが入学を許された。

人体解剖第一号は、美幾女《みきじょ》の特志解剖により一八六九年に行われた。これを機に医学教育のために解剖体が供給されるようになった。解剖学は、一八七一年からミュルレル、一八七三年からヴィルヘルム・デーニッツ、一八七七年からハンス・パウル・ベルンハルト・ギールケ、一八八〇年からヨゼフ・ディッセが担い、最初の日本人の解剖学教授には小金井良精《よしきよ》が一八八五年にドイツ留学から帰って着任した。日本語で教育する別課の解剖学教授には、一八七六年に田口和美《かずよし》が着任した。生理学は一八七七年からエルンスト・チーゲルが担当し、一八八二年から大沢謙二が教授になった。

内科学は一八七一年からテオドール・ホフマンが、一八七四年からアルブレヒト・ヴェルニヒが、一八七六〜一九〇二年にはエルヴィン・フォン・ベルツが担当し、一八八四年に佐々木政吉《まさきち》が内科教授になった。外科学は一八七一年からレオポルド・ミュラーが、一八七三年からヴィルヘルム・シュルツェが、一八八一〜一九〇一年をユリウス・スクリバが担当し、一八八四年に宇野朗《ほがら》が外科教授になった。

一八七四年には学制の改正に伴い東京医学校と名称が変わり、前年六月に新設されていた製薬学教場が併設された。一八七五年五月には、医師を速成するために通学生教場（後の別課）が設けられ、日本人教師により三年（後に四年）の課程で教育が行われた。

一八八〇年のカリキュラムを見ると、予科（五年間）の一・二年目では文法、修辞、算術など一般的教養教育、三〜五年目でドイツ語、ラテン語、博物学など外国語と自然学を学ぶ。本科（五年間）の一・二年目で物理学、化学など自然科学、解剖学、生理学など基礎医学、三〜五年目で臨床医学の総論・各論・臨床講義および薬物学を学ぶ。別課（四年間）では自然科学と基礎医学を一年半で、臨床医学を二年半で学ぶ。本科ではドイツ語で講義が行われ、ドイツや英語の医学書が参考書として用いられ、別課では日本語の教科書が用いられた。

東京大学医学部の最初の卒業生として、一八七六年に三一名が卒業して準医学士となり、一八七九年以後に毎年二〇〜三〇名程度が卒業して医学士となった。医学士の多くは、その後に全国の医学校に採用されて医学教育を担うようになった。また東京大学医学部の別課からは、一八七九〜八九年に一一一一名の卒業生を輩出した。

†明治一〇年代までの公立医学校

医事衛生制度を定めた法令として、「医制」が一八七四年に公布された。医制では、医師は医教育の課程を修め、さらに臨床経験を有することが条件とされたが、従来開業の者には実績を考慮して仮免状が与えられ、また試験を受けて開業の免許が与えられることも認められた。医制に基づいて一八七五年から三府において、一八七六年からは各府県において医師開業試験が行われることになった。試験科目は物理、化学、解剖学、生理学、病理学、薬剤学、内科学外科学の七科目であった。

一八七七年頃までに、全国で二七校の公立医学校が開設されていた。この時期の公立医学校では、幕末頃に蘭学や英学を学んだ医師、長崎の精得館で学んだ医師、また外国人医師たちが医学教育に携わっていた。医学教育の教材としては、外国人医師の講義録や、オランダ語と英語の医学書からの翻訳書が多く用いられていた。

医師開業試験は当初は地方の実状に合わせて個別に実施されていたが、一八七九年に内務省から医師試験規則が出されて、試験の水準を確保して全国で統一的な試験が行われるようになった。また東京大学医学部からは一八六七年に最初の卒業生三一名の準医学士が、一八七九年からは本科の卒業生が医学士となり、別課からは医師が卒業するようになった。

一八七七年から一八八二年頃までに、全国で新たに一六校の公立医学校が開設され、六校が廃止された。これらの医学校と附属する病院では、次第に東京大学を卒業した準医学士・医学士や、別課を卒業した医師たちが診療と教育を担当するようになった。

医制の規定に基づいて東京大学医学部（一八七七年までは東京医学校）の卒業生は本課と別課ともに無試験で医師の開業免状を下付された。しかし別課と同等の教育を行っている公立医学校にも同じ権利を求める運動が起こり、一八八二年の太政官達《たつし》により一定の条件をそなえた医学校の卒業生も無試験で免状を得ることができるようになった。

そして同年の医学校通則によって医学校が甲・乙の二種に分けられた。甲種医学校は修業年限が四年で、東京大学医学部の卒業生（学士）の教師が三名以上必要とされたが、卒業生は無試験で免状を与えられることになった。乙種医学校では必要な学士の教師は一名以上、修業年限は三年以上で、卒業後に医術開業試験を受ける必要があった。一八八三年に医師免許規則と医術開業試験規則が公布され、試験は前期と後期に分けられ、受験するためにはそれぞれ一年半以上の修学履歴が必要となった。この時期には東京大学医学部のドイツ人教師の講義をもとにした医学書がよく用いられるようになった。

公立医学校は、一八八三年から一八八七年までに、各医学校は、甲種医学校となるか、乙種医学校となるか、それとも廃校するかの選択を迫られるようになった。この時期に新たに開設された公立医学校は鳥取の一校のみであった。甲種医学校となったのは二一校、乙種医学校となったのは八校、廃止されたのは八校であった。

森有礼《ありのり》文部大臣は医学教育制度の大改革を行い、一八八六年に諸学校令を公布した。帝国大学令で東京大学は五つの分科大学をもつ帝国大学となり、医学部はその医科大学となって、大学院も設置された。簡易な医学教育を行っていた東京大学医学部の別課は、それに先立って一八八五年に廃止されていた。中学校令により中学校は高等・尋常の二等に分けられた。高等中学校は文部大臣の管理に属し、全国に五校設置され、帝国大学に入るための予備教育を行うとともに、専門学部をおいて専門教育も行った。

一八八七年に、公立医学校の存立基盤を揺るがす大きな制度変更が行われた。勅令第四八号により、府県立医学校の費用を、一八八八年以降、地方税から支弁することが禁止された。その頃、東京大学医学部を卒業した医学士の給料は知事に準じるほどの高給で、医学校の費用は府県の財政を大きく圧迫していた。甲種医学校のうちの五校（千葉、仙台、岡山、金沢、長崎）は官立に移管されて高等中学校の医学専門部になったが、多くは廃校となった。公立の医学校として残ったのは、経営基盤の安定している京都、大阪、愛知の三校のみであった。

明治初期の公立医学校は、四四校が開設されたが、一八八八年以降まで医学校として存続し

名称	設立	医学校通則	存廃	現在
岡山県医学校	1872. 7.	甲種 (1883. 8)	第三高等中学校医学部 (1887. 3)	岡山大学医学部
広島医学校	1877. 7.	甲種 (1883. 1)	廃校(1888. 3) 広島県病院	県立広島病院
華浦医学校	1874. 4.	(—)	廃校(1877. 7)	(—)
徳島医学校	1879. 8.	甲種 (1883. 8)	廃校(1886. 11) 県立徳島病院	(—)
高松医学校	1873. 5.	(—)	廃校(1883. 4) 高松公共病院	高松赤十字病院
松山医学校	1880.	乙種 (1883. 10)	廃校(1886. 9) 県立松山病院	松山赤十字病院
高知医学校	1879. 10.	乙種 (1883)	廃校(1887. 3) 県立高知病院	高知病院(私立)
〔九州地方〕				
小倉医学校	1873. 3.	(—)	廃校(1883) 小倉病院	北九州市立医療センター
福岡医学校	1879. 7.	甲種 (1883. 4)	廃校(1888. 3) 県立福岡病院	九州大学医学部
佐賀医学校	1875.	(—)	廃校(1883. 10) 公立佐賀病院	佐賀県医療センター 好生館
長崎医学校	1876. 6.	甲種 (1882. 5)	第五高等学校医学部 (1894. 9.)	長崎大学医学部
熊本医学校	1878. 5.	甲種 (1882. 10)	廃校(1888) 県立熊本病院	熊本大学医学部
大分県立医学校	1880. 2.	甲種 (1884. 6)	廃校(1888. 3) 大分県立病院	大分県立病院
宮崎病院附属医学校	1880	(—)	廃校(1885) 公立宮崎病院	(—)
鹿児島医学校	1880. 6.	乙種 (1882)	廃校(1888. 3) 民営病院	鹿児島大学医学部
〔東北、北海道地方〕				
函館医学所	1880. 9.	(—)	各種学校(1884. 9)	市立函館病院
青森県医学校	1877. 3.	(—)	廃校(1885. 3) 公立弘前病院	(—)
岩手医学校	1876. 7.	甲種 (1884)	廃校(1886. 2) 県立岩手病院	岩手医科大学
宮城医学校	1879. 5.	甲種 (1883. 4)	第二高等中学校医学部 (1887. 8)	東北大学医学部
秋田医学校	1879. 7.	甲種 (1883. 8)	廃校(1888. 3)	(—)
済生館医学校	1874. 1.	乙種 (1885. 1)	廃校(1888. 4) 私立病院	山形市立病院済生館
須賀川医学校 ／福島医学校	1879. 10.	甲種 (1884. 6)	福島移転(1881. 8) 廃校(1887. 3) 県立福島病院	公立岩瀬病院 福島県立医科大学

表 22-1　明治初期の公立医学校(坂井建雄「明治初期の公立医学校」〔2012 年〕より著者作成)

名称	設立	医学校通則	存廃	現在
〔関東地方〕				
茨城医学校	1879. 9.	乙種	廃校（1887） 茨木済生病院	（—）
栃木医学校	1876. 9.	（—）	廃校（1882） 県立栃木病院	（—）
群馬県医学校	1876. 5.	（—）	廃校（1881. 6）	（—）
埼玉医学校	1876. 1.	（—）	廃校（1879. 8） 埼玉県立病院	（—）
千葉医学校	1876. 10.	甲種 （1882. 10）	第一高等中学校医学部 （1887. 9）	千葉大学医学部
〔甲信越、北陸地方〕				
新潟医学校	1873. 7.	甲種 （1883. 8）	廃校（1888. 3） 新潟区病院	新潟大学医学部
富山医学所	1878. 11.	—	廃校（1881. 10） 富山病院	富山赤十字病院
金沢医学校	1871. 3.	甲種 （1884. 3）	第四高等中学校医学部 （1887. 8）	金沢大学医学部
福井医学校	1875.	乙種 （1884）	廃校（1888） 福井県立病院	福井赤十字病院
山梨学校医学科	1876. 5.	（—）	廃校（1883. 6） 山梨県病院	山梨県立中央病院
長野県医学校	1878.	乙種 （1882. 7）	廃校（1885. 6） 長野町外４ヵ町村公立病院	長野赤十字病院
〔中部東海地方〕				
岐阜県医学校	1875. 8.	乙種 （1883. 6）	廃校（1886. 7） 岐阜県病院	岐阜大学医学部
浜松医学校	1874.	（—）	廃校（1880） 県立浜松病院	（—）
愛知医学校	1873. 11.	甲種 （1883. 1）	存続	名古屋大学医学部
三重県医学校	1876. 9.	甲種 （1883. 6）	廃校（1886. 3） 三重県立病院	三重大学医学部
〔近畿地方〕				
京都府医学校	1872. 11.	甲種 （1882. 11）	存続	京都府立医科大学
大阪府立医学校	1873. 2.	甲種 （1882. 11）	存続	大阪大学医学部
堺県医学校	1874. 5.	—	廃校（1880. 9）	（—）
神戸医学校	1876.	甲種 （1882）	廃校（1888. 3） 県立神戸病院	神戸大学医学部
和歌山医学校	1876. 2.	甲種 （1883）	廃校（1887. 3） 和歌山県病院	日本赤十字社和歌山医療センター
〔中国、四国地方〕				
鳥取病院附属医学校	1884. 1.	乙種 （1884. 1）	廃校（1887. 1） 県立鳥取病院	鳥取赤十字病院
島根県医学校	1879. 7.	甲種 （1885）	廃校（1886） 県立松江病院	松江赤十字病院

たのは八校のみであった。しかし、廃校となった医学校の多くは、地域の中核的な病院としてなお存続した。その後の命運は地域によってさまざまである（表22－1）。

†明治一〇年代までの私立医学校

明治初期に民間の個人や共同の出資により各地に病院が作られるようになると、これらの私立病院でも西洋医学の教育が始められるようになった。佐藤尚中は大学東校を辞して有志とともに日本橋本町に博愛舎という診療所を開き（一八七二年）、翌年に神田練塀《ねりべい》町に病院を開設し、さらに新しい順天堂病院を現在の湯島の地に建設し移転した（一八七五年）。

順天堂医院には学生が集まって医学を学び、一八七五年から医師開業試験が行われるようになってからは、受験生が臨床医学の修練をするために順天堂に入塾した。また佐藤尚中の意を受けて門人の渡辺泰造《たいぞう》は、済衆舎開業願を都知事宛に提出し（一八七三年）、医学校の済生舎を浅草西鳥越に開いた。

文部省年報は一八七二年から毎年刊行され、その第四～八年報（一八七六～八〇年）には専門学校一覧表がある。多少の遺漏はあるものの、主要な医学校については情報が掲載されている。文部省第六年報（一八七八年）には、東京の私立医学校が四校掲載されている。

修文舎は田代基徳《もとのり》が神田練塀町に開いた家塾で、生徒数は二〇～三〇人程度で終始した。田代は緒方洪庵の適塾で蘭学を学び、幕府の医学所で塾頭を務めた。陸軍に出仕し（一八七四年）、師団軍医部長や陸軍軍医学校長を務めた。

明治医学社は、桐原真節《しんせつ》が湯島三組《みくみ》町に作った医学校で、一八七五年に家塾として始まった。一時は六〜八人の教員を雇って多くの学生を集め、一八七八年には二四八名の学生が学んだが、一八八一年に廃校となった。桐原真節は坪井信道から蘭学を学び、長崎でポンペと松本良順から最新の西洋医学を学んで、幕府の西洋医学所教授、東京大学医学部教授になり、東大病院の初代院長を務めた。

慶應義塾医学所は一八七三年に東京三田に作られた。福沢諭吉の発案によるもので、弟子の松山棟庵《とうあん》が校長となった。東京大学医学部で始められたドイツ語での医学教育に対抗し、英語による医学教育を行った。教科書としてはアメリカの医師ヘンリー・ハーツホールンの『医学の原理と実践要説』（一八六七年）などが用いられ、その翻訳書『華氏内科摘要』全一二冊（一八七二〜七五年）と『華氏病理摘要』全五冊（一八七五年）も用いられた。学生数は一八七七・七八年には一〇〇名を越えたが、設備に多額の費用がかかること、またドイツ医学が主流となって英米の医学を学んで医師開業試験に合格するのが難しいことなどから、一八八〇年に廃校となった。

済生学舎《さいせいがくしや》は長谷川泰《たい》が一八七五年に作った医学校である。当初は本郷元町（現在の順天堂大学の一画）にあったが、一八八二年には湯島（現在の東京ガーデンパレスの場所）に移転して、附属病院を併設した。自由放任主義の校風で、医術開業試験に合格するための準備教育を行い、一九〇三年の専門学校令が出て廃校するまで、約九六〇〇名の医師を育てた。学生数は一八七七年には七五人であったが、一八八〇年には二七〇人、一八八四年には五〇六人と増やしていった。

一八八七年頃に全国の公立医学校の多くが廃校になると、勉学の場所をなくした医学生が済生学舎に集まり隆盛を極めた。主要な教員として、山崎元脩《げんしゅう》は東京大学医学部卒（一八七六年）で新潟医学校校長（一八八〇～八三年）と済生学舎附属病院の蘇門《そもん》病院院長を務めた。長谷川泰の弟で山崎の同級生の長谷川順次郎は、後に栃木県立医学校長、茨城県立医学校長を務めた。石黒宇宙治《うちゅうじ》は東京大学医学部卒（一八七九年）で、海軍軍医となり舞鶴病院長を務め、初期には東京大学医学部の学生が講義を行ったこともある。

長谷川泰は多数の医学書を著訳しており、それらが済生学舎での授業にも用いられた。内科では『内科要略』全八冊（一八八〇～八四年）、『華氏病理摘要』上中下（一八七五年）、外科ではシュルツェ著『外科各論』上下（一八八二年）、小児科では『斯泰涅爾《シュタイネル》小児科』全六冊（一八七六年）、薬物学では『簡明薬物学』上下（一八八八～九〇年）などがある。

成医会講習所は現在の東京慈恵会医科大学の前身で、一八八一年に発足した。設立者の高木兼寛《かねひろ》は鹿児島藩医学校でウィリアム・ウィリスからイギリス医学を学び、海軍軍医となり（一八七二年）、イギリスに留学した（一八七五〜八〇年）。松山棟庵とともに成医会講習所を開設し（一八八一年）、一八八二年から海軍医務学舎で授業を行っていた。

明治二〇年以後の医学教育

一八八八年の時点で、官公立の医学校としては帝国大学医科大学が一校、高等中学校医学部が五校、公立医学校三校の計九校があり、これらの医学校を卒業すれば無試験で医師になることができた。私立の医学校としては済生学舎と成医会講習所などがあり、医術開業試験に合格すれば医師になることができた。五つの高等中学校は高等学校になり（一八九四年）、その医学部は独立して医学専門学校に改称された（一九〇一年）。また京都に第二の帝国大学が設立されると、それまでの帝国大学は東京帝国大学と改称され（一八九七年）、京都帝国大学医科大学が新たに開設された（一八九九年）。私立では、一八九六年に熊本医学校（後の熊本大学医学部）が開設された。一九〇一年に盛岡に岩手医学校が設立されたが、短命で一九一二年に閉校する。

一九〇三年に専門学校令が公布された。この勅令では帝国大学・高等学校・高等師範学校以外のすべての高等教育機関を専門学校として位置づけ、私立専門学校にも庇護と統制を及ぼすものであった。同時に公立私立専門学校規定が公布され、認可を得るために適切な校地・校舎などの物的条件の他に、教員資格、学則に規定すべき事項などの条件が細かく定められた。条件を満たさない場合には専門学校を名乗ることが許されず、各種学校として扱われた。

一九〇五年には医師免許規則が改正され、私立専門学校にも無試験で医師免許授与の特典が与えられることになった。これにより私立医学校は、官公立の医学校と同様に卒業をすれば医師免許を得られる専門学校になることができるが、そのためには、校地や校舎などの物的条件を満たす他に、学則や教員資格などの条件整備が求められることになった。済生学舎はこの条件を満たすことを断念して廃校し、在校生たちは新たに設立された私立日本医学校（後の日本医科大学など）で勉学を続けた。一九〇三年に福岡に京都帝国大学福岡医科大学が開設されて、帝国大学医科大学は三校になった。

一九〇六年に医師法が施行され、医師の免許資格が積極的に規定された。医師となるには一定の資格を有し内務大臣の免許を受けることとされた。その資格としては、①帝国大学医学科又は官立・公立もしくは文部大臣の指定した私立医学専門学校の卒業者、②医師試験に合格した者、ただしその受験資格として前記以外の医学専門学校又は外国医学校で四年以上の医学課程を修了すること、③外国の医学校卒業ないし医師免許で一定の要件を備えた者、とされた。

また一九一四年に医術開業試験を廃止しそれに代わって医師試験を行うことが予定されたが、実際には一九一六年になって廃止された。こうしてどこで医学教育を受けたかを問わず医術開業試験のみで医師になる道はなくなり、医師になるためには国によって認められた医科大学も

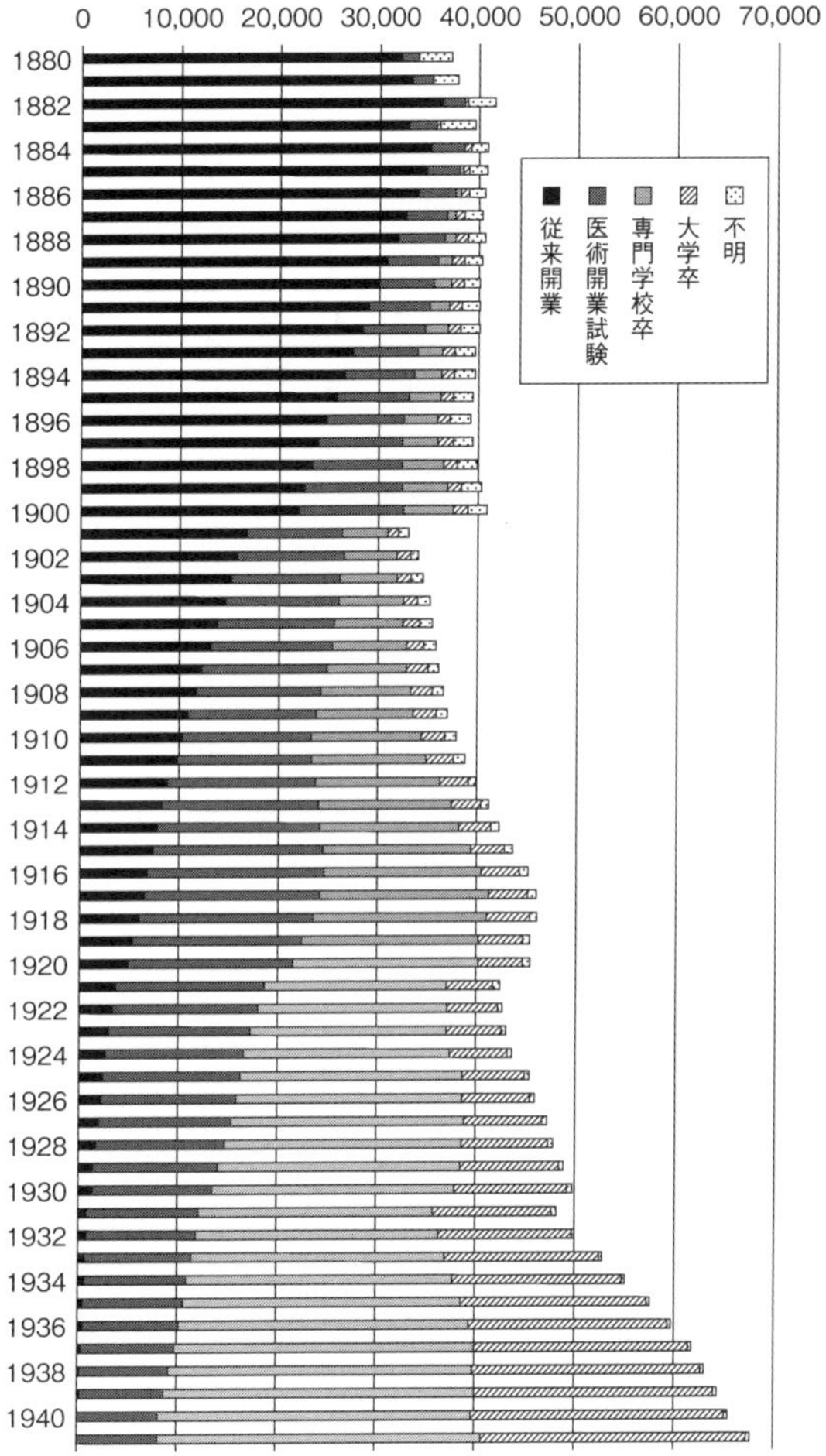

図 22-1　明治から戦前期における医師の免許資格と医師数の推移
(厚生省医務局編『医制百年史』〔1976 年〕のデータより著者作成)

しくは医学専門学校を卒業することが必要になった。一九一〇年には官立の新潟医学専門学校が設立され、官立の医学専門学校は五校になった。

一八七四年の医制においては医師の資格を得る条件が定められた。医学教育の課程を修めて臨床経験を有することが原則とされ、①大学医学部（東京大学の正規の課程など）ないし②医学専門学校（東京大学医学部の別課、一八八二年以後の甲種医学校など）を卒業して医師資格を得るか、③試験（一八七五年から府県による医師開業試験、一八八〇年から全国統一の試験）を受けて開業の免許を得ることが認められ、また④従来開業の者には実績を考慮して開業の免許が与えられた。

こうして明治時代の医師の資格には四種類のものが混在することになった。当初は従来開業の者が大半で、内訳が初めて明らかになった一八八四年では八三％を占め、次いで試験合格が七・八％、大学卒が一・二％、専門学校卒が〇・二％であったが、明治末の一九一二年では試験合格が三六・六％、専門学校卒が二九・八％、従来開業が二一・七％、大学卒が七・三％になっている。

†明治期の疾患と医療

漢方を中心とする江戸時代までの医学ではさまざまな病名が用いられていたが、その多くは一八世紀までの西洋医学の病名と同様に症状に相当するものだが、現在の病名とは意味や概念がしばしば異なっていた。「卒中」「癲癇」「眩暈《めまい》」「嘔吐」「咳嗽《がいそう》」などは現在でも通じるが、「癇癪《かんしやく》」は慢性の消化不良で腹が膨らむ状態、「疳熱《かんねつ》」は疳の虫による発熱、「腎虚《じんきよ》」は性欲減退、「疝癪《せんしやく》」は胸や腹の差し込むような痛みを意味していた。

このように疾患の概念が現在と異なっていた江戸時代においても、いくつかの伝染病は激しい症状を起こし死の危険があるために、明確に認識され恐れられていた。天然痘は八世紀の『続日本紀』では「豌豆瘡《わんずかさ》」、平安時代には「皰瘡《もがさ》」、江戸時代からは「痘瘡」と呼ばれていた。麻疹は一〇世紀の『扶桑略記《ふそうりやつき》』に「赤斑瘡《あかもがさ》」と書かれ、鎌倉時代からは「はしか」、江戸時代には「麻疹」とも呼ばれた。

梅毒は一六世紀に日本に入り、「黴瘡《ばいそう》」と呼ばれた。コレラは一九世紀になって世界的に流行し、日本には一八二二年に入ってきた。進行が早く二～三日で死亡するために恐れられ、「虎狼痢《ころり》」と呼ばれた。結核は感染部位によってさまざまな症状を起こすことから単一の疾患とは認識されず、「労咳」や「瘰癧」などと呼ばれていた。

幕末から明治にかけて日本にもたらされた西洋医学は、伝染病への対策と外傷の治療において、漢方医学よりも優れていた。コレラは一八二二年に日本で一度流行したが、幕末の一八五八年夏に再び日本を襲い、長崎から進入してまたたく間に江戸にまで広がった。

このとき長崎で医学を教えていたポンペは、コレラの進入を予測し、キニーネと阿片の配合剤を服用し入湯する治療を行い、長崎奉行に魚類や野菜の食用禁止による対策を提言して、コレラの予防と治療に大いに貢献した。戊辰戦争においては、松本良順や関寛斎《せきかんさい》などポンペの下で学んだ医師たち、ウィリアム・ウィリスらの外国人医師が戦傷の治療に大いに貢献し、外科治療における西洋医学の優位性は明らかになった。

明治政府は一八六九年に軍事を司る兵部省《ひょうぶしょう》を設置し、医務・衛生を統括する軍医寮が置かれた。兵部省は一八七二年に廃止され、陸軍省と海軍省が設置された。陸軍では東京に陸軍本病院、東京以外の五つの鎮台《ちんだい》(仙台、名古屋、大阪、広島、熊本)に合わせて鎮台病院が整備され、後に衛戍《えいじゅ》病院、陸軍病院と改称された。海軍では一八七一年に海軍病院が芝高輪御殿山《ごてんやま》に開設され、場所を高輪西台町に移し、海軍本病院(一八七六年)、東京海軍病院(一八八〇年)と改称された。東京以外では横浜海軍仮病院が一時的に設置された(一八七〇~七一年)他に、横須賀海軍病院(一八八〇年)、佐世保・呉海軍病院(一八八九年)、舞鶴海軍病院(一九〇一年)が開院した。

明治初期にはまず官立と公立の病院が全国に作られて、西洋医学による医療を全国に広めていった。一八七七年頃には、ほぼすべての府県に病院が行きわたった。一八七六年以後に東京大学医学部の卒業生が各地の医学校と病院に赴任して、全国の公立病院はさらに充実し数も増えていった。

一八八一年頃から松方正義大蔵卿による緊縮財政によって、官公立の病院数は減少傾向になり、とくに一八八七年の勅令第四八号により府県立医学校の多くが閉鎖され、公立病院も大きな影響を受けて、明治末までその数は次第に減少した。それに代わって私立の病院が次々と設立され、日本の医療需要をまかなうようになった。それらの病院の院長などの役職は、東京大学医学部を卒業した医学士や外国で学位をとった医師たちが務めるようになった。

明治期の医療においては、伝染病の流行を抑えることが重要な課題であった。とくにコレラは一八七七年に廈門《アモイ》で流行し、同年に日本にも広まって約一万四〇〇〇人が罹患し約八〇〇〇人が死亡した（死亡率五八％）。さらに一八七九年の大流行では患者約一六万三〇〇〇人、死亡者約一万六〇〇〇人に達した。

これを契機に伝染病予防規則（一八八〇年）が布告され、コレラ、腸チフス、赤痢、ジフテリア、発疹チフス、天然痘の六疾患が法定伝染病と定められた。コレラはその後も一八八二、八六、九〇、九五年と数年おきに流行を繰り返し、他の伝染病に比べて死亡率が著しく高い（六七・五％）のが大きな脅威であった。赤痢は一八八三年頃から患者数が増えて、明治期において最も患者数の多い法定伝染病であった。それに次いで患者数の多いのは腸チフス、第三位はコレラであった。

法定伝染病の六疾患以外に、明治期の日本人の健康と生命を脅かしたさらに重要な疾患は、結核と脚気《かっけ》であった。日本帝国人口動態統計および日本帝国死因統計から一八九九年以後の主要疾患による死亡数が報告されているが、これによると一八九九〜一九一二年の一四年間で最大の死亡原因は肺結核であり、毎年七万人以上が肺結核で亡くなっている。結核菌は一八八二年にコッホによって発見されたが、一九四四年に抗生剤のストレプトマイシンが発見されるまで効果的な治療法はなく、昭和二〇年代まで国民病として恐れられた。

脚気は一九世紀に軍隊や刑務所などでよく見られ、また日本、マレー諸島、ブラジルの一部に頻発する風土病であった。とくに日本では明治になってから都市部や港町など、また海軍と陸軍で流行した。海軍軍医の高木兼寛は英国留学中（一八七五〜八〇年）にヨーロッパに脚気がないことを目撃して脚気について研究し、脚気の発生状況が食物と関係することから、海軍の兵食を洋食あるいは麦飯に変更して脚気を消滅させることに成功した（一八八四〜八五年）。高木は食物中のタンパク質の不足が脚気の原因であると考え自説を発表したが、根拠が少なく理論が粗雑であることから批判を受けた。

その一方陸軍軍医総監の石黒忠悳《ただのり》は、脚気が伝染病であると思い込んで麦飯に反対し、そのため陸軍では兵食改革が進まず、日清戦争と日露戦争で大量の脚気患者を発生するに至った。石黒の部下である森林太郎（鷗外）も高木の説を批判するなど、脚気についての論争は日本の医学界を巻き込んで激しく混乱した。

オランダ人の医師クリスティアーン・エイクマンはニワトリの脚気が貧弱な食事によって生じることを証明し（一八九七年）、イギリスの化学者フレデリック・ホプキンスは食物中に含まれるビタミンが不可欠な栄養素であると提唱した（一九一二年）。二人は一九二九年にノーベル生理学医学賞を受賞した。

†明治期の医師の動向

医制（一八七四年）により、従来から開業していた医師には申請により一代限りの開業資格が認められたが、新たに医師になる者は医術開業試験を受けて合格するか、大学で医学を学んで卒業することが必要になった。医師試験規則（一八七九年）によって試験の内容が全国で統一され、試験科目は理学、化学、解剖学、生理学、病理学、薬物学、内科学、外科学と定められた。この医師資格制度により、医師になるためには西洋医学を学ぶことが求められ、漢方医が新たに育つことは困難になった。

この状況に危機感をもった漢方医たちは、漢方医学を存続させるための運動を始めた。当代の名医といわれた浅田宗伯《そうはく》など六人の漢方医が一八七五年に集まって漢方六科を選定し、これを医術開業試験の科目とするよう運動を行った。一八七九年三月に、東京在住の漢方医四人の発起により六〇人の漢方医が集まって温知社を結成し、毎月集会を開き『温知医談』という雑誌を発行することになった。

また名古屋では同年に旧尾張藩医の浅井樺園《かえん》と国幹《こっかん》の親子らが中心となって愛知博愛社が結成され、翌年に官許を得て愛知専門皇漢医学校を設立し、漢方医学の授業を始めた。漢方医は皇室の信頼が厚かったことから、明治天皇の内意により脚気病院を作り、そこで西洋医と漢方医が治療して成績を比較することも行われた。しかし医師免許規則と医術開業試験規則（一八八三年）などにより医師資格制度はさらに整備されて漢方医の存続は困難になり、温知社は解散して（一八八七年）、漢方医学の存続運動は挫折した。

帝国議会が開設された（一八九〇年）のを機に、漢方医に味方する議員たちが医師免許規則を改正する運動を始めて、第七臨時帝国議会（一八七四年）に漢方医側から出された「医師免許改正法案」が提出された。この法案は第一読会を通過したものの、翌年の第八通常議会で否決された。宮廷医を務め、漢方医のリーダーと目された浅田宗伯も一八七四年に死去して、漢方医学の存続運動は終えることとなった。

西洋医学を学んだ医師たちも帝国議会が開設された頃には数が増えてきて、政治的な発言力を確保するために結社を作ろうとする動きが始まった。その嚆矢となる大日本医会は一八九三年に結成され、高木兼寛を理事長として長谷川泰、長与専斎、佐藤進ら医事衛生の近代化に取り組んできた医師たちが理事となり、毎年大会を開いて医政問題について決議や建議を行った。

第四回大会では「医士法案」を決議し、第一〇回帝国議会（一八九七年）に提出したが、会期末で審議未了となった。

この法案は法的団体として医士会を各地に置いて、医師社会を取り締まりかつ権利擁護を目指すものであった。政府はこの法案に対して肯定的で、中央衛生会に「医師会法案」という政府案を諮問したが、大学を代表する青山胤通《たねみち》や森林太郎らが医師の水準がいまだに低いことを理由に反対して、政府案は却下された。

大日本医会では法案の名称を「医師会法案」に変えて、第一三回議会に提出した（一八九八年）。一方、大学で教育を受けた医師たちは、医術開業試験に合格した医師たちを学問水準が低いと批判しており、大日本医会の法案に対して激しい反対運動を行った。その結果、法案は大幅に修正されて衆議院を通過したものの貴族院で否決され、廃案となった。法案が否決されたために、大日本医会は会員が離反して衰退した。

これに対して医師会法案に反対した大学派の医師たちは、明治医会を発足させた（一八九九年）。また関西聯合《れんごう》医会が新たに結成され、東京医会の会長に北里柴三郎が就任して、大日本医会に代わる政治勢力となった（一九〇一年）。この三つの勢力は結集し、北里柴三郎を議長として帝国聯合医会を結成し（一九〇三年）、「医師法案」の作成に取り組むことになった。

日露戦争とその戦後処理のために世情が騒然となり、議会への法案提出は滞ったが、第二二回通常議会（一九〇六年）に明治医会と帝国聯合医会からそれぞれ医師法案が提出された。両案はほぼ同内容であり、すりあわせと修正を行って、両議院を通過し成立した。医師法の主眼は、①医師の資格を一定の医学校の卒業生のみに与え、不完全な医師を養成する医術開業試験を八年後に廃止すること、②医師会を設立するが、強制加入ではないこと、③医師の品位および懲罰の規定を設けること、であった。

医師法に基づいて、道府県の医師会と郡市区の医師会が全国に設立されるようになった（一九〇七〜〇八年）。全国の開業医の組織となる大日本医師会が一九〇六年に設立され、現在の日本医師会の前身となった。また医師法で予定された医術開業試験の廃止は、予定より二年遅れて一九一六年に行われた。これ以後医師になるためには、医科大学と医学専門学校で学んで卒業することが必要になった。

第23章　二〇世紀以後——医学教育と医療の諸相

†明治末から終戦まで

日本の医学・医療は明治初期にドイツから移入され、東京大学医学部の卒業生を通して全国の医学校・病院に広まった。明治時代を通じて官公立の病院は限られており、医学校や医術開業試験で資格を得た医師たちが開業し、民間の病院が医療を担っていた。二〇世紀に入る頃までに、ドイツから移入された医学教育と医療は日本流にアレンジされて定着していた。

(1) 医学教育と医師資格

一九〇三年に専門学校令が公布された。この勅令では帝国大学・高等学校・高等師範学校以外のすべての高等教育機関を専門学校として位置づけ、私立専門学校にも庇護と統制を及ぼすものであった。同時に公立私立専門学校規定が公布され、認可を得るために適切な校地・校舎などの物的条件の他に、教員資格、学則に規定すべき事項などの条件が細かく定められた。条件を満たさない場合には専門学校を名乗ることが許されず、各種学校として扱われた。一九〇五年には医師免許規則が改正され、私立専門学校にも無試験で医師免許授与の特典が与えられることになった。

一九〇六年に医師法が施行され、医師の免許資格が積極的に規定された。医師となるには一定の資格を有し内務大臣の免許を受けることとされた。その資格としては、①帝国大学医学科または官立・公立もしくは文部大臣の指定した私立医学専門学校の卒業者、②医師試験に合格した者、ただしその受験資格として前記以外の医学専門学校又は外国医学校で四年以上の医学課程を修了すること、③外国の医学校卒業ないし医師免許で一定の要件を備えた者、とされた。

医師法によって医術開業試験の廃止と医師試験の導入は予告されていたが、医術開業試験は予定よりも遅れて一九一六年に廃止された。これ以後、医師の資格を得るためには、官立、公立および文部大臣の指定を受けた私立の医学専門学校を卒業するか、それ以外の私立の医学専門学校を卒業して医師試験を受けて合格する必要があった。私立の医学校は専門学校の認可をまず受けて卒業生の医師試験受験資格を確保する必要があり、さらに文部大臣の指定を受けて試験免除の指定資格を得ることが目標となった。

この頃大阪医学校長の佐多愛彦《さたあいひこ》はドイツ留学の経験をもとに、医師養成は学問の府たる大学で一元化して行われるべきであるとして「医育一元論」を主張した。一九〇九年には東京帝大医科大学教授の大澤岳太郎《がくたろう》、入沢達吉《いりさわたつきち》らとともに医育統一を求める建議を文部大臣に提出した。一九一八年に大学令が公布されて、帝国大学以外の官立・公立・私立の大学や、総合大学ではない単科の大学も認められることになった。これにより医学専門学校が大学に昇格する道が開かれた。それに先立って大阪府立医学校は一九一五年に大阪医科大学と改称することを許され、大学令により正式に大阪医科大学となった。

　大学での医学教育を主張する医育一元論に対して、私立の医学校の関係者たちは実践的な医師の育成を医学専門学校で行うことを主張した。一九三〇年頃までに、帝国大学医学部が増設され、医学専門学校が大学に昇格する一方、私立医学専門学校の創設も行われて、わが国の医学校が量的にも質的にも充実していった。

　一九三七年の日華事変の勃発と戦域の拡大によって軍医として応召されるものが増加し、医師の増員が急務となった。一九三九年に陸軍省・海軍省・厚生省の発起により、各帝国大学医学部と官公立医科大学宛に三カ年の期限つきで臨時附属医学専門学校の設置が要請され、一九三九年五月に、帝国大学七校と官立医科大学六校に臨時附属医学専門部が附置された。さらに、一九四二年頃より一九四五年の終戦の直前までの間に、公立と私立の医科大学に附属医学専門部が附置された。また医学専門学校が各地に新設され、国立の医学専門学校が六校と公立の医学専門学校一八校が設立された。私立では順天堂医学専門学校が一九四四年に開校した。また医学教育の教育年限にも若干の短縮が行われた。

日本の海外進出に伴って、その統治下に入った台湾、朝鮮、樺太《からふと》にも医学校が設置された。実質的に日本の支配下にあった満州・関東州でも五校の医科大学があり、また官立旅順医学専門学校も日本人を含む卒業生を送りだしていた。これら外地の医学校を卒業した者は、戦後になってそのままでは日本の医師免許を得られなかった。朝鮮・台湾・満州で地域や期間を限定しない医師免許を得た者には、医師試験委員の銓衡《せんこう》によって医師免許が与えられたが、そうでない者には医師国家試験予備試験に合格した上で一年以上の実地修練を受け、医師国家試験を受験する道が開かれた。

(2) 医療の提供体制

明治の後半期から第二次世界大戦終了まで、日本の病院の大多数は私立病院であり、官公立の病院はきわめて少なかった。一九〇九年の病院八四九院の内訳は、官立五院、公立九二院、私立七九三院であった。これ以外に陸軍医学校と内地の一八師団に計七七の衛戍病院と、海軍の四つの鎮守府にそれぞれ海軍病院があった。戦前期の医療提供は主に民間の医師の手に委ねられており、国は市民の医療にほとんど財源をかけていなかった。医制(一八七四年)では、自由開業制が規定されており、戦前期には医師が制約なく自己の採算によって医療を提供していた。

一九〇六年に医師法が制定され、郡市および道府県の医師会が設置できるようになった。全国的な医師会は一九一六年に大日本医師会として発足し、初代会長に北里柴三郎が就任した。一九二三年には医師法が改正されて公法人としての日本医師会が発足した。

(3) 医療の費用負担

民間病院の運営は患者が支払う治療費でまかなわれ、診療代金は自由価格であるが医師会が決めた規定報酬に準じていた。第一次世界大戦（一九一四～一八年）の好景気で工業が発展し労働者が急増して、労働者を対象とした健康保険法（一九二二年制定）が一九二七年に施行された。また一九三〇年代から東北地方の大凶作や農村の窮乏が深刻化し、農民などを対象とした国民健康保険法が一九三八年に制定・施行された。しかし健康保険の適用除外である零細企業の労働者とその家族や、国民健康保険を実施していない市町村の住民は、公的保険のない状態に置かれていた。

(4) 看護師とコメディカル

日本での最初の看護婦養成は、有志共立東京病院看護婦教育所で高木兼寛が招いたアメリカ人看護婦メアリー・エラ・リードによって始められた（一八八五年）。それに続いて京都の同志社病院京都看病婦学校（一八八六年）、東京の櫻井女学校付属看護婦養成所（一八八六年）、帝国大学医科大学附属第一医院看病法講習科（一八八九年）でも始められ、日本赤十字社が看護婦養成規則を定めて一八九〇年から日赤病院で看護婦養成を開始し、全国の支部にも看護婦養成を広げていった。戦前には産婆規則（一八九九年）、看護婦規則（一九一五年）、保健婦規則（一九四一年）が定められたが、いずれも法的根拠のない規則であった。国民医療法（一九四二年）では、保健婦・看護婦・産婆は、医師や歯科医師と並んで医療関係者と規定された。

†終戦から一九八〇年頃まで

（1）医学教育と医師資格

終戦後に連合軍総司令部（GHQ）公衆衛生福祉局長クロフォード・サムスの指導により衛生行政の広範な改革が行われた。医師の制度に関しては、実地修練制度（インターン制度）と国家試験制度が実施された。これは戦時中に行われた医学校の急増設、教育期間の短縮などにより教育内容が低下したことおよび欧米諸国の資格水準の向上といった状況に対処するものであった。

①医師国家試験を新たに設け、新たに医師となる者はすべてこの試験に合格することが必要

とされた。②従来の医師試験は医師国家試験予備試験に代えられ、その受験資格は文部大臣の指定を受けない私立の医学専門学校の卒業者、外国の医学校卒業者又は外国の医師免許取得者で厚生大臣が適当と認めた者であった。③医師国家試験の受験資格として、大学または官公立および文部大臣の指定した私立の医学専門学校を卒業、または国家試験予備試験合格の後に、一年以上の診療および公衆衛生に関する実地修練を経ることが要件とされた。医師国家試験の第一回は一九四六年に部分的に行われ、一九四七年に全国的な医師国家試験が始まった。

学校教育も戦後になって改革された。一九四七年に教育基本法と学校教育法が公布され、小学校六年・中学校三年・高等学校三年・大学四年（医学部は六年）の新しい学制が始まった。それまでの専門学校は新制の大学に含められることになった。医学専門学校は施設・設備および医学教育の水準が多様であったために、大学昇格の可能性を調査・判定されることになり、旧制の医科大学ないし医学部に昇格し、次いで新制大学に転換したものが多いが、一部は大学に昇格できずに廃止された。

一九四八年に医師法が公布され、医師国家試験の受験要件として文部大臣の認定した大学を卒業し一年以上の実地修練を行うことが定められた。一九四九年の国立大学設置法により新制国立大学が発足した。医師の資格を得るためにはこれまで複数のコースがあり、医学教育の水準や資格の要件も多様であったが、ここで初めて医科大学での六年間の学習を経て、医師国家試験に合格するという共通の基準によって、医師の資格が付与されることになった。

一九六〇年代から大学医学部を卒業後一年間の実地修練生（インターン）の地位と身分の不明確さが問題となった。実地修練病院の指導体制が整っておらず、実地修練生に対し生活基盤を保証する措置がなかったためである。一九六七年にはインターン制度完全廃止を求める学生運動が活発になり、その年の医師国家試験では八〇％ほどの学生が受験をボイコットするなど大きな社会問題となった。一九六八年に医師法が改正されてインターン制度は廃止され、大学の医学部を卒業した者はただちに医師国家試験を受験することができるようになり、これに代わって研修医制度が始まり、医師は免許を取得した後も二年以上臨床研修を行うよう努めることとなった。

戦後に医学専門学校が新制大学に昇格して以後、医師数が過剰であるとの認識のもと、医科大学の新設は抑制されていた。一九六一年の国民皆保険制度発足から医療需要が急速に拡大し、一九六三年度から医科大学の定員増が図られるようになった。一九七〇年の秋田大学医学部の開設をきっかけとして、その後一〇年ほどの間に国立および私立の医科大学が急激に新設され、最後に琉球大学医学部が一九八一年に開学した。

医学教育の基礎となる人体解剖は、戦前までは関連病院での病死体などを解剖学教室が隠密裏に入手して行われていたが、一九四九年の死体解剖保存法により初めて人体解剖に法的な裏

①戦前の帝国大学から	・国立（7 校）：東京大学、京都大学、東北大学、九州大学、北海道大学、大阪大学、名古屋大学
②戦前の医科大学から	・国立（6 校）：新潟大学、岡山大学、千葉大学、金沢大学、長崎大学、熊本大学
	・公立（1 校）：京都府立医科大学
	・私立（4 校）：慶應義塾大学、東京慈恵会医科大学、日本医科大学、日本大学
③戦前の医学専門学校から	・国立（12 校）：東京医科歯科大学、弘前大学、徳島大学、鳥取大学、群馬大学、信州大学、広島大学、鹿児島大学、神戸大学、岐阜大学、山口大学、三重大学
	・公立（7 校）：札幌医科大学、福島県立医科大学、横浜市立大学、名古屋市立大学、大阪市立大学、和歌山県立医科大学、奈良県立医科大学
	・私立（9 校）：東京女子医科大学、東京医科大学、東邦大学、昭和大学、順天堂大学、大阪医科大学、関西医科大学、久留米医科大学、岩手医科大学
④ 1970 年代の新設	・国立（18 校）：秋田大学、筑波大学、山形大学、愛媛大学、宮崎大学、旭川医科大学、浜松医科大学、滋賀医科大学、富山大学、島根大学、高知大学、大分大学、佐賀大学、福井大学、山梨大学、香川大学、琉球大学、防衛医科大学校
	・私立（16 校）：北里大学、杏林大学、聖マリアンナ医科大学、帝京大学、埼玉医科大学、獨協医科大学、東海大学、愛知医科大学、藤田医科大学、金沢医科大学、兵庫医科大学、近畿大学、川崎医科大学、福岡大学、自治医科大学、産業医科大学
⑤ 2010 年代の新設	・私立（2 校）：東北医科薬科大学、国際医療福祉大学

表 23-1　日本の医科大学（医学部）の由来

付けが与えられた。この法律では、解剖は遺族の承諾を受けて行うべきこと（遺族がいない場合には市町村長から交付を受ける）、および解剖を行う条件として適切な目的（医学の教育または研究に資する）、資格（医学に関する大学の解剖学・病理学・法医学の教授または助教授）、場所（医学に関する大学のとくに設けた解剖室）、取り扱い上の注意（死体への礼意を失わない）が定められた。一九五五年頃から自らの死後の身体を医学の解剖のために提供しようという献体篤志家が全国各地に献体団体を結成した。日本解剖学会と全国の大学は献体団体と協力して篤志解剖全国連合会を設立し（一九七一年）、献体の普及啓発の運動を行っている。

(2) 医療の提供体制

第二次大戦中に多くの医療施設が破壊・閉鎖されて、戦後の医療状況は悲惨なものであった。占領軍から旧日本軍の陸海軍病院が返還され（一九四五年）、厚生省はこれを国立病院・国立療養所として国民一般に開放して医療施設の不足を補った。都道府県や市町村による公立病院については、医療法（一九四五年）で施設基準が定められ、設置費用に対して国庫補助が行われるようになった。国庫補助の対象は、日本赤十字社、済生会、厚生連（厚生農業協同組合連合会）などの公的医療機関にも拡大された。

一九五〇年から朝鮮戦争を契機として経済が回復して、公的な医療機関は徐々に復興していった。民間病院については、一九五〇年の医療法の改正により医療法人制度が設けられて資金調達が容易になり、都市部を中心に民間病院の開業が進んだ。

病院の開設が進む一方で一九六〇年代から医療機関の濫立と偏在が問題となった。一九六〇年に発足した医療金融公庫は、医療機関が不足している地域での病院・診療所の新築に低利融資を行った。一九六二年の医療法の改正では、医療機関不足地域における国と地方公共団体による病院・診療所整備の努力義務が定められるとともに、公的病院の病床規制の制度が導入された。

(3) 医療の費用負担と老人福祉

戦前に発足した国民健康保険制度では、健康保険に加入できない人たちが存在した。国民健康保険法の全面改正(一九五八年)では国民健康保険への強制加入が規定され、一九五九年に施行、一九六一年に市町村に対して義務化され、国民誰もが一定の自己負担で必要な医療を受けられる国民皆保険制度が確立した。当初の患者の自己負担率はおおむね五割であったが、一九七三年には三割負担が原則となり、また高額療養費支給制度が創設されて自己負担分の一定額(月額三万円(当時))を超える分が支給されるようになった。

一九六〇年代には高齢者が増加し、また社会・家族形態の変化もあって、高齢者の福祉を推進するために老人福祉法（一九六三年）が制定された。ここで新たに作られた特別養護老人ホームでは、経済的な状況にかかわらず心身の障害のために常時介護を必要とする高齢者を養護した。一九六九年から東京都と秋田県が老人医療費の無料化を行い、それがほぼ全国で追随されたのを受けて、老人福祉法が改正されて老人医療費支給制度が始まった（一九七三年）。これにより七〇歳以上の高齢者では医療保険の自己負担分が公費から支給されるようになり、高齢者の受療率は大幅に増えたが、介護サービスを必要とする高齢者が入院を選択するという社会的入院の問題も生じた。

（4）看護師とコメディカル

一九四七年に政令として保健婦助産婦看護婦（甲種・乙種）令が交付され、看護婦などを独立の神聖な業務に携わる人と規定した。一九四八年の保健婦助産婦看護婦法（現在は「保健師助産師看護師法」）では、看護の教育機関は文部・厚生両大臣の指定を必要とし、組織的教育の後に国家試験に合格して資格免許が与えられることとされた。この法律では正規の看護婦（甲種看護婦）の他に乙種看護婦が規定され、これは簡略な課程を学んで都道府県知事から免許を受け業務に制限があった。一九五一年の法改正で乙種看護婦は廃止されたが、看護婦の需要が高く人員を確保するために中卒後に二年の課程で資格の取れる准看護婦が発足し、准看護婦から看護婦への道を拓く二年課程の進学コースが開設された（一九五七年）。

戦前から戦後にかけての病院看護では、家族が入院患者の寝具や食事を調達し、付添を雇って世話をしているのが実態で、看護婦は主に医師の診療介助を担当していた。このような状態を改善するために厚生省保険局は一九五〇年に完全看護を導入し、看護婦が看護補助者の協力を得て患者の看護を行い、家族などの付き添いを不要にすることとした。しかし医療法で定められた看護要員数（患者四対看護職員一）では過重な負担となること、また「完全看護」という言葉からの誤解も生まれていた。一九五八年に社会保健医療制度の標準的入院サービスの導入に伴って「基準看護」と名称を変更したが、基準看護の承認を受けた保健医療機関は二七％であった。

†一九八〇年代以降

(1) 医学教育と医師資格

医学教育に関わる制度変更として、一九九一年の大学設置基準の改正により、授業科目の開設や教育課程の編成が自由化され、大学の責任のもとに行われることになった（いわゆる大綱化）。文部科学省主催の医学・歯学教育の在り方に関する調査研究協力者会議から、二〇〇一年に「医学教育モデル・コア・カリキュラム」が提示され、各医科大学でカリキュラム改革が進められた。またこのモデル・コア・カリキュラムの到達目標に準拠した臨床実習開始前の全国的に共通な標準評価試験である共用試験（CBTおよびOSCE）が、二〇〇二年から試行され、二〇〇五年から正式実施されている。卒業後の臨床研修は二〇〇四年度から必修化され、多くの新人医師が大学病院を離れて一般病院で臨床研修を行うようになった。共用試験の合格者がスチューデント・ドクターと認定されるようになり（二〇一四年）、医学生が臨床実習を行うための要件となって、共用試験は実質的に第一段階の医師資格試験となった。

アメリカでは医師免許取得の第一段階である米国医師免許試験（USMLE）の受験に際しアメリカ医科大学協会（AAMC）または世界医学教育連盟（WFME）の基準により認証を受けた医学部を卒業することが二〇二三年から必須となった。これに合わせて日本医学教育評価機構（JACME）が発足し、医科大学の認証評価が始まった（二〇一六年）。

医師の不足が社会的な問題となり、医学部の定員増が図られるようになった。二〇〇八年には医師不足が深刻な一〇県に一六八人、二〇〇九年には六九三人が増員された。二〇一〇年から二〇一七年まで地域の医師確保（地域枠）のために六〇二人、研究医養成（研究医枠）のために四〇人が増員されている。さらに二〇一六年と二〇一七年の新医学部増設も含めて、定員総数は二〇〇七年までの七六二五人から、二〇一七年には九四二〇人となった。

篤志解剖全国連合会による献体の普及・啓発活動が実って、一九八二年度から献体者に対して文部大臣（現在は文部科学大臣）からの感謝状が贈呈され、一九八三年には「医学および歯学の教育のための献体に関する法律」（献体法）が成立・施行された。この頃から献体登録者が急速に増加し、解剖体に占める献体の比率は九九％に達している。献体による解剖体を用いて人体解剖実習を行えることは、社会に役立とうという献体者の意志やそれを許諾する遺族の寛容を医学生が学ぶことになり、倫理的な教育にも役立っている。また、献体による解剖体の利用は、コメディカルによる解剖見学・実習、臨床医による手術手技の修練にも広げられている。

(2) 医療の提供体制

我が国の病床数は一九八〇年代半ばまでにほぼ量的に確保されていたが、地域的に偏在しており、医療施設の機能分担が不明確であるという問題があった。そのため一九八五年に第一次医療法改正が行われ、都道府県ごとに医療計画を策定し、地域における体系だった医療体制を目指すことになった。この改正では、それまでの公的病院の病床規制に加えて、都道府県知事は二次医療圏（人口二〇万人未満、全国に三四四圏、二〇一三年現在）単位で必要病床数を設定し、それを上回る病床の開設・増床に対して勧告ができるようになった。これにより病床数の伸びに歯止めがかかった。

一九九二年の第二次医療法改正では、「特定機能病院」と「療養型病床群」が制度化された。

特定機能病院には高度の医療サービスの提供、高度の医療技術の開発能力などの機能を有し主に大学病院が指定され、他の病院や診療所からの紹介患者を受け入れることとされた。療養型病床群は、主として長期にわたり療養を必要とする患者のための療養環境をそなえた病床群である。

一九九七年の第三次医療法改正では、地域医療支援病院が制度化され、地域医療の体系化が図られ、またインフォームド・コンセントが努力義務とされた。二〇〇〇年の第四次医療法改正では、その他の病床（精神病床、感染症病床、結核病床以外）を慢性期の患者の療養に適した療養病床と医師・看護師の配置を厚くした一般病床とに区分した。

二〇〇六年の第五次医療法改正では、医師不足問題に対応するために医療に関する情報提供の促進、医療計画制度の見直し（基準病床数）を行った。二〇一四年の第六次医療法改正では、医薬品・医療機器の開発を促進するための臨床研究中核病院を定め、増加する高齢者の医療・介護を確保するために地域医療構想を策定した。

(3) 医療費と老人福祉

老人医療費の無料化以後に老人医療費が著しく増大し、オイルショックで日本経済の成長が鈍化してきたことを背景に、高齢者の医療費負担の公平化を目指して老人保健法が成立した

（一九八二年）。これにより国庫および地方財政からの公費負担が増加するとともに、老人医療費の自己負担も数次にわたって引き上げられていった。

二〇〇三年から特定機能病院などでの急性期入院医療を対象として、疾病群別包括払い制度（DPC）が導入され、その後大規模な病院の多くに広がっている。DPCでは診療報酬をそれまでのように出来高払い方式で支払うのではなく、診断群分類点数表と医療機関別係数と在院日数に基づいて支払うもので、過剰な医療の削減や医療費の抑制が期待されている。

高齢者の社会的入院の問題を解決することを目指して、高齢者に医療ケアと日常生活サービスを提供するために一九八六年に老人保健施設が創設された。一九八九年一二月には「高齢者保健福祉推進十か年戦略」（ゴールドプラン）が策定され、ホームヘルプ、デイサービス、ショートステイなど在宅福祉を充実する対策が取られた。一九九四年にはゴールドプランを見直して「新・高齢者保健福祉推進十か年戦略」（新ゴールドプラン）が策定され、在宅・施設両面で高齢者ケアの基盤整備が進められた。

二〇〇〇年に導入された介護保険制度は、介護サービスを利用者が自ら施設を選択し契約して利用する制度で、これにより国民全体で高齢者の介護を支える仕組みが生まれた。二〇〇六年の健康保険法改正により二〇〇八年から後期高齢者医療制度が発足した。これは七五歳以上の者が加入する医療制度を独立させ、都道府県ごとの広域連合に一元化して運営するものである。

(4) 看護師とコメディカル

基準看護の承認を受けた保健医療機関の割合は順調には増加せず(一九九三年で四七%)、基準看護の承認を受けない医療機関における付添看護料の患者負担が増加する(一九九一年で一一〇〇億円超)ことが問題となり、一九九四年の健康保険法改正により付添看護の廃止が明示され、すべての医療機関が付き添いのない「新看護体系」の下に一本化された(一九九七年)。

女性の「看護婦」に対して男性は「看護士」と呼ばれていたが、法律改正により二〇〇二年から男女ともに「看護師」という名称に統一された。また、二〇〇六年の診療報酬の改訂で看護師配置を手厚くして、入院患者七人に対して看護師一人(「七対一看護」)を達成すると高額な入院基本料が得られることになり、「七対一看護」を導入する病院が急増し、その後に算定要件を厳格化するなどの対策が行われている。

看護師の養成は主に高等学校卒業生を対象にして専門学校ないし短大の三年間の課程で行われ(二〇一三年現在で五五五校、定員約二万八〇〇〇人)、中学校卒業生を対象にして五年一貫教育校(同七七校、定員約四〇〇〇人)があり、この他に准看護師を経てさらに二年間の課程で看護師を目指す途もある。さらに四年制大学の看護学部・学科が一九九〇年代から多数新設されて二一八校、定員約一万八〇〇〇人（二〇一三年現在）に達している。

昭和四〇年代から病院での診断・治療の業務が高度に分化し、また医学的リハビリテーションの需要が増加して、看護師以外にも「コメディカル」と呼ばれるさまざまな種類の医療職員が医師と共同してチーム医療を行っている。医療系の国家資格には、医師、歯科医師、看護師を含めて二三職種がある。

医療施設での診療を支援するために、さまざまな種類の臨床検査、X線などの画像診断装置、生命維持装置などが用いられている。臨床検査技師は病院などの医療機関で種々の臨床検査を行い、診療放射線技師は医療機関で放射線を用いた検査・治療を行い、臨床工学技士は医療機関で用いられる生命維持装置の保守点検を行う。臨床支援系三職種の人数は一四万人ほどである。

医療においては単に疾患を治療するだけでなく、社会で人間らしく生きるために失われた身体の機能を回復するリハビリテーションが不可欠である。理学療法士は運動障害のある人に対して運動療法や物理療法を用いて日常的な動作の回復・維持を図り、作業療法士は身体や精神に障害のある人に対して、日常生活の動作や作業活動を通して身体と心の回復を図る。また、視能訓練士は眼科で視覚の検査や視覚障害者の矯正訓練を行い、言語聴覚士は難聴・失語症などの聴覚・言語障害とコミュニケーション能力障害の回復をするための訓練や検査を行い、義肢装具士は医師の処方の下に義肢・装具の採型・製作・身体への適合を行う。リハビリテーション系五職種の人数は一四万人ほどである。

薬剤と食事の供給は医療施設の重要な業務である。薬剤師は調剤や医薬品の供給を行い、医師から独立して薬局で仕事を営むが、病院では薬剤部に勤めて使用する薬剤の調剤・製剤などを行っている。管理栄養士は学校や医療施設などで栄養指導と給食管理を行い、医療機関では配置が義務づけられている。供給業務系の二職種の人数は四八万人であるが、その一部が医療施設で働いている。

歯科医療に関する職種として、歯科技工士は歯科医師が作成した指示書に基づいて、義歯や補填物などの製作・加工を行い、歯科衛生士は歯科医師の指導の下に歯科の予防処置、診療補助、保健指導を行う。歯科医療系二職種の人数は一五万人ほどである。

医療は医療施設の中で完結するものではなく、社会との連携も重要である。救急救命士は救急車などで病院への搬送途上に救急救命処置を施す。保健師は保健所や自治体の保健センターなどに勤めて、地域住民の健康教育・保健指導などの公衆衛生活動を行う。助産師は助産と妊婦の保健指導を行い、助産所を開業することができる。社会連携三職種の人数は一五万人ほどである。

伝統医療に根ざした医療系の職種は、病院での医療に関わることはないが、開業して施術を

資格の名称	根拠法令	開業権	資格	国家試験	人数*a	
医師	医師法	あり	1874	1946	311,205	*b
歯科医師	歯科医師法	あり	1883	1947	103,972	*b
看護師	保健師助産師看護師法	なし	1915	1950	1,142,319	*c
准看護師		なし	1951	(—)*g	364,061	*c
保健師		なし	1941	1952	59,156	*c
助産師		あり	1899	1952	37,572	*c
薬剤師	薬剤師法	あり	1889	1949	288,151	*b
臨床検査技師	臨床検査技師等に関する法律	なし	1958	1958	64,080	*d
診療放射線技師	診療放射線技師法	なし	1951	1968	50,960	*d
臨床工学技士	臨床工学技士法	なし	1988	1988	23,741	*d
理学療法士	理学療法士及び作業療法士法	なし	1965	1966	77,140	*d
作業療法士		なし	1965	1966	42,136	*d
視能訓練士	視能訓練士法	なし	1971	1971	7,733	*d
言語聴覚士	言語聴覚士法	なし	1997	1997	14,252	*d
義肢装具士	義肢装具士法	なし	1987	1987	104	*d
歯科技工士	歯科技工士法	なし	1955	1982	34,495	*e
歯科衛生士	歯科衛生士法	なし	1948	1992	116,299	*e
管理栄養士	栄養士法	なし	1962	1987	194,445	*f
救急救命士	救急救命士法	なし	1991	1991	51,369	*c
あん摩マッサージ指圧師	あん摩マツサージ指圧師、はり師、きゆう師等に関する法律	あり	1947	1988	113,215	*e
はり師		あり	1947	1988	108,537	*e
きゅう師		あり	1947	1988	106,642	*e
柔道整復師	柔道整復師法	あり	1920	1993	63,873	*e

*a 2014年現在、*b「平成26年医師・歯科医師・薬剤師調査」による、*c 厚生労働省医制局調べ、*d「平成26年医療施設調査・病院報告」による、*e「平成26年衛生行政報告例」、*f 厚生労働省健康局健康課栄養指導室調べ、*g 都道府県による試験

表23-2　医療職の国家資格（坂井建雄『図説 医学の歴史』〔医学書院、2019年〕p. 526より）

行うことができる。柔道整復師は骨折・脱臼・捻挫などを徒手により整復し、整骨院や接骨院を開業する。あん摩マッサージ指圧師は按摩・マッサージ・指圧の施術を行い、はり師は鍼術の施術を行い、きゅう師はお灸の施術を行い、いずれも業務独占が認められ、鍼灸院などを開業する。伝統医療系四職種の人数は三九万人ほどである。

†医学史から見た日本の医学・医療

ここまで述べてきたように、日本は古代より繰り返し外国から医学を輸入してきた。外来の医学は、その都度大きな驚きを与えたが、日本の医師と社会はそれを日本流にアレンジして独自の医療を作り出してきた。

七世紀から九世紀にかけて遣隋使・遣唐使を通してもたらされた中国医学は、丹波康頼の『医心方』三〇巻（九八四年）に集大成され、秘伝書として子孫に伝えられ、現在に伝わっている。

鎌倉時代に伝わった北宋時代の医学をもとに、梶原性全は『頓医抄』と『万安方』を著した。南宋時代の李朱医学を学んだ曲直瀬道三は、自らの治療経験をもとに『啓迪集』八巻（一五七四年）を編述し、その医学の流れは後世方派と呼ばれる。古代の『傷寒論』を重視する清代の医学は、後藤艮山によって取り入れられて古方派の医学となり、その影響を受けた吉益東洞の実用的で簡明な医学は江戸期の医学界を風靡した。

西洋医学は一六世紀にポルトガル人によってもたらされ、主に外科学が伝えられ「南蛮医学」と呼ばれる。一七世紀から一八世紀にかけてオランダ人が長崎の出島で通詞を通して主に外科学を伝えて、「紅毛医学」と呼ばれる。オランダ語の解剖学書を翻訳した『解体新書』（一七七四年）の出版を機にオランダ語の著作を翻訳・研究する蘭学が始まり、シーボルトの来日（一八二三〜二九年）は蘭学を盛んにした。

中国由来の漢方医学に対して、オランダ渡来の医学は「蘭方医学」と呼ばれる。江戸時代の多くの医師にとって漢方と蘭方は対立するものではなく、遊学修行をしながら両者を学んで漢蘭折衷の医学を行っていた。江戸末期の緒方洪庵の適塾（一八三八年）は、塾生が学力別に分かれて原書を講読するという、医学の新しい学習方法を編み出した。

幕末にはオランダ軍医ポンペが長崎で医学伝習（一八五七〜六二年）を行い、基礎医学と臨床医学に再編成された新しい西洋医学を伝えた。明治政府によって雇われたドイツ人医師ミュラー（ミュルレル）とテオドール・ホフマンは、基礎医学と臨床医学を体系的に講義する新しい学習方法をもたらした。西洋医学と医療は医学校と病院を通して日本全国に広まった。医学校で研究・教育される医学は欧米諸国と共通であり、日本人医師たちは世界的な業績をあげたが、医療施設で行われる医療は個人の医師と民間病院が中心となり、日本の社会秩序を反映するものになった。

第二次世界大戦後の連合軍占領下に、アメリカのサムスは日本の医学教育と医療の体制を再構築した。そこで作り替えられたのは、日本流にアレンジされた医学教育・医療のシステムであり、この時代のドイツとアメリカの医学に本質的な相違や対立があった訳ではない。戦後の新しい体制の下でも、医学教育と医療は日本の実情に合わせてアレンジされ、医学の発展と時代の状況に合わせて変化してきた。

二一世紀に入ってコンピュータとインターネットの発達によって大量の情報が流通し処理できるようになり、情報化社会が到来している。また社会・文化・経済的活動が国家や地域の境界を越えて地球規模に拡大するグローバル化も進行している。大学での医学教育や病院での医療が、国際的な基準により評価され、医学の研究・医薬品や医療機器の開発も国際的な競争にさらされている。その一方で、日本人の生命と健康を守る医療とそれを担当する医師・医療者を育成する医学教育は、日本の社会の実情に合わせて日本語の医学用語を用いて行っていかなくてはならない。

日本の医療者と社会は、生命と健康を守るための医学・医療をこれからも作り続けなければならない。よりよい医学・医療を生み出すために、現代の医学を作り上げてきた西洋医学の歴史と、それを日本流にアレンジしてきた日本の医学の歴史は、数多くの知恵を与えてくれるに違いない。

あとがき

私は解剖学を専門としていることもあり、処女作の『からだの自然誌』（一九九三年）以来、解剖学の歴史に興味を持っていた。一六世紀のヴェサリウスから始まり、古代のガレノスの解剖学書を解読しているうちに、医学史書によく書かれる英雄ばかりが登場する歴史に満足できなくなった。そこで古今の解剖学書の原典を蒐集し繙《ひもと》いて、『人体観の歴史』（二〇〇八年）を執筆し、これは日本医史学会の矢数《やかず》医史学賞を受賞した。

さらにガレノスの解剖学書の日本語訳『ガレノス解剖学論集』（二〇一一年）を上梓し、また日本の医学教育の歴史を研究して『日本医学教育史』（二〇一二年）を編纂した。西洋医学の歴史の研究に取り組んでいくうちに、広く医史学の研究に傾倒していった。順天堂大学には日本で唯一の医史学研究室と日本医学教育歴史館があり、酒井シヅ特任教授には大変お世話になった。二〇〇六年から日本医史学会の編集委員長を、二〇一七年からは理事長を務めている。

西洋医学の歴史の研究にあたって、私は先行研究を参照するだけでなく、古今の医学書の原典を蒐集して研究を進めていった。重要ではあるがあまり調べられていない人物や、特定の医学書のジャンルの歴史について、いくつかの論文を発表した。このように原典を広く渉猟して歴史を研究するのは医史学の王道であるが、そこまでやる医史学者は日本にも世界にもあまりいないようだ。医史学の研究は特定の人物やテーマに焦点を当てて書かれ、それ以外のものをどうしても批判的に扱いがちである。医史学の研究成果のみに依拠して書かれた医学史書では、医学の歴史を正しく公平に反映することは難しい。

本書で示した医学史の物語は、古今の原典資料に基づいた新しい視点から、二一世紀の医学・医療がなぜ急激に進歩し続けているのか、社会と密な関係をもつようになったのか、その理由と由来を明らかにするために描かれた。

私の奉職している順天堂大学は、江戸時代後期のオランダ医学塾（一八三八年創設）から現在までつながる最古の歴史を持つ医学教育機関であり、順天堂医院は明治初期の開院（一八七三年）から先進的な医療で高い信頼を集めてきたわが国最大級の大学病院である。医学部は基礎と臨床の間の垣根が低く、病院でのさまざまなできごとがよく耳に入ってくる。学生時代に学んだ医学に比べて、四〇余年を経た現在の医学がはるかに進歩していること、医学と社会の関係が変わってきたことも、順天堂大学に勤めていたからこそ実感できたのだと思う。昨年三月に医学部を定年退職した後もなお、保健医療学部の特任教授として解剖学の教鞭をとっている。

本年一一月からは医学部医史学研究室も兼務することとなった。この素晴らしい大学に三〇年以上にわたって在職できたことに感謝している。本書の親本にあたる『図説 医学の歴史』(二〇一九年)を出版し、本書の刊行にご理解をいただいた医学書院にも感謝したい。

本書は筑摩書房の平野洋子さんとの会話から企画され、新書編集部の松田健さんと山本拓さんのご尽力によって生まれることができた。お礼を申し上げたい。

坂井　建雄

令和二年一一月

医学史を学ぶための参考文献（入手、閲覧しやすい図書を掲げる）

（1）世界の医学史

アッカークネヒト、E・H『パリ病院　一七九四〜一八四八』舘野之男訳、思索社、一九七八年
アッカークネヒト、E・H『世界医療史――魔法医学から科学的医学へ』井上清恒／田中満智子共訳、内田老鶴圃、一九八三年
エッカルト、ヴォルフガング『医学の歴史』今井道夫／石渡隆司監訳、東信堂、二〇一四年
小川鼎三『医学の歴史』中公新書、一九六四年
梶田昭『医学の歴史』講談社学術文庫、二〇〇三年
川喜田愛郎『近代医学の史的基盤』上下巻、岩波書店、一九七七年
クルッシ、フランク・ゴンザレス『医学が歩んだ道』堤理華訳、ランダムハウス講談社、二〇〇八年
坂井建雄『図説　医学の歴史』医学書院、二〇一九年
坂井建雄編『医学教育の歴史――古今と東西』法政大学出版局、二〇一九年
ジゲリスト、ヘンリー・アーネスト『医学の歴史』Ⅰ・Ⅱ、大津章訳、三学出版、二〇〇九年
シュタイネック、マイヤー／カール・ズートホフ『図説医学史』小川鼎三監訳、酒井シヅ／三浦

尤三共訳、朝倉書店、一九八二年
シンガー、チャールズ／E・A・アンダーウッド『医学の歴史』1〜4、酒井シヅ／深瀬泰旦訳、朝倉書店、一九八五〜八六年
ステルペローネ、ルチャーノ『医学の歴史』福田眞人監修、小川煕訳、原書房、二〇〇九年
パーカー、スティーブ『医療の歴史――穿孔開頭術から幹細胞治療までの一万二千年史』千葉喜久枝訳、創元社、二〇一六年
バイナム、ウィリアム／ヘレン・バイナム『Medicine――医学を変えた七〇の発見』鈴木晃仁／鈴木実佳訳、医学書院、二〇一二年
フーコー、ミシェル『臨床医学の誕生――医学的まなざしの考古学』神谷美恵子訳、みすず書房、一九六九年
ポール、ギル『五〇の事物で知る図説医学の歴史』野口正雄訳、原書房、二〇一六年

(2) 日本・東洋の医学史

相川忠臣『出島の医学――出島を舞台とした近代医学と科学の歴史ドラマ』長崎文献社、二〇一二年
青木歳幸『江戸時代の医学――名医たちの三〇〇年』吉川弘文館、二〇一二年
青柳精一『近代医療のあけぼの――幕末・明治の医事制度』思文閣出版、二〇一一年
海原亮『江戸時代の医師修業――学問・学統・遊学』吉川弘文館、二〇一四年

小曽戸洋『新版　漢方の歴史――中国・日本の伝統医学』大修館書店、二〇一四年
小曽戸洋／天野陽介『針灸の歴史――悠久の東洋医術』大修館書店、二〇一五年
酒井シヅ『日本の医療史』東京書籍、一九八二年
坂井建雄編『日本医学教育史』東北大学出版会、二〇一二年
傅維康／呉鴻洲編『中国医学の歴史』川井正久他訳、東洋学術出版社、二〇〇〇年
新村拓編『日本医療史』吉川弘文館、二〇〇六年
福永肇『日本病院史』ピラールプレス、二〇一四年
富士川游『日本医学史綱要』1・2、小川鼎三校注、東洋文庫、平凡社、一九七四年
真柳誠『黄帝医籍研究』汲古書院、二〇一四年

(3)　病気の歴史

青木正和『結核の歴史――日本社会との関わりその過去、現在、未来』講談社、二〇〇三年
カイプル、ケネス・F編『疾患別医学史』I～III、酒井シヅ監訳、朝倉書店、二〇〇五～〇六年
加藤茂孝『人類と感染症の歴史――未知なる恐怖を超えて』丸善出版、二〇一三年
香西豊子『種痘という〈衛生〉――近世日本における予防接種の歴史』東京大学出版会、二〇一九年
酒井シヅ『病が語る日本史』講談社学術文庫、二〇〇八年
酒井シヅ『絵で読む江戸の病と養生』講談社、二〇〇三年

鈴木則子『江戸の流行り病——麻疹騒動はなぜ起こったのか』吉川弘文館、二〇一二年
ドブソン、メアリー『Disease 人類を襲った三〇の病魔』小林力訳、医学書院、二〇一〇年
ハンセン、ウィリー／ジャン・フレネ『細菌と人類——終わりなき攻防の歴史』渡辺格訳、中公文庫、二〇〇八年
富士川游『日本疾病史』松田道雄解説、東洋文庫、平凡社、一九六九年
マクニール、ウィリアム・H『疾病と世界史』佐々木昭夫訳、中公文庫、二〇〇七年
山下政三『脚気の歴史——ビタミンの発見』思文閣出版、一九九五年

(4) 医学の諸分野の歴史

アストラップ、ポール／ジョン・セバリングハウス『生理学の夜明け——血液ガスと酸塩基平衡の歴史』吉矢生人／森隆比古訳、真興交易㈱医書出版部、一九八九年
ウイントローブ、マックスウェル・M『血液学の源流』1・2、柴田昭監訳、西村書店、一九八一、一九八二年
岡田靖雄『日本精神科医療史』医学書院、二〇〇二年
香西豊子『流通する「人体」——献体・献血・臓器提供の歴史』勁草書房、二〇〇七年
坂井建雄『からだの自然誌』東京大学出版会、一九九三年
坂井建雄『人体観の歴史』岩波書店、二〇〇八年
シンガー、チャールス『解剖・生理学小史——近代医学のあけぼの』西村顕治／川名悦郎訳、白

揚社、一九八三年
トールワルド、ユルゲン『外科の夜明け』塩月正雄訳、講談社文庫、一九七一年
トールワルド、ユルゲン『近代外科を開拓した人びと』上・下、塩月正雄訳、講談社文庫、一九七三年
中井久夫『西欧精神医学背景史』みすず書房、一九九九年
日本看護歴史学会編『日本の看護のあゆみ――歴史をつくるあなたへ』日本看護協会出版会、二〇一四年
ビショップ、W・J『改訳新版 外科の歴史』川満富裕訳、時空出版、二〇一九年
マクヘンリー、ローレンス・C『神経学の歴史――ヒポクラテスから近代まで』豊倉康夫監訳、万年徹／井上聖啓訳、医学書院、一九七七年
松木明知『日本の麻酔科学の歩み――二〇〇年の軌跡』真興交易㈱医書出版部、二〇一九年
ラッシュマン、G・B他『麻酔の歴史――一五〇年の軌跡』松木明知監訳、克誠堂出版、一九九八年
ロング、エズモンド・R『病理学の歴史』難波紘二訳、西村書店、一九八七年

(5) 伝記

泉孝英編『日本近現代医学人名事典――一八六八〜二〇一一』医学書院、二〇一二年
オマリー、チャールズ・D『ブリュッセルのアンドレアス・ヴェサリウス一五一四〜一五六四』

坂井建雄訳、エルゼビア・サイエンスミクス、二〇〇一年
ヌーランド、シャーウィン・B『医学をきずいた人々――名医の伝記と近代医学の歴史』上・下、曽田能宗訳、河出書房新社、一九九一年
マターン、スーザン・P『ガレノス――西洋医学を支配したローマ帝国の医師』澤井直訳、白水社、二〇一七年
松木明知『華岡青洲と麻沸散――麻沸散をめぐる謎 改訂版』真興交易㈱医書出版部、二〇〇八年

（6）原典の翻訳

ガレノス『解剖学論集』坂井建雄／池田黎太郎／澤井直訳、京都大学学術出版会、二〇一一年
ガレノス『自然の機能について』種山恭子訳、内山勝利編、京都大学学術出版会、一九九八年
グリージンガー、ヴィルヘルム『精神病の病理と治療』小俣和一郎／市野川容孝訳、東京大学出版会、二〇〇八年
杉田玄白他訳著『解体新書』酒井シヅ現代語訳、講談社学術文庫、一九八二年
ハーヴェイ、ウィリアム『動物の心臓ならびに血液の運動に関する解剖学的研究』暉峻義等訳、岩波文庫、一九六一年
ヒポクラテス『ヒポクラテス全集 新訂』大槻真一郎編、全三巻、エンタプライズ、一九九七年

(7) 西洋医学史についての研究論文
坂井建雄「ソヴァージュの疾病分類学」『医譚』二〇一〇年、第九一号、一〇九〜一二三頁
坂井建雄「ヴンダーリヒの臨床医学」『医譚』二〇一〇年、第九二号、六六〜九〇頁
坂井建雄「一九世紀における臨床医学書の進化」『日本医史学雑誌』二〇一一年、第五七巻第一号、一九〜三七頁
坂井建雄/澤井直「ブールハーフェの『医学教程』」『日本医史学雑誌』二〇一二年、第五八巻第三号、三五七〜三七二頁
坂井建雄「トマス・シデナムの『処方集約』」『医譚』二〇一三年、第一一四号、一六〜三七頁
坂井建雄/澤井直「ゼンネルトの生涯と業績」『日本医史学雑誌』二〇一三年、第五九巻第四号、四八七〜五〇二頁
坂井建雄「一八世紀以前ヨーロッパにおける医学実地書の系譜――起源から終焉まで」『日本医史学雑誌』二〇一五年、第六一巻第三号、二三五〜二五三頁
坂井建雄「サレルノ医学校――その歴史とヨーロッパの医学教育における意義」『日本医史学雑誌』二〇一五年、第六一巻第四号、三九三〜四〇七頁
坂井建雄「ヨーロッパの医学教育史〈1〉――十八世紀以前の西洋伝統医学教育」坂井建雄編『医学教育の歴史――古今と東西』法政大学出版局、二〇一九年、五〜五四頁
坂井建雄「ヨーロッパの医学教育史〈2〉――十九世紀以後の西洋近代医学の成立と特徴」坂井建雄編『医学教育の歴史――古今と東西』法政大学出版局、二〇一九年、五五〜一四〇頁

人名索引

あ行

アイントホーフェン、ウィレム　264, 269
アヴィケンナ（イブン・スィーナー）　14, 21, 63, 72, 82, 84–86, 92, 94, 98, 100–102, 109, 121, 122, 169, 171, 265, 331, 336, 347
アヴェロエス（イブン・ルシュド）　84
アヴェンゾアル（アリ・マルウィン・イブン・ズール）　84
アウエンブルッガー、レオポルド　159, 229
アウグストゥス　56, 57
アエティウス（アミダの）　77
アエリウス・ニコン　62
青山胤通　431
アキリーニ、アレッサンドロ　114
浅井樺園　430
浅井国幹　430
浅田宗伯　429, 430
足利義満　368
アジソン、トマス　231, 362
アショフ、ルートヴィヒ　234, 264, 335
アスクレピアデス　57, 65
アセリ、ガスパール　132, 190
アダムス、フランシス　44
阿智王　382
アッカークネヒト、アーウィン・ハインツ　13, 167
アドゥドゥ王　82
アブー・アル＝カースィム・アッ＝ザフラウィー→アルブカシス
アミヤン、クラウディウス　220
アランツィオ、ジュリオ・チェザーレ　312
アリー・イブン・アルアッバース→ハリー・アッバス
アリ・イブン・イーサー→イェス・ハリー
アリストテレス　38–40, 42, 52, 80, 85, 91, 94, 95, 101–103, 128, 129, 138, 182, 290, 310–313, 346
アリ・マルウィン・イブン・ズール→アヴェンゾアル
アルカガトゥス　56
アルキメデス　51
アルタクセルクセス一世　41
アルツハイマー、アロイス　305, 306
アルデロッティ、タッデオ　101, 102, 113
アルナルドゥス・ドゥ・ヴィラノヴァ　97
アルビヌス、ベルンハルト（父）　183
アルファヌス一世　90, 93
アルブカシス（アブー・アル＝カースィム・アッ＝ザフラウィー）　84, 94, 98, 208
アルベルティ、サロモン　181
アルメイダ、ルイス・デ　390
アレクサンドロス（トラレスの）　78
アレクサンドロス大王（アレクサンドロス三世）　39, 50
アレタイオス（カッパドキアの）　60, 265, 331, 337
アンデルナッハ、ギュンター・フォン　110
アンドラル、ガブリエル　229
アンモニウス（アレクサンドリアの）　213
アンリ・ド・モンデヴィユ　98, 100, 113
アンリ二世（フランス王）　125
アンリ三世（フランス王）　125
アンリ四世（フランス王）　353
イェス・ハリー（アリー・イブン・イーサー）　83
池田茂人　238
伊沢蘭軒　389
石黒宇宙治　420

石黒忠悳　428
イシドールス（セビリアの）　74
石渡隆司　47, 49, 52, 58, 59
市川厚一　198
市川平三郎　236
伊東玄朴　397-399
伊藤仁斎　386
伊藤博文　409
イネ→楠本イネ
イブン・アル・ナフィス　85
イブン・スィーナー→アヴィケンナ
イブン・バイタール　85
イブン・ルシュド→アヴェロエス
伊良子道牛　391
伊良子光顕　209, 392
岩倉具視　404
イングラシア、ジョヴァンニ　247
ヴァールブルク、オットー　281
ヴァルダイエル、ハインリヒ　299
ヴァレスクス（タランタの）　99
ヴィーゴ、ジョヴァンニ・ダ　125
ヴィーシャウス、エリック　316
ウィーセル、トルステン　302
ヴィクトリア（イギリス女王）　215
ウィザリング、ウィリアム　354
ウィリアム・ファン・ムベーカ　95
ウィリス、ウィリアム　408, 420, 426
ウィリス、トーマス　133, 140, 144, 175, 190, 293, 307
ヴェサリウス、アンドレアス　14, 63, 72, 106, 112, 114-120, 122, 130, 131, 170, 171, 174, 175, 179, 190, 201, 209, 226, 261, 263, 289, 291, 292, 311, 337, 457
ウェスパシアヌス、ティトゥス・フラウィウス　61
ヴェスリング、ヨハン　135
ヴェダー、アレキサンダー　409
ヴェルトハイム、エルンスト　325
ヴェルニッケ、カール　296, 300
ヴェルニヒ、アルブレヒト　411
ウォーラー、アウグストゥス・デジレ　269
ヴォルフ、カスパー　314
宇治達郎　237
宇田川玄真　396, 397, 399, 403
宇田川玄随　396
宇田川榕庵　396
宇野朗　412
ウルソ　91
エイクマン、クリスティアーン　429
エイブラハム、エドワード　257, 360
エウクレイデス（ユークリッド）　38, 51, 94
エウスタキウス、バルトロメオ　120
エウドクソス　38
エーベルハルト三世（ヴュルテンベルク公）　352
エールリヒ、パウル　253-256, 357
エックルズ、ジョン　300
エティエンヌ、シャルル　114
エドワーズ、ロバート　328
恵日（薬師恵日）　381, 382
エラシストラトス（ケオスの）　29, 51, 53, 54, 65, 112, 260
エラスムス　110
エルプ、ヴィルヘルム　307
エルムクイスト、ルーン　271
エロティアン　44
遠藤章　364
エンペドクレス　38
王懐隠　375
王淑和　371
王燾　374
正親町天皇　384
大沢謙二　411
太田典礼　326
大槻玄沢　162, 395, 396, 402
大槻マミ太郎　49, 213
大友宗麟　390
緒方洪庵　160, 402, 419, 455
緒方春朔　399
岡本一抱　385
荻野久作　326
オシアンデル、フリードリヒ・ベンヤミン　324
オスラー、ウィリアム　267
織田信長　380
オッコ、アドルフ　177
オッペンハイム、ヘルマン　298
小野職孝　389
小野蘭山　388

オポリヌス、ヨハネス　119
オリバシウス　74, 77, 78

か行

カール、マンロー　324
カール五世（神聖ローマ皇帝）　117
カールソン、アービド　302
ガイ、トマス　165, 231
貝原益軒　385
カイペル、フランツ　315
カヴェントゥ、ジョゼフ・ビヤンネメ　355, 356
カウパー、ウィリアム　161
ガウプ、ヒエロニムス　151
カウフマン、トマス　315
カエサル、ガイウス・ユリウス　56, 323
カエリウス・アウレリアヌス　60, 74
賀川玄悦　321, 388
香川修庵　386, 401
梶原性全　383, 454
ガダルディヌス、アウグストゥス　111
カトー、マルクス・ポルキウス（大カトー）　56
カナーノ、ジョヴァンニ・バティスタ　114
カハール、サンティアゴ・ラモン・イ　299
ガフキー、ゲオルグ　253
カプラン、ノーマン　343
ガリオポントゥス　89, 92, 173
ガリレオ・ガリレイ　128, 172
ガルヴァーニ、ルイージ　156
カルパンティエ、アラン　273
ガレノス　14, 20, 21, 29, 42, 48, 51–55, 57, 59–66, 68–72, 74, 75, 77–80, 86, 92, 94–96, 98, 100–102, 106, 110–113, 115–119, 121–123, 128, 131–133, 137, 138, 141, 143, 148, 149, 164, 169, 171, 172, 175, 178, 179, 182, 189, 190, 192, 193, 196, 199, 201, 208, 226, 245, 246, 248, 260–262, 265, 276, 279, 289–292, 311, 313, 331–333, 336, 341, 347, 457
カレル、アレクシス　273
カレン、ウィリアム　151, 152, 333
ガワース、ウィリアム　297
河口良庵　391
カンデル、エリック　303
キース、アーサー　264
ギーニ、ルカ　351
ギールケ、ハンス・パウル・ベルンハルト　411
岸本良彦　46
北里柴三郎　200, 253, 431, 437
ギャレド、アルフレッド・ベアリング　345
キュリー、ピエール　281, 282
キュリー、マリー　281, 282
キョウゼン・パウロ　390
龔廷賢　378
ギラン、ジョルジュ　308
キリアン、グスタフ　238
桐原真節　419
ギルモー、ジャック　317
グーテンベルク、ヨハネス　106, 109
クールナン、アンドレ　270
クエイン、ジョーンズ　192
クシュニー、アーサー・ロバートソン　354
クスマウル、アドルフ　237
楠本イネ　399
クック、ロバート　266
グッドイヤー、チャールズ　325
グッドフェロー、ピーター　316
クフラー、スティーヴン　302
クラーネン、テオドルス　142, 143
グラーフ、ライネル・デ　313, 314
クライン、ヨハン　217
クラウゼ、パウル　236
グラハム、エヴァーツ　279
グリージンガー、ヴィルヘルム　294
グリーンガード、ポール　303
栗崎道喜　391
クリスティーナ（スウェーデン女王）　129
グリソン、フランシス　133, 144, 155, 175, 190, 337
クリュヴェイエ、ジャン　230, 231
クリュシッポス　68
グリュンツィヒ、アンドレアス　272
クルムス、ヨハン・アダム　161, 176,

191, 263, 394
グレイ、ヘンリー　192
クレイステネス　37
グレーヴス、ロバート・ジェームズ　232
グレーフェンベルク、エルンスト　326
グレゴリウス一世（ローマ教皇）　73
クレブス、ハンス　198
クレペリン、エミール　294, 303, 306, 360
クレンライン、ルドルフ　221
ゲーゲンバウル、カール　192
ゲーリング、ヴァルター・ヤコブ　315
ゲスナー、ヨハネス　352
ケタム、ヨハネス・デ　109, 113
ゲッツ、ロベルト　271
ゲラード、ウィリアム・ウッド　246
ゲラルドゥス　81, 83, 84, 94, 122, 347
ケリカー、アルベルト・フォン　233, 280
ケルスス、アウルス・コルネリウス　42, 51, 52, 57, 58, 207, 212, 213, 216, 245, 276, 334
ゲルラッハ、ヨーゼフ・フォン　298
ケンダル、エドワード　362
小石元俊　396
考宗（弘治帝）　377
高武　379
皇甫謐　373
高良斎　399
ゴールドフラム、サミュエル　307
コーンハイム、ユリウス・フリードリヒ　234, 280, 334
小金井良精　411
コシモ一世（トスカナ大公）　351
コッホ、ロベルト　199, 200, 248, 251-254, 357, 428
後藤艮山　386, 387, 401, 454
コペルニクス、ニコラウス　128
後陽成天皇　385
コルヴィサール、ジャン＝ニコラ　159, 229
ゴルジ、カミロ　299
ゴルテル、ヨハンネス・デ　396
コルドゥス、ヴァレリウス　177
コルベ、アドルフ　357
コレチュカ、ヤコブ　217
コロトコフ、ニコライ　268
コロンブス、クリストファー　244
コロンボ、レアルド　119
コンスタンティヌス一世　76
コンスタンティヌス・アフリカヌス　82, 90, 93, 94
コンモドゥス　62
コンラディ、ゲオルク・クリストフ　227

さ行

サヴォナローラ、ミケーレ　103
ザウター、ヨハン・ネポムク　324
酒井シヅ　457
ザカリーヤー・アル・ラージー→ラーゼス
佐々木政吉　412
佐多愛彦　434
サテュロス　62
佐藤進　219, 430
佐藤泰然　403
佐藤尚中　403, 410, 418
サムス、クロフォード・ファウンテン　438, 456
サラディン　85
沢野忠庵→フェレイラ
サンガー、フレデリック　363
サンガー、マーガレット　326, 327
サンディフォルト、エドゥアルト　228
サントーリオ、サントーリオ　143
ジーゲムント、ユスティネ　319
シーボルト、フィリップ・フランツ・フォン　395, 397-399, 455
シェーンライン、ヨハン・ルーカス　249
シェリング、フリードリヒ・ヴィルヘルム・ヨーゼフ・フォン　153
シェリントン、チャールズ　194, 299
ジェンティーレ・ダ・フォリーニョ　102
ジェンナー、エドワード　160, 244, 253, 254, 399

志賀潔　246, 253
始皇帝　33
志築忠雄　402
シデナム、トマス　42, 107, 145, 245, 247, 344, 345, 354
司馬遷　33
渋江抽斎　389
シャーロット・オブ・メクレンバーグ＝ストレリッツ　162
ジャクソン、ジョン・ヒューリングス　297
シャルコー、ジャン＝マルタン　295-297, 306-308
シャルル九世（フランス王）　125
シャンベルゲル、カスパル　391, 392, 395, 402
シュヴァン、テオドール　194, 233, 250, 280, 298
シュタール、ゲオルク・エルンスト　150, 151, 156
朱丹渓　376
シュトゥリュンペル、アドルフ　266, 267
シュトルツ、カール　238
シュハルト、カール・アウグスト　324
シュペーマン、ハンス　315
シュミーデベルク、オスヴァルト　196
シュムランスキー、アレクサンダー　339
シュライデン、マティアス・ヤコブ　233, 280, 298
シュルツェ、エミル・アウグスト・ヴィルヘルム　412, 420
照淵（呉国王）　381
ジョージ三世（イギリス王）　163
ショーリアク、ギ・ド　98, 100, 113, 208
徐鳳　379
ショラント、ヨハン・ルードヴィヒ　266
白壁彦夫　236
シルヴィウス、フランシスクス　140, 144
ジル・ドゥ・コルヴェイユ　91, 99
新宮涼庭　402
シンドラー、ルドルフ　237
スウィーテン、ゲラルド・ファン　148, 159, 166, 397
杉田玄白　161, 176, 394, 395
杉田立卿　395
スクリバ、ユリウス　412
スクルテトゥス、ヨハンネス　392
スコダ、ヨゼフ　197, 232
スシュルタ　30, 31
スターリング、アーネスト　194
ステファヌス（アンティオキアの）　82, 94
ステプトゥ、パトリック　328
ストークス、ウィリアム　232
ストーン、エドワード　357
スノー、ジョン　215
スペリー、ロジャー　302
スメリー、ウィリアム　321, 322, 388
聖アントニウス（大アントニオス）　73
聖ベネディクトゥス（ヌルシアの）　73
関寛斎　426
セシル、ラッセル　267
ゼム、クルト　224
セラピオン　83, 94, 348
ゼルチュルナー、フリードリヒ　354
ゼンガー、マックス　222, 323, 324
ゼンネルト、ダニエル　137, 138, 144, 172, 173, 180-182, 209, 210, 331, 332, 337
ゼンメルヴァイス、イグナーツ　217
ソヴァージュ、フランソワ・ボワシエ　107, 157, 174, 246, 332, 333
巣元方　374
倉公（淳于意）　33
ソラノス（エフェソスの）　40, 60, 74, 317
孫思邈　374

た行

ダーウィン、チャールズ　191
大カトー→カトー
太宗（宋）　375
大プリニウス→プリニウス

ダガー、ベンジャミン・ミンジ　257, 360
高木兼寛　420, 428, 430, 437
高野長英　398
多紀元悳　389
多紀元堅　389
多紀元簡　389
田口和美　411
田代三喜　384, 386
田代基徳　418
田中杢次郎　235
タラスコニ、J・C　224
タレス　38
田原淳　264
丹波康頼　382, 454
チーゲル、エルンスト　411
チェイン、エルンスト　256, 359
チェーン、ジョン　232
チェザルピノ、アンドレア　350
チェセルデン、ウィリアム　161, 163, 176, 191, 213
チェンバレン、ピーター（兄）　320
チェンバレン、ピーター（弟）　320
チェンバレン、ヒュー　320
智聡　381
チャーチル、ウィンストン　358
チャールズ一世（イングランド王）　131
チャールトン、ウォルター　142
チャラカ　30
張子和　376
張仲景　366, 371, 372, 387
チンギス・ハン　368
ツィーグラー、エルンスト　234
坪井信道　397, 399, 403, 419
ティーゲルシュテット、ロバート　194
ディーメルブリュック、アイスブラント・ファン　135, 262
程応旄　378
ディオスコリデス、ペダニオス　61, 74, 80, 195, 346-348, 356
ディオニス、ピエール　136, 191, 210-212, 262, 263, 277
ティツィアーノ・ヴェチェッリオ　119
ディッセ、ヨゼフ　411
ディドロ、ドゥニ　153
ティベリウス、ユリウス・カエサル　58
デヴェンター、ヘンドリク・ファン　321, 326
デーニッツ、ヴィルヘルム　411
テオフィロス　78, 92
テオフラストゥス　39, 346
デカルト、ルネ　106, 129, 130, 132, 140-142, 150, 152, 172, 292, 293
テステュ、レオ　192
デソルモ、アントワーヌ・ジャン　237, 238
デッカース、フレデリック　183
テッサロス　41
デ＝ハエン、アントン　148
デバキー、マイケル　273
テミソン（ラオディケイアの）　57
デモクリトス　41
デュシェンヌ・ド・ブーローニュ、ギョーム　307
デュピュイトラン、ギヨーム　231
デュ・ボア＝レイモン、エミール　194
デル・ガルボ、ディノ　102
ドゥーシング、アントニウス　142
トゥキュディデス　243
陶弘景　374
唐慎微　377
ドゥスィク、カール・テオドル　239
ドーマク、ゲルハルト　358
トーレス、コスメ・デ　390
徳川家定　398
徳川吉宗　381, 388
徳来　381
ドソー、ピエール＝ジョゼフ　155, 163
戸塚静海　399
ドドエンス、レンベルト　349
ドナギー、レイモンド　223
利根川進　256
豊臣秀次　385
豊臣秀吉　380
ドラコン　41
トラヤヌス　60

ドリアンダー（マールブルクの） 114
トリポロ、ニコロ 351
ドレリンクルティウス、シャルルス 183
ドンデルス、フランシスカス・コルネリウス 269

な行

中川五郎次 399
永富独嘯庵 387
長与専斎 404, 408, 430
名古屋玄医 386
ナポレオン・ボナパルト 229, 246
楢林宗建 400
楢林鎮山 392
ニコラウス四世（ローマ教皇） 97
ニコロ・ダ・レッジョ 95, 110, 111
西吉兵衛 391
西玄哲 392
西玄甫 391
ニュートン、アイザック 127, 130, 172
ニュスライン＝フォルハルト、クリスティアーネ 316
ニュンマン、グレゴール 182
ニレン、カール＝オロフ・シゲッソン 223
丹羽寛文 238
ヌック、アントン 183
ヌミシアヌス 62
ネッケル、ジャック 166
ネッケル、シュザンヌ 166
ネロ 61

は行

ハーヴィー、ウィリアム 54, 68, 106, 120, 130, 131, 140, 175, 190, 262, 263, 289, 291, 292, 312, 313, 341
パーカー、ウィラード 220
パーキン、ウィリアム 195
パーキンソン、ジェームズ 303, 306
ハーショヴィッツ、バジル 237
ハーツホールン、ヘンリー 419
バーネット、フランク・マクファーレン 255
ハイスター、ローレンツ 162, 191, 210, 212, 220, 277, 278, 395
ハイマン、アルバート 271
ハイモア、ナサニエル 313
パウルス（アイギナの） 78, 183
パヴロフ、イワン 194
ハウンズフィールド、ゴットフリー 239
芳賀栄次郎 235
ハクスリー、アンドリュー・フィールディング 194, 300
パストゥール、ルイ 218, 251, 253, 254, 335
長谷川順次郎 420
長谷川泰 419, 420, 430
パターソン、ラルストン 282
秦佐八郎 256, 357
バッキウス（タナグラの） 44
バッケン、アール 271
バッシュ、ザムエル・ジークフリート・カール・フォン 268
ハドリアヌス 60
華岡青洲 214, 221, 275, 278, 366, 395, 402
華岡鹿城 278, 395, 402
馬場左十郎 402
ハフネイゲル、チャールズ 272
ハムラビ 24
早矢仕有的 410
ハラー、アルブレヒト・フォン 148, 151, 154, 155, 193, 264, 314
バラケー、ホセ・イグナチオ 223
パラケルスス 106, 124, 125, 138–140, 354
原三信 392
ハラタマ、クーンラート 408
原南陽 395
パラミウス、フェルナンドゥス 111
ハリー・アッバス（アリー・イブン・アルアッバース） 81, 94
ハリソン、ティンズレー・ランドルフ 267
ハルステッド、ウィリアム 221, 222, 279
バルテス、ポール＝ジョゼフ 153
バルトリン、トマス 132, 135, 175, 190

バルトロメウス　90
バルバロッサ（フリードリヒ一世〔神聖ローマ皇帝〕）　100
パルファン、ジャン　191, 320
ハルムス、H　223
パレ、アンブロワーズ　106, 125, 126, 174, 175, 190, 209, 212, 276, 277, 317, 318, 326, 392
バレー、ジャン・アレクサンドル　308
パロディ、ホアン　273
バンケ、ハリー　223
ハンター、ウィリアム　162, 163, 228, 321, 322
ハンター、ジョン　160, 162, 163, 216, 228, 334
ハンチントン、ジョージ　306
バンティング、フレデリック　194
ピエトロ（アバノの）　102
ビシャ、マリ・フランソワ・グザヴィエ　155, 163
ヒス、ヴィルヘルム　264
ピトケルン、アーチバルト　183
ビドロー、ゴバルト　183, 263
ピネル、フィリップ　293, 294, 333
ヒポクラテス　20, 40–49, 54, 59, 60, 62, 68, 71, 74, 80, 92–95, 100, 101, 107, 110, 112, 121, 123, 128, 143, 145, 169, 196, 206–208, 212, 213, 245, 248, 265, 276, 290, 310, 316, 331, 333, 336, 342
ヒポロコス　41
ヒューベル、デイヴィッド　302
ピュエル、ジャック　272
ピュタゴラス　38
ビュフォン、ジョルジュ＝ルイ・ルクレール・ド　353
ヒルデガルト・フォン・ビンゲン　74
ビルロート、テオドール　218–220, 279
ピンカス、グレゴリー　327
ファーベル、フランツィスクス　181
ファブリキウス、ヒエロニムス　120, 131, 312, 324
ファロピオ、ガブリエレ　117, 120, 325
フィッツ、レジナード　221
フィラルトゥス（ビザンツの）　78, 92, 94
フィリップ二世（フランス王）　91
フィリッポス二世　50
フィルヒョウ、ルドルフ　194, 197, 233, 234, 280, 334
フーコー、ミシェル　13, 167, 304
フーフェランド、クリストフ・ヴィルヘルム　403
ブーフハイム、ルドルフ　196
ブールハーフェ、ヘルマン　42, 107, 145–154, 157, 166, 172–174, 178, 180, 182, 183, 193, 198, 266, 314, 337, 397
フェアハイエン、フィリップ　136, 262
フェルター、クリストフ　323
フェルネル、ジャン　63, 106, 122, 123, 137, 170, 171, 193, 196, 337
フェレイラ、クリストヴァン（沢野忠庵）　390
フォスター、マイケル　299
フォルスマン、ヴェルナー　270
フォルトルス、アンドレアス　111
福沢諭吉　407, 419
藤原宇合　243
藤原房前　243
藤原麻呂　243
藤原武智麻呂　243
フック、ロバート　134
フックス、レオンハルト　110, 123, 349, 352
プティ、ジャン＝ルイ　221
プトレマイオス　51, 94, 128
フナイン・イブン・イスハーク→ヨハニティウス
フバイシュ・イブン・アル＝ハサン　80
ブフナー、ヨハン　357
ブライト、リチャード　197, 231, 339
ブラウン、ジョン　152, 337
フラカストロ、ジローラモ　124, 242, 246, 248, 249
プラクサゴラス　54
ブラシウス　78
プラテアリウス、マテウス　90, 348
プラトン　38–40, 42, 62, 68, 80, 290

ブランカールト、ステファン　136, 227, 262, 396
フランク、フリッツ　324
フランク、ヨハン・ペーター　232
プリーストリー、ジョゼフ　156
フリードリヒ一世（プロイセン王）　166, 183
フリードリヒ・ヴィルヘルム（ブランデンブルク選帝侯）　319
プリニウス（大プリニウス、ガイウス・プリニウス・セクンドゥス）　56, 57
ブリューゲル、ピーテル（父）　244
ブルーメンバッハ、ヨハン・フリードリヒ　153, 193
フルーラン、マリー＝ジャン・ピエール　215
プルキンエ、ヤン・エヴァンゲリスタ　264
ブルグンディオ（ピサの）　95, 110
ブルジョア、ルイーズ　318
ブルッセー、フランソワ・ジョセフ・ヴィクトル　229, 333
ブルトンノー、ピエール　247
ブルンフェルス、オットー　348, 349
フレッケンシュタイン、アルブレヒト　363
フレミング、アレクサンダー　256, 359
フロイト、ジークムント　295
ブロイラー、オイゲン　294, 303, 360
ブローカ、ポール　296, 300
ブロードマン、コルビニアン　300, 301
フローベン、ヨハン　125
フローリー、ハワード　257, 359
ベイリー、マシュー　228, 337, 341
ベイリス、ウィリアム　194
ヘウルニウス、オット　144
ヘウルニウス、ヨハネス　123
ベーア、カール・エルンスト・フォン　314
ヘーゲル、ゲオルク・ヴィルヘルム・フリードリヒ　153
ベーリング、エミール・アドルフ・フォン　200, 253-255
ペール、ガスパール　279
ペケー、ジャン　132
ペッテンコーフェル、マックス・フォン　199
ペドロ三世（アラゴン王）　97
ベネデッティ、アレッサンドロ　113
ヘバーデン、ウィリアム　267
ペリー、マシュー・カルブレイス　404
ヘリック、ジェームズ　269
ペリル、ベルナール　279
ベル、ジョン　211, 263
ベル、チャールズ　211, 212, 263
ベルヴァル、リシェ・ド　353
ベルスホーファー、ヨハン・ゲオルク　182
ベルセリウス、イェンス　250
ベルツ、エルヴィン・フォン　412
ベルナール、クロード　193, 195, 356
ベルナール・ド・ゴルドン　97
ヘルマヌス、パウルス　183
ヘルムホルツ、ヘルマン・フォン　194
ヘルモント、ヤン・ファン　139, 140
ヘルライン、ハインリヒ　358
ペレティエ、ピエール＝ジョゼフ　355, 356
ベレンガリオ・ダ・カルピ　113, 114
ヘロドトス　25, 28
ヘロフィロス（カルケドンの）　28, 51-54, 112, 260
ペロプス　62
ベン・サーリム、ファラジ　94
扁鵲　33
ヘンチ、フィリップ　362
ペンフィールド、ワイルダー　301
ヘンリー、ウィリアム　396
ヘンレ、ヤーコプ　192, 194, 233, 249, 339
ボイル、ロバート　156
ボウマン、ウィリアム　339
ホエア、ヘンリー　165
ボーアン、ガスパル　120, 350, 352
ボーアン、ジャン　350
ボーデロク、ジャン・ルイ　322
ボードイン、アントニウス　408

ホール、リチャード・ジョン　221
ボーロ、エドアルド　222
ホジキン、アラン・ロイド　194, 300
ホジキン、トーマス　231
ボック、ヒエロニムス　349
ホッジ、ヒュー・レノックス　326
ボッツィーニ、フィリップ　238
ポット、パーシヴァル　163, 281
ホットン、ペトルス　183
ホッペ＝ザイラー、フェリックス　198
ボネ、シャルル　314
ボネー、テオフィル　163, 227
ホプキンス、フレデリック　429
ホフマン、テオドール　411, 455
ホフマン、フェリックス　357
ホフマン、フリードリヒ　150, 151
ポリュポス　41
ボルドゥ、テオフィル・ド　152
ホルムグレン、グンナー　223
ボレリ、ジョヴァンニ　143
ポロー、エドアルド　323
ポンペ・ファン・メーデルフォールト、ヨハネス　366, 405–408, 410, 419, 425, 426, 455
本間棗軒　395

ま行

マーサワイヒ　80
マイモニデス（モーシェ・ベン＝マイモーン）　85
マイヤーホフ、オットー・フリッツ　198
マウルス　90
前野良沢　161, 176, 394
マクバーニー、チャールズ　221
マジャンディ、フランソワ　193, 195
松岡恕庵　388
松方正義　404, 427
松木明知　278
マッサ、ニコロ　114
松平千秋　25, 28
松本良順　405, 410, 419, 426
松山棟庵　419, 421
曲直瀬玄左（七代目道三）　389
曲直瀬玄朔（二代目道三）　366, 384–386, 401
曲直瀬道三　366, 379, 384, 386, 401, 454
マリア・テレジア　166
マリアーノ、サント　213
マリー・ド・メディシス　318
マルクス・アウレリウス・アントニヌス　62
マルピーギ、マルチェロ　135, 313, 339
マン、トーマス　236
マンスフィールド、ピーター　240
美幾　411
ミケランジェロ・ブオナローティ　114
ミゲル＝内田・トメー　390
南小柿寧一　393
皆川淇園　388
ミュラー、ヨハネス　194, 298
ミュラー（ミュルレル）、レオポルド　411, 412
ムーサ、アントニウス　57
ムサンディヌス、ペトルス　90, 91
ムスティオ　317
ムハンマド（マホメット）　79
村岡範為馳　235
明治天皇　430
メイヨー、ジョン　156
目黒道琢　389
メスメル、フランツ・アントン　154
メチニコフ、イリヤ　198, 254, 255, 335
メトン　38
メナール、ジャック　323
メルク、ゲオルク　355
メルクリオ、ジローラモ　318, 323
モーシェ・ベン＝マイモーン→マイモニデス
モートン、ウィリアム　214, 221
モートン、リチャード　145
モーニッケ、オットー・ゴットリープ　400
モール、フランクリン　315
モット、ギヨーム・モケスト・ド・ラ　320
本木良意　392

モニス、アントニオ・エガス　236, 304
森有礼　415
モリソー、フランソワ　319, 320
森立之　389
森林太郎（鷗外）　428, 431
モルガーニ、ジョヴァンニ・バティスタ　107, 164, 196, 227, 266, 337
モルト、ヤコブ・ル　183
モルト、ロナルド　223
モレ、フィリップ　224
モンタギュー、メアリー・ウォートリー　159
モンタニャーナ、バルトロメオ　103
モンテ、ジョヴァンニ・ダ　144
モンディーノ・デ・ルッツィ　101, 102, 113, 114
モンロー一世　148

や行

ヤコベウス、ハンス　238
ヤサーギル、マームート・ガージ　223
山形敞一　238
山川達郎　224
山極勝三郎　198, 281
山崎元脩　420
山脇玄脩　386, 401
山脇玄心　386
山脇東門　387
山脇東洋　366, 386, 387, 393, 401
ユークリッド→エウクレイデス
熊宗立　378
喩嘉言　378, 386
ユスティニアヌス　244
ユリアヌス、フラウィウス・クラウディウス　77
ユング、カール・グスタフ　295
楊継洲　379
煬帝（隋）　374
吉雄耕牛　387, 392
吉雄権之助　402
吉益東洞　366, 387, 402, 454
吉益南涯　395, 402
吉益北洲　402
ヨハニティウス（フナイン・イブン・イスハーク）　80, 91, 94, 121
ヨハネス・デ・クーバ　348
ヨハネス・デ・サンクト・パウロ　91

ら行

ラーゼス（ザカリーヤー・アル・ラージー）　81, 84, 85, 94, 244
ライシュ、グレゴリウス　291
ライト、チャールズ　355
ライヒシュタイン、タデウシュ　362
ライル、ヨハン・クリスティアン　154
ラヴォアジェ、アントワーヌ　156, 157, 341
ラウス、ペイトン　281
ラウターバー、ポール　240
ラウレンティウス、アンドレアス　121, 261
ラエンネック、ルネ　197, 229, 337, 342
ラザフォード、ジョン　148
ラッコ、ヴィルヘルム　325
ラボリ、アンリ　361
ラ・マルシュ、マルゲリート　318
ラ・メトリー、ジュリアン・オフレ・ド　152
ランゲンブッフ、カール・アウグスト　220
ランゲンベック、ベルンハルト・フォン　219
ランドレ＝ブーヴェ、ウギスタン・ジャコブ　345
ランフランキ　99
リーヴン、ジェラルド　342
リード、メアリー・エラ　438
リービヒ、ユストゥス・フォン　195, 250
リヴァ＝ロッチ、シピオーネ　268
リヴィエール、ラザール　138, 344
リオラン一世　123
リオラン二世　132
李時珍　377, 388
リスター、ジョゼフ　217, 218, 251
リチャーズ、ディキンソン　270
李東垣　376
リトレ、エミール　43, 44, 112

リナクル、トマス　110, 111
劉完素　375
劉文泰　377
リュフ、ヤコブ　311
リントフライシュ、エドゥアルト　280
リンネ、カール・フォン　148, 158, 350
ルイ一三世（フランス王）　318
ルーセ、フランソワ　323
ルートヴィヒ、カール　194
ルギャロワ、セザール　264
ルター、マルティン　109, 180
ルッジェロ・フルガルド　90
ルネンフェルト、ブルーノ　328
ルフス（エフェソスの）　60
レイ、ジョン　350
霊帝（後漢）　382
レインズボロー伯爵　165
レイン、ロナルド・デイヴィッド　305
レーウェンフク、アントニ・ファン　134, 250, 313
レーデラー、ヨハン・ゲオルク　322
レオ一世（ローマ教皇）　73
レオナルド・ダ・ヴィンチ　115, 263
レオニチェノ、ニコロ　110
レオポルド（オールバニ公）　215
レスリン、オイハリウス　317, 318
レフレル、フリードリッヒ　252
レメリン、ヨハン　392
レントゲン、ヴィルヘルム　235, 281, 282
ローラン、オーギュスト　218
ロキタンスキー、カール・フォン　197, 232, 280
ロス、ロナルド　253, 355
ロビケ、ピエール・ジャン　355
ロマーノ、フランシスコ　213
ロムルス　55
ロンドレ、ギヨーム　123, 173

わ行

ワイゲルト、カール　234
ワイルド、ジョン・ジュリアン　239
和賀井敏夫　239
ワクスマン、セルマン　257, 360
鷲谷いづみ　357
渡辺泰造　418
渡辺義嗣　59
ワルトン、トマス　134, 175, 190
ワレウス、ヨハネス　135

ちくま新書
1536

医《い》学《がく》全《ぜん》史《し》
——西洋《せいよう》から東洋《とうよう》・日本《にほん》まで

二〇二〇年一二月一〇日 第一刷発行

著者 坂井建雄（さかい・たつお）
発行者 喜入冬子
発行所 株式会社 筑摩書房
東京都台東区蔵前二-五-三 郵便番号一一一-八七五五
電話番号〇三-五六八七-二六〇一（代表）
装幀者 間村俊一
印刷・製本 株式会社 精興社

ISBN978-4-480-07361-7 C0247